Carola Scheuren / Egon Krannich

Zu den Ursprüngen der Homöopathie

Der Reiseführer

Mit Beiträgen von
Carola Scheuren,
Dr. Egon Krannich,
Dr. Peter Alex,
Klaus Thon,
Daniela Kratzsch,
Gisela Fränzki
und Peter Zillmer

Herausgegeben vom Internationalen Homöopathiekolleg Torgau e.V.

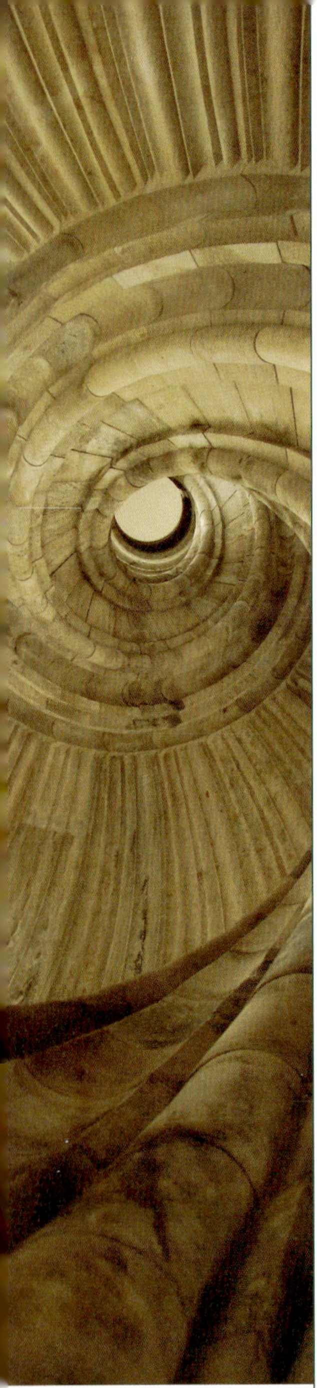

Der große Wendelstein am Schloss Torgau. Die spindellose freitragende Treppenanlage ist in ihrer künstlerischen und statischen Form einmalig und gehört zu den Denkmalen der Weltarchitektur.

Herausgegeben vom Internationalen Homöopathiekolleg Torgau e.V.
04860 Torgau, Pfarrstraße 3
Tel.: (03421) 77 41 31
E-Mail: info@hahnemann-torgau.de
Internet: www.hahnemann-torgau.de

Layout und Satz: Andreas Krannich, Halle/Saale
Druck und Bindung: Druckhaus Köthen GmbH

Verlag Edition Krannich
04668 Grimma, Schlossgasse 4
E-mail: edition-krannich@gmx.de
Internet: www.edition-krannich.de

ISBN 3-933124-33-6
Edition Krannich 2008

Geleitwort

Die Wiedervereinigung hat den Deutschen selbst und der Welt das Ursprungsland der Homöopathie – Sachsen und Sachsen-Anhalt – wiedergegeben. Das klingt paradox, denn einige wenige Meißener wußten auch zuzeiten der DDR von Samuel Hahnemanns Herkunft aus ihrer Stadt. Sogar vereinzelte Ausländer – z. B. aus Indien – „pilgerten" auf der Suche nach Hahnemanns Wohnhaus bis nach Köthen. Aber solche Orte der Erinnerung können vergessen werden. Gedenktafeln verblassen, werden einfach nicht mehr beachtet oder als heimatkundliches Relikt belächelt.

Die Homöopathie stand in der DDR bekanntlich auf dem „Aussterbeetat": Keine Ausbildung hieß kein Nachwuchs. Das bedeutete den absehbaren Tod. Für die „wissenschaftlich-technische Revolution" im Osten schien die Homöopathie ebenso bedeutungslos wie in Zeiten des grenzenlosen medizinischen Optimismus aufgrund der Erfolge der Antibiotika und serienmäßiger Herztransplantationen im Westen.

Als ich 1991 am Institut für Geschichte der Medizin der Robert Bosch Stiftung in Stuttgart meine Stelle als Archivar antrat und dabei insbesondere den Nachlaß des Begründers der Homöopathie, des Arztes Samuel Hahnemann (1755-1843), zu betreuen hatte, war mir die Chance der Wiedervereinigung sofort klar. Ich hatte lange genug in Berlin westlich der Mauer gewohnt und mich immer wieder über die Schwierigkeiten geärgert, die mit der Einreise in die DDR verbunden waren. So begann ich sofort Kontakte nach Leipzig, Dresden und Köthen zu knüpfen: Es ging darum, vielleicht doch in den VEB Arzneimittelwerken in Leipzig noch Reste der Firmenbibliothek von Schwabe ausfindig zu machen. In Köthen zeigte sich, daß Frau Streuber im Historischen Museum der Stadt bereits die Wiederentdekkung Hahnemanns und des Laienpraktikers Arthur Lutze (1813-1870) vor Ort erfolgreich in Angriff genommen hatte. Im Deutschen Hygienemuseum in Dresden bot sich 1996 dann die großartige Chance, die Ausstellung zum 200jährigen Jubiläum der Homöopathie zu veranstalten. Bei der Vorbereitung kamen die sächsischen Wurzeln der Homöopathie mehr und mehr zum Vorschein, wie zum Beispiel die sächsischen Laienvereine, der Bestand der Firma Schwabe aus Leipzig im dortigen Staatsarchiv, Erinnerungen an Heilpraktiker und eine hochbetagte, von den Patienten sehr verehrte homöopathische Ärztin aus Chemnitz.

In den folgenden Jahren wurde das Interesse für die Homöopathie immer lebhafter: Ehemalige Aktivisten aus der Umweltbewegung der DDR belebten in Meißen die Erinnerung an Hahnemann und die Homöopathie wieder. Ein Laienverein verfolgte in Köthen die Spuren von Hahnemann und Lutze und veranstaltete Homöopathietage. Ein erster Reiseführer, 1992 von Klaus Thon herausgebracht, machte auf die Wirkstätten Hahnemanns aufmerksam. Lokalforscher in Torgau erforschten die Spuren des Begründers der Homöopathie in ihrem Ort – und entdeckten „neue“ materielle Zeugnisse: Zwar hatte Hahnemanns Wohnhaus spätmittelalterliche Fundamente, aber die Erinnerung an sein Wirken war zwischenzeitlich verlorengegangen. In Georgenthal „entdeckte“ man die Stätte seiner ersten „Irrenbehandlung“, bei der er eine einfühlsame Gesprächsmethode anwandte, wieder und rückte sie aktiver als bisher ins Zentrum des örtlichen Erinnerns. Und auch der große deutsche Homöopath Constantin Hering, der dieser alternativen Heilweise in den USA stabile Institutionen schuf, kam in Oschatz wieder ins Blickfeld. Sein Geburtshaus steht heute noch.

So wirkten ganz unterschiedliche lokale Akteure jeweils an ihrem Ort zusammen, um dem „Ursprungsland der Homöopathie" wieder seinen Platz in der örtlichen, regionalen und internationalen Erinnerung wiederzugeben. Das geschah oft im Verein mit Homöopathen aus dem Westen – ich erinnere mich an sehr engagierte Partner aus Karlsruhe, Frankfurt und Berlin, die diese Wiederentdeckung auch ganz persönlich zu „ihrer" Sache machten.

Man wird in Zukunft die Franzosen und Brasilianer, die Japaner, Inder und Amerikaner, die auch in Stuttgart nach „guided tours to Hahnemann's birth place and Hering's country" anfragen, auf diesen Reiseführer hinweisen können. Sie werden hoffentlich den vielen Anregungen in diesem Buch folgen, die dank der guten Bilder auch für nicht des Deutschen mächtige Touristen Orientierung bieten. Daneben bietet der Band aber auch eine große Chance für alle, die ihr eigenes Land entlang des Themas Gesundheit und Krankheit „neu" entdecken wollen. Dazu wünsche ich ihm viele Leser. Vielleicht stößt der Text ja auch weitere Fragen an, die die Neubestimmung der Vergangenheit voranbringen. Daß das großen Spaß machen kann, haben auch all diejenigen gespürt, die die Mosaiksteine zu diesem neuen Bild zusammengetragen haben. Ihrer Mühe und Leistung gilt unser Dank und ein Glückwunsch für das gelungene Werk!

Prof. Dr. Martin Dinges, Stuttgart

Panorama der Altstadt Torgaus mit dem Schloß Hartenfels

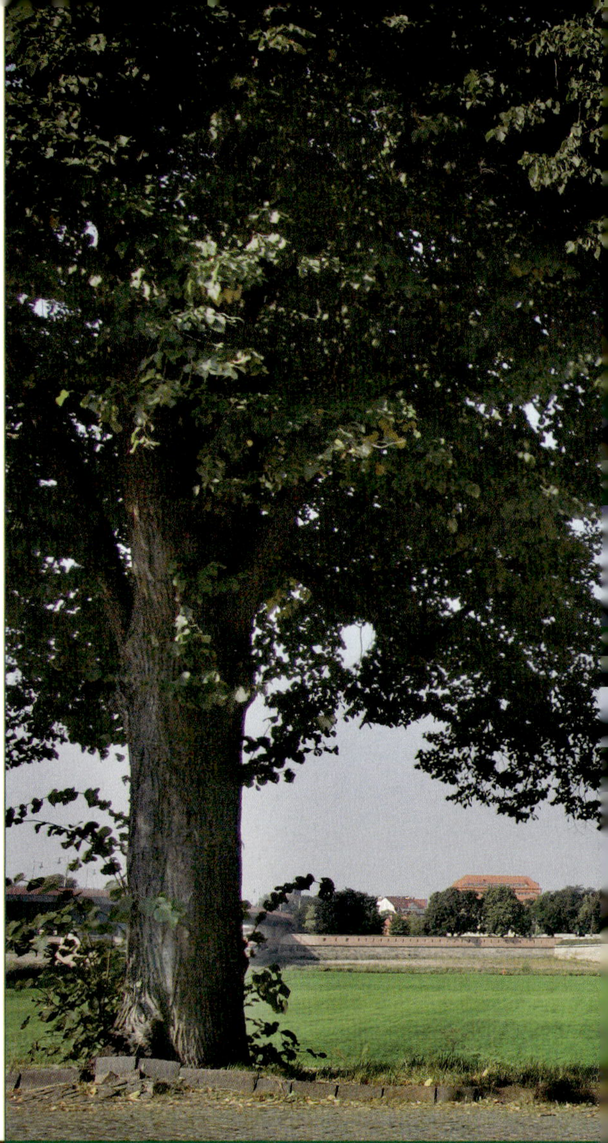

Porträt Samuel Hahnemanns, etwa zur Zeit seines Aufenthaltes in Torgau

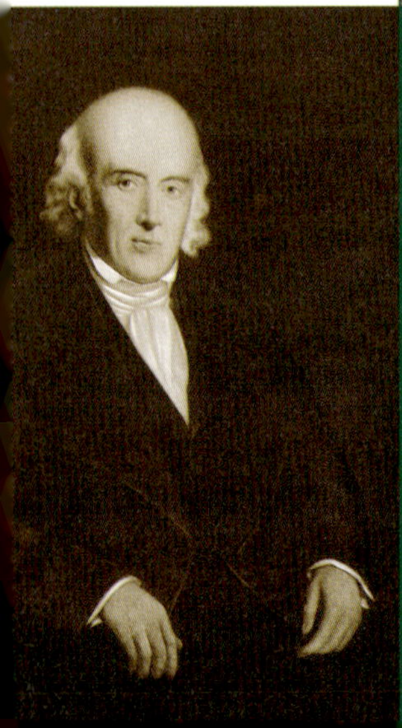

Torgau

Samuel Hahnemann und die Entstehung des »Organon«

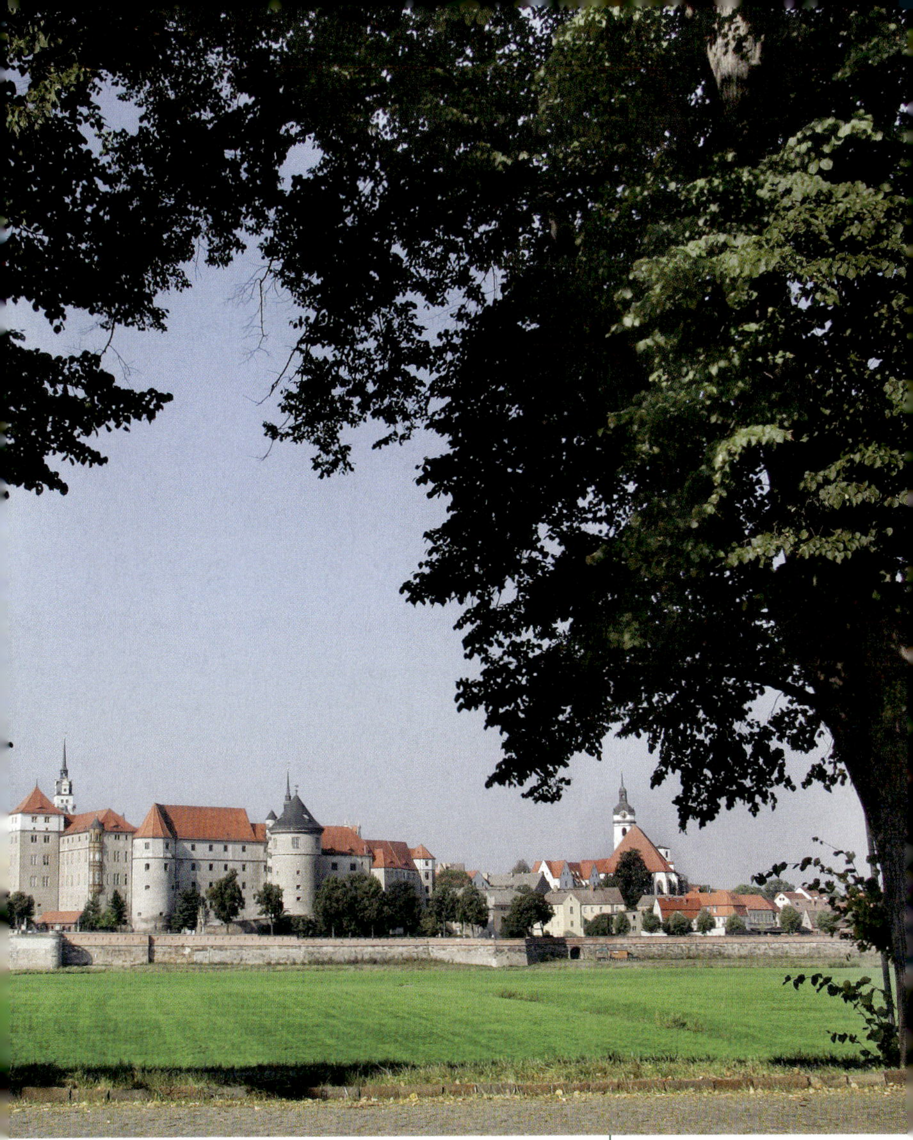

Nachdem die Familie Hahnemann bereits 1801 bis 1803 schon einmal ganz in der Nähe, in Eilenburg gewohnt hatte, führte sie ihr Weg um Weihnachten 1804 nach Torgau.

Zu Pfingsten 1804 hatten sich Hahnemanns – sicher in der Hoffnung auf ein Ende aller Nahrungsknappheit – ein großes Bauerngut in Schildau gekauft. Allerdings ließen es Hahnemanns Einkünfte nicht zu, die Restkaufsumme für das Gut zu zahlen. Die Krankenjournale aus der Schildauer Zeit verzeichnen durchschnittlich einen Kranken alle zwei

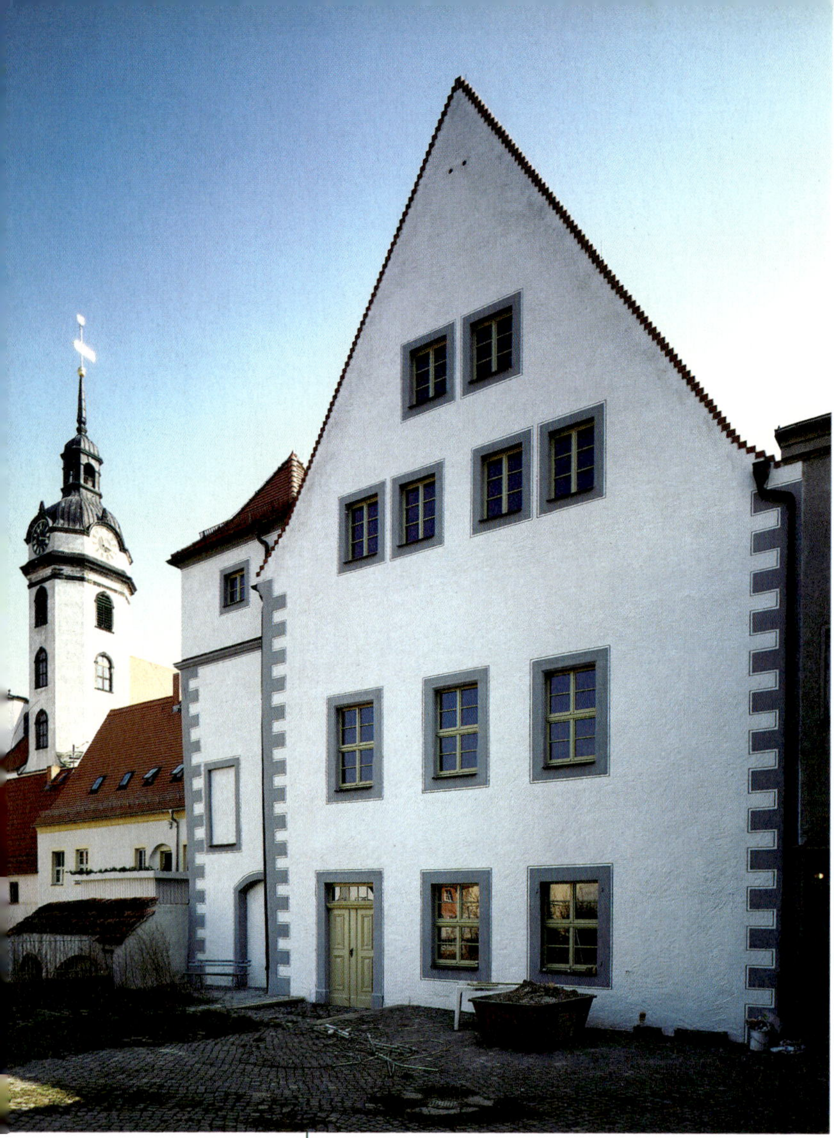

Hahnemannhaus in Torgau, von der Hofseite aus gesehen

Tage – die Einnahmen aus der Praxistätigkeit reichten nicht zum Leben für die 11-köpfige Familie. So entschloß man sich schweren Herzens, das Landleben wieder aufzugeben und das Schildauer Gut gegen ein stattliches Freihaus in Torgau einzutauschen – *»ein Haus mit Einfahrtthor und Garten«*...

Es steht heute Dank der Nachforschungen des Torgauer Historikers Dr. Jürgen Herzog zweifelsfrei fest, welches das Hahnemannsche Haus gewesen ist. Hahnemanns Torgauer Haus hatte bereits eine mehr als 300-jährige Geschichte, als es die Familie bezog.

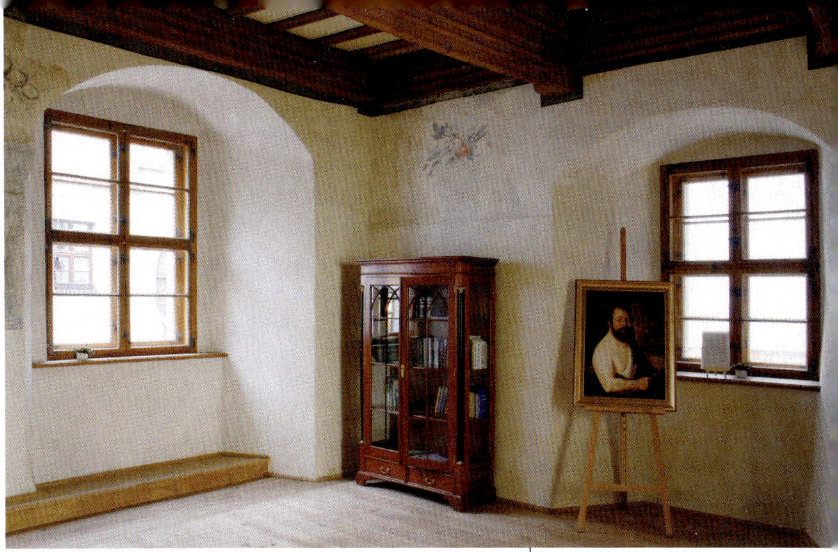

Das ehemalige Arbeitszimmer, in dem Hahnemann auch die Kranken empfing, dient heute als Bibliothek des Internationalen Homöopathiekollegs Torgau

Unter anderem war es vom sächsischen Kurfürsten Friedrich dem Weisen an seinen Berater Hans von Minckwitz als Lehen gegeben worden. Daher war es ein »*Freihaus*«, was (zumindest bis ins 19. Jahrhundert) bedeutete, daß der Besitzer keine Steuern und Abgaben an den Rat der Stadt leisten mußte. Es war, als höfischer Adelssitz errichtet, auch um 1800 noch ein sehr repräsentatives Gebäude. Das war damals wichtig, beurteilte das Publikum doch die Fähigkeiten eines neu zugezogenen Arztes auch danach, wie groß das Haus war, das er sich leisten konnte. In dieser Hinsicht läßt das Haus Pfarrstraße 3 nichts zu wünschen übrig. Die heute wiederhergestellten, prächtigen Wand- und Deckenbemalungen aus der Renaissance hat die Familie Hahnemann jedoch nie zu Gesicht bekommen, da alle Decken – der Mode der Zeit entsprechend – abgehangen und mit Stuck verziert worden waren. Eine der bis in die Neuzeit erhaltenen Stuckdecken trägt noch das Monogramm des Vorbesitzers von Hahnemann – Johann Christian Glühmann – und wurde liebevoll restauriert.

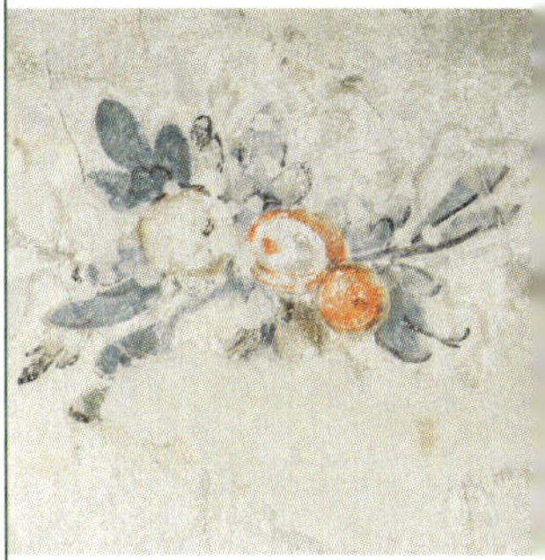

Freigelegte Wandmalerei im ehemaligen Arbeitszimmer Hahnemanns

In Torgau nahm Dr. Samuel Hahnemann noch vor Weihnachten 1804 seine Praxistätigkeit auf. Die Zahl der Praxisbesucher stieg hier ständig an: 1811 kamen durchschnittlich fünf Kranke pro Tag, wobei Hahnemann generell auch an Sonn- und Feiertagen behandelte.

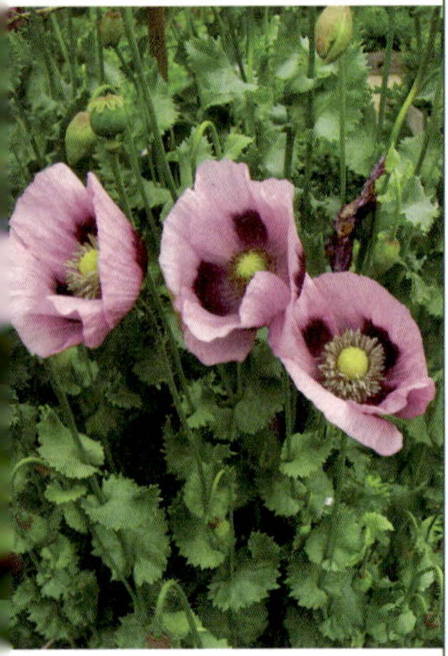

Schlafmohn (Papaver somniferum), aus dem Opium gewonnen wird.

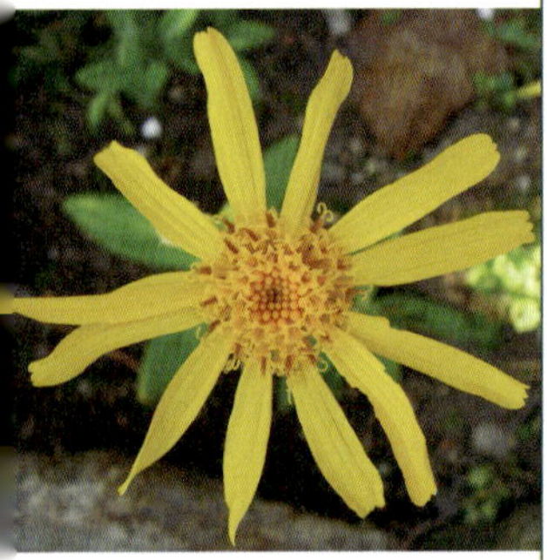

Arnica oder Bergwohlverleih (Arnica montana)

Pflanzliche Mittel, die Hahnemann in seinen frühen Torgauer Jahren prüfte und später in seine »Reine Arzneimittellehre« aufnahm. Den Anstoß dafür gab vermutlich die Übersetzung der »Arzneimittellehre« des Schweizer Mediziners von Haller.

Von den Kranken waren etwa zwei Drittel Torgauer, die übrigen kamen aus der näheren und weiteren Umgebung. Auch Kranke aus Eilenburg und Schildau, den früheren Wohnorten, kamen nach Torgau.

Sicherheitshalber übernahm Hahnemann 1805 noch einmal eine größere Übersetzungsarbeit, die seine letzte werden sollte. Es handelte sich um die Arzneimittellehre des berühmten Schweizer Medizinprofessors Albrecht von Haller, die er 1806 fertigstellte. Neben sicheren Einkünften waren es Hahnemanns eigene Studien der Materia medica, die ihn bewegten, sich eingehend mit diesem Werk zu beschäftigen. So finden sich in der *»Reinen Arzneimittellehre«*, deren ersten Band Hahnemann in Torgau 1810 fertigstellte, viele Zitate aus von Hallers Werk.

In Torgau erlebte Hahnemann die Napoleonische Besetzung – 1806 flohen preußische Truppen über die Torgauer Elbbrücke, und bald darauf rückten Franzosen ein, die bis zum Wegzug der Familie 1811 eine ständige Präsenz bleiben sollten.

Aus der Torgauer Hauschronik sind einige anekdotenhafte Angaben überliefert. Dort heißt es: *»1805 (zumindest diese Jahreszahl ist nicht korrekt, Anm. des Verf.) kaufte Dr. Samuel Hahnemann das auf der Pfarrgasse dem Lohgerber Möbius, später dem Rentier Mehl gehörige, neben dem Diakonat gelegene Wohnhaus, mit Einfahrt, um seine homöopathischen Kuren an Kranken und Leidenden zu versuchen. Da man noch unbekannt mit dieser Kurmethode war, so erregte dies Aufsehen, daß die winzig kleinen Kügelchen mehr helfen sollten als ganze Löffel Medizin. Der Glaube that aber auch hier das Seinige; es wurde vielen geholfen, aber auch vielen nicht. Er bekam Feinde und Neider, und da Torgau kein Ort für ihn sein konnte und sein Wirkungskreis zu klein war, so zog er fort und ging nach Leipzig.«*

Hahnemann hat aus dieser Zeit keine autobiographischen Angaben hinterlassen. Aus offiziellen Akten geht nur wenig über das Privatleben der Familie hervor. Selbst die Kirchenbücher, die Zeugnis geben, wenn jemand als Taufpate oder Trauzeuge auftrat, vermerken (bis auf das Begräbnis von Hahnemanns Tochter) nichts über die Torgauer Zeit. Die Familie scheint also keine Freundschaften mit ansässigen Bürgern gepflegt zu haben, die zu engeren persönlichen Verbindungen führen konnten.

Einige Briefe geben einen Einblick in das Leben während der Torgauer Zeit: »*... habe nun 9 ziemlich erwachsene Kinder um mich her ...und eine bewährte gute und gesunde Mutter für sie – die mich lieben, und welche die Freude meines Lebens ausmachen. Es fehlt mir nicht an Verfolgern in meinem Stande, welche mir zur Läuterung meines Herzens von obenher beigesellet wurden, aber ich besiege sie durch Schweigen und durch öfteres, und auffallenderes Heilen, mit Arzneien, welche ohne Geruch und Geschmack sind und gewöhnlich helfen, ohne Beschwerde und dauerhaft. Da sehe ich dann, daß mirs am Nothwendigen nie fehlt und habe die süße Beruhigung, unglückliche Menschen glücklich gemacht zu haben, zur Zugabe ...*«

Während die jüngsten Kinder Louise und Charlotte am Beginn der Torgauer Zeit erst 5 bzw. 8 Jahre alt waren, verließen die ersten bereits das Elternhaus. Die älteste Tochter, Henriette, heiratete und der einzige verbliebene Sohn, Friedrich, ging zum Studium nach Leipzig.

Nachdem ihnen bereits zwei Kinder verstorben waren, wird die Familie Hahnemann auch in Torgau wieder leidgeprüft: Karoline, die 16-jährige Tochter, starb am 13. April 1807 »*an einem Nervenfieber und Schlage*«. Ihr Grab auf dem Kirchhof der Hospitalkirche wurde mit allen anderen samt der Kirche 1811 beim Festungsbau eingeebnet.

In Torgau führt Hahnemann seine Arzneimittelprüfungen weiter, wohl ausschließlich an sich selbst und seiner Familie. Die aus der »*Reinen Arzneimittellehre*« bekannten Mitstreiter stießen erst ab 1812 in Leipzig zu ihm.

Die obigen Angaben aus der Hauschronik entsprechen nicht ganz dem Bild, das Hahnemann selbst von seiner Lebenssituation während der Torgauer Jahre zeichnet. Nicht um seinen Wirkungskreis zu erweitern, verläßt er Torgau, sondern erst auf Druck der äußeren Umstände. Nachdem Napoleon den mit ihm verbündeten sächsischen König genötigt hatte, eine Festung an der Elbe zu errichten und die Wahl auf Torgau gefallen war, sieht sich Hahnemann gezwungen, aus Sicherheitsgründen die Stadt zu ver-

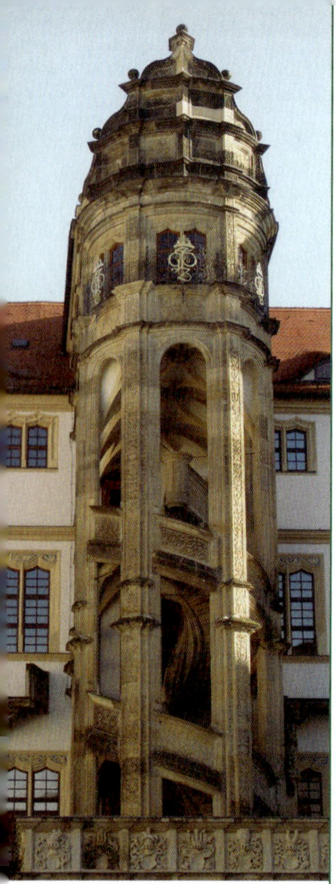

Großer Wendelstein am Torgauer Schloß

lassen. Wie sich später zeigen sollte, war es weise Voraussicht, die ihn veranlaßte, sich anderswo hinzuwenden. In einem Brief an einen Freund vom 30. Januar 1811 (wenige Tage, nachdem der offizielle Befehl des Königs zum Festungsbau ergangen war) heißt es: *»Und noch zwei Worte von mir. Ich lebe (fast 56 Jahre alt) im Zirkel einer mir theuern Familie – einer Frau von seltener Güte und sieben fast erwachsener, froher, unterrichteter, folgsamer, unschuldvoller Töchter, die mich auf Händen tragen und mir mein Leben (auch schon durch Musik) versüßen – zudem kann ich, was sich mir an Kranken anvertraut, fast ohne Ausnahme schnell, leicht und auf Dauer heilen und so eine Menge Menschen glücklich machen – durch den, der die wunderbaren Mittel schuf und in meine Hand legte. Bin ich nicht fast zu beneiden? Aber, siehe, schon macht man alle Anstalten, um Torgau zu einer großen, fürchterlichen Festung umzugestalten, in welcher die Meinigen sich nicht getrauen, in Ruhe zu leben. Ich muß mein liebes, bequemes Freihaus verkaufen – und von dannen ziehen – unentschlossen – wohin? Sehen Sie, liebster Freund! So legt die allweise Vorsehung Kummer in die andere Wagschale, wenn die eine ein so großes Übergewicht erhalten will.«*

Aus diesem Brief wird ersichtlich, daß Hahnemann keineswegs aus Torgau wegging, weil er sich von Leipzig größere Resonanz oder gar Ruhm versprach, denn wenige Wochen vor seinem Eintreffen

Grundriß der Festung Torgau

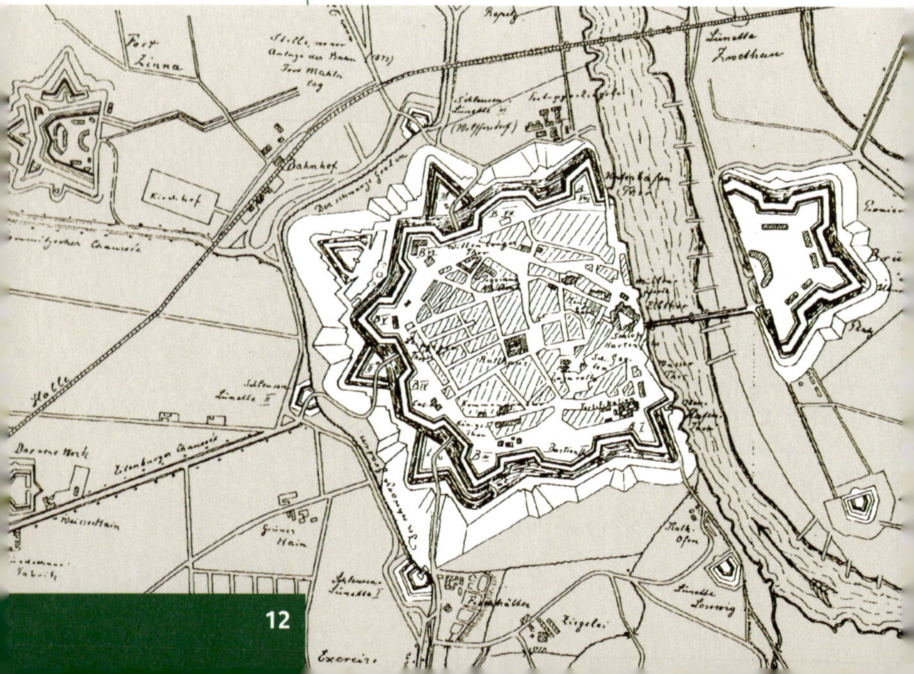

in der Universitätsstadt war ihm noch nicht einmal das Ziel seiner Abreise klar.

Aus Leipzig schreibt er am 3. Dezember 1811: *»Der Mars constructor {so nannte Hahnemann Napoleon} drohte mich unter den Riesenwällen der Torgauer Festung zu verschütten und ich entrann hieher. Nichts ohne Gottes Fügung! Es dauerte mich aber doch mein verlassenes hübsches Haus und der Garten dran, worin ich manches zum Wohle der Menschheit, wie ich glaube, erbrütet habe.«*

Daß er in Torgau ausreichend Ruhe zum konzentrierten Arbeiten und eine Zeit ohne materielle Sorgen hatte, wird auch aus dem Umfang seiner Publikationen 1805 bis 1811 deutlich. Neben 5 Schriften zu chemisch-pharmazeutischen Themen erschienen in der Torgauer Zeit einige der bedeutendsten Arbeiten Hahnemanns:

- *Äskulap auf der Wagschale* (1805),
- *Fragmenta de viribus medicamentorum positivis sive in sano corpore observatis* (1805),
- *Heilkunde der Erfahrung*, Hufelands Journal (1805),
- *Fingerzeige auf den homöopathischen Gebrauch der Arzneien in der bisherigen Praxis*,
- *Ueber den Werth der speculativen Arzneysysteme, besonders im Gegenhalt der mit ihnen gepaarten gewöhnlichen Praxis*, anonym (1808),
- *Auszug eines Briefes an einen Arzt von hohem Range über die höchst nöthige Wiedergeburt der Heilkunde*, ebenda (1808),
- *Bemerkungen über das Scharlachfieber*, ebenda (1808),
- *Ueber die venerischen Krankheiten und ihre Cur* (1809),
- *Belehrung über das herrschende Fieber*, anonym (1809),
- *Organon der rationellen Heilkunde* (1810),
- *Reine Arzneimittellehre, Theil I* (1810).

Im *»Organon«* sind erstmals Hahnemanns in 15-jähriger Arbeit erworbene Erkenntnisse mit der Heilung durch Ähnlichkeit systematisch dargelegt. Gleichzeitig war die erste Auflage ein Beginn des Ringens – um mehr Erkenntnis, um widerspruchsfreies Handeln und um Erfahrung mit der neuen Methode an möglichst vielen Kranken. Buchstäblich bis zu seinem Tode sollte Hahnemann diese Arbeit nicht mehr loslassen.

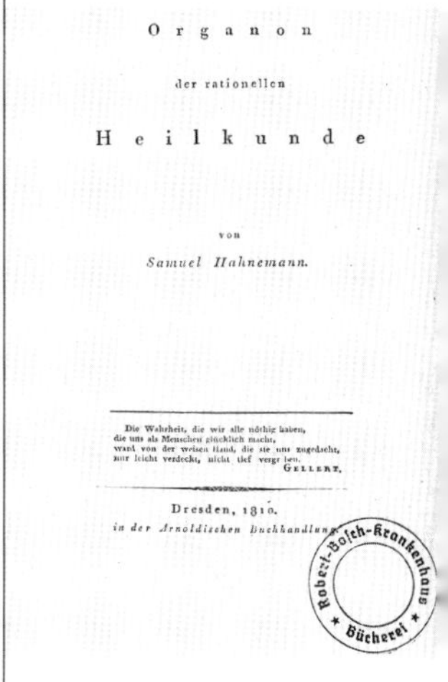
Organon

der rationellen

Heilkunde

von

Samuel Hahnemann.

Die Wahrheit, die wir alle nöthig haben,
die uns als Menschen glücklich macht,
ward von der weisen Hand, die sie uns zugedacht,
nur leicht verdeckt, nicht tief vergraben.
Gellert.

Dresden, 1810.
in der Arnoldischen Buchhandlung.

Titelseite der Erstauflage des »Organon der rationellen Heilkunde« von 1810. Sammlung des Instituts für Geschichte der Medizin der Robert-Bosch-Stiftung Stuttgart

Nachdem Hahnemann 1811 Torgau verlassen hatte, herrschte in der Stadt ein fast 200-jähriges Homöopathie-Vakuum. Die bis 1813 entstandene Festung, die nach dem Friedensschluß in preußischen Besitz überging, bot kein günstiges Klima für innovative Ideen auf wissenschaftlichem Gebiet. Die Stadt, von der aus Luther die Reformation der katholischen Kirche organisiert hatte und von der 300 Jahre später ein wichtiger Impuls für die Reformation der Medizin ausging, war für 80 Jahre eingemauert und unterstand dem preußischen Militär. Erst nach der Entfestigung 1893 konnten die Torgauer wieder freier atmen und die Stadt konnte sich – auch räumlich – weiterentwickeln.

Dennoch hielt die Homöopathie erst 2003 wieder Einzug – mit der Gründung des Internationalen Homöopathiekollegs Torgau e.V. – eines gemeinnützigen Vereins, der zum Ziel hat, die Homöopathie in Sachsen wiederzubeleben und das Haus Hahnemanns zum Ort internationalen Austausches und homöopathisch-wissenschaftlicher Forschung zu machen.

Anläßlich Hahnemanns 250. Geburtstag fand ein vielbeachteter Jubiläumskongreß in Torgau statt.

Zahlreiche Besucher aus aller Welt haben seither – sogar schon während der Rekonstruktion – die Gelegenheit einer Führung durch das imposante Haus wahrgenommen. Im Sommer 2005 fand in Hahnemanns Haus – genau 200 Jahre nachdem der Meister diese Arbeit hier begonnen hatte – wieder eine homöopathische Arzneimittelverreibung nach den Anweisungen des *»Organon«* statt – angeleitet von einer der kompetentesten homöopathischen Apothekerinnen – Frau Brita Gudjons aus Stadtbergen.

Seit 2003 beginnt jährlich eine 3-jährige berufsbegleitende Ausbildung für Ärzte und Heilpraktiker, die die Homöopathie in Hahnemannscher Manier ausüben und *»sanft, schnell sicher, dauerhaft und nach deutlich einzusehenden Gründen«* heilen wollen.

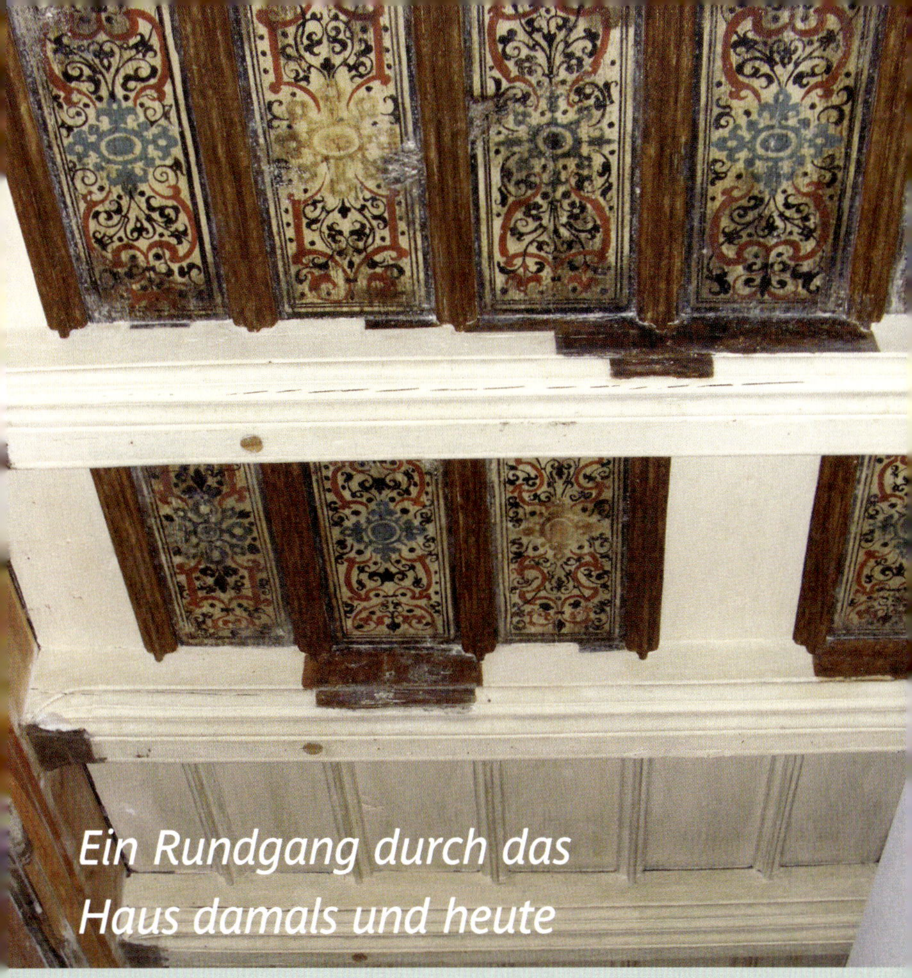

Ein Rundgang durch das Haus damals und heute

Freigelegte bemalte Holzbalkendecke im »Wappensaal« des Hahnemannhauses

Wir betreten das Haus durch den Haupteingang von der Südseite und stehen im Empfangsraum. Reste einer alten Farbfassung verraten, dass schon zur Zeit der Renaissance hier eine Eingangstür war. Rußspuren an den Wänden verrieten, dass sich in früheren Jahrhunderten hier die Küche befunden hat. Das zu Hahnemanns Zeit vorhandene Gewölbe ist nur noch im Ansatz erhalten, lässt aber die frühere Struktur erkennen.

Von diesem Raum aus wird die Forschungs- und Lehrtätigkeit des Homöopathiekollegs koordiniert, werden Veranstaltungen organisiert und Besucher empfangen und informiert.

Von hier aus gelangt man in die Haushalle. Die Sandsteinportale zum Keller und zur Treppe und die Tür zum Garten prägen diesen Raum.

Der »Arcana«-Seminarraum

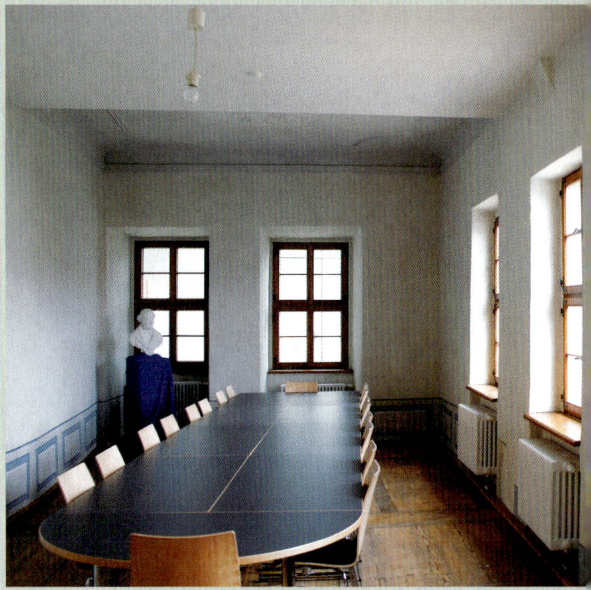

In diesem Raum wird derzeit ein Teil der Dauerausstellung installiert. Von hier gelangen wir in den Gudjons-Seminarraum. Das Innere dieses Raumes blieb seit dem Bau 1485 fast unverändert. Während die Balken und Stulpleisten der Decke über Jahrhunderte unbemalt waren, erhielten sie später (wahrscheinlich im 17. Jahrhundert) eine Bemalung mit Ornamenten. Die Wände waren immer einfach gefasst (schlichte Graufassung mit schwarzem Friesband mit Bezug zur Holzbalkendecke) und wurden so wiederhergestellt. 2007 wurden moderne Bestuhlung und Projektionstechnik installiert, die eine Mehrfachnutzung als Vortrags- und Vorführraum ermöglichen.

Detail einer Wandmalerei aus dem »Wappensaal«

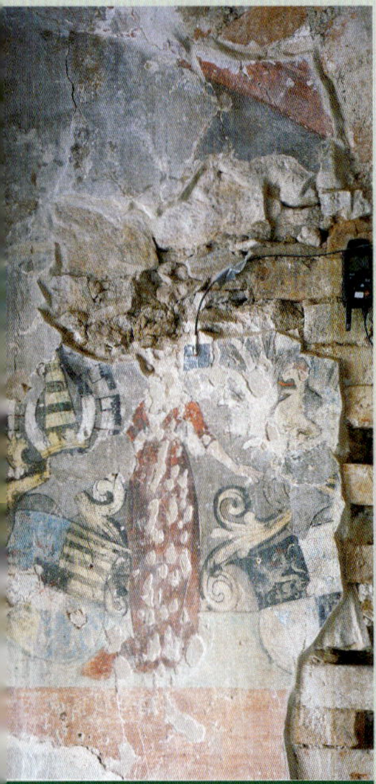

Nebenan findet sich die Bibliothek – Hahnemanns früheres Arbeits- und Sprechzimmer. Die im 16. Jahrhundert eingebauten großen Fensternischen mit dem auffälligen Konsolstein prägen den Raum. Die spätgotische Holzbalkendecke weist Reste von Zierrosetten sowie einer Bemalung auf, die im 16. Jahrhundert hinzukam. Die noch deutlich erkennbaren Fruchtgebinde an den Wänden waren ursprünglich modelliert. Wand- und Deckenfassungen konnten mit Unterstützung der Robert-Bosch-Stiftung Stuttgart teilweise wiederhergestellt werden, um eine Vorstellung des Aussehens im 16. Jahrhundert zu vermitteln. Es ist geplant, wechselnde Ausstellungsstücke zu Hahnemanns Leben und Wirken in Vitrinen unterzubringen.

Den schiefen (aber vorschriftsmäßig stabilisierten) Wendelstein hinaufsteigend, gelangen wir in das Obergeschoß und finden uns im ARCANA-Seminarraum. Dieser Raum hatte seine barocke Erscheinung bis ins 20. Jahrhundert hinein behalten. Die Stuckdecke trägt noch das Monogramm des Vorbesitzers vor Hahnemann, Johann Gottfried Glühmann. Die barocktypische Felderdielung ist der einzige erhaltene Original- Fußboden des Hauses. Unter vielen späteren Farbschichten fand sich noch diejenige, welche zur Zeit Hahnemanns die Wände zierte. Entsprechend der Nutzung als Seminarraum für regelmäßige Ausbildungskurse und Fachfortbildungen wurde der Raum mit modernen Sitzmöbeln, Präsentationstechnik und Fensterverdunklungen ausgestattet.

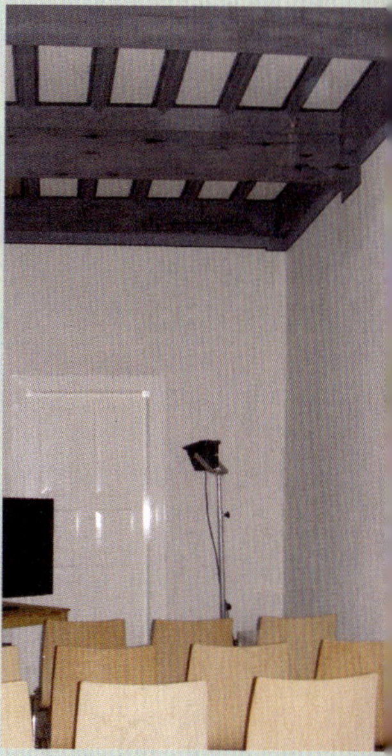

Der »Gudjons«-Seminarraum

Gegenüber betreten wir durch die original erhaltene Barocktür die Lehrpraxis. Die ursprüngliche Holzbalkendecke aus der Bauzeit des Hauses wurde um 1750, der damaligen Mode entsprechend, mit einer Stuckdecke verhangen. Auch die Kastenform der Fenster und die barocke Wandgestaltung mit bemalten Sockeln sind deutlich zu erkennen. Die für die Nutzung als Lehrpraxis einzusetzende Technik wird wegnehmbar gestaltet, so dass sich der barocke Raum bedarfsweise in ein Sprechzimmer eines modernen Homöopathen verwandeln lässt. Per Videokamera werden die Behandlungen in den Seminarraum darunter übertragen.

Der Wendelstein

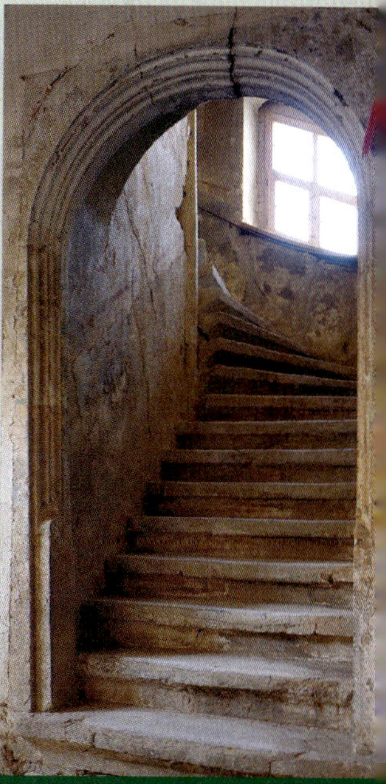

Durch den breiten Flur, zur Hahnemann- Zeit mit einem Kamin versehen, gelangen wir nebenan in den Wappensaal. Es ist den bemerkenswerten Wandbemalungen in diesem Raum zu verdanken, dass das Haus noch existiert. Eindringender Regen hatte den Putz abgespült und Gemälde freigelegt. Die Wände weisen Bemalungen zweier im 16. Jahrhundert aufeinanderfolgender adliger Besitzer-Familien auf. Daher zeigen die Wappen, mit denen die Fensternischen verziert sind, Farben der Herrschafts-

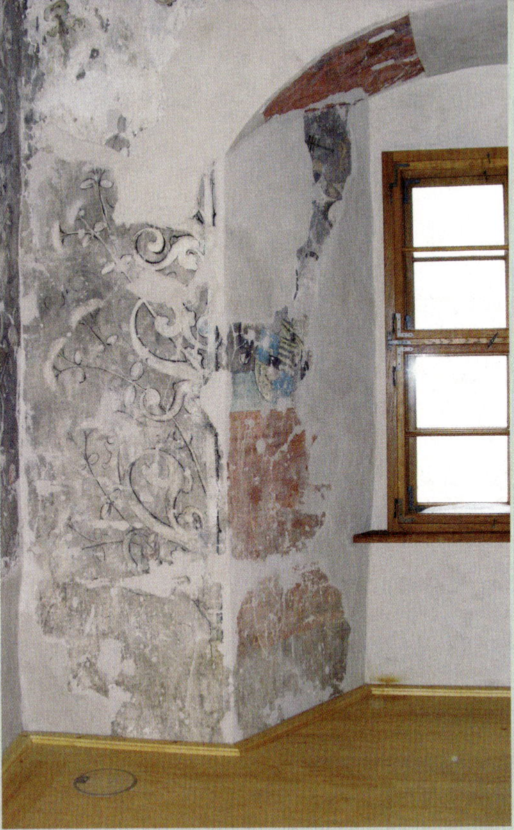

Freigelegte Wandmalereien aus dem 16. Jahrhundert im »Wappensaal« des Hahnemann-Hauses

Internationales Homöopathie-kolleg Torgau e.V.
Hahnemann-Haus,
Pfarrstraße 3
04860 Torgau
Tel.: (03421) 77 41 31
Fax: (03421) 77 41 42
E-Mail:
info@hahnemann-torgau.de
Internet:
www.hahnemann-torgau.de
Ansprechpartner: Carola Scheuren
Öffnungszeiten: täglich 13:00 Uhr bis 18:00 Uhr außer Feiertags
Führungen nach Voranmeldung, auch in englischer Sprache

gebiete des sächsischen Hofes oder dessen Verbündeter. Ebenso wie im Erdgeschoß, finden wir eine Holzbalkendecke aus der Bauzeit. Zunächst unbemalt, wurde sie später (im 16. Jahrhundert) mit mauresken Ornamenten verziert. Die Wände sind mit Bemalungen von Ast- und Laubwerk, Blüten und Früchten geschmückt. Trotz Aufwendung beträchtlicher Mittel konnte der Raum bisher nur zum Teil restauriert werden. Die freigelegten Wand- und Deckenbemalungen erfordern ein besonderes Klimaregime, so dass der Raum für Veranstaltungen nicht genutzt werden kann. Hier wird deshalb einen Teil der Dauerausstellung installiert.

Gelegentlich kann das Dachgeschoß im Rahmen einer Führung besichtigt werden. Hier findet sich ein Teil des originalen Dachgebälks von 1474, darunter zwei Kammern, die früher Gesinde beherbergt haben mögen. Hier wurden ein Pausenraum für Kursteilnehmer sowie der Remedia- und der Hahnemannia-Dozenten-Arbeitsraum eingerichtet.

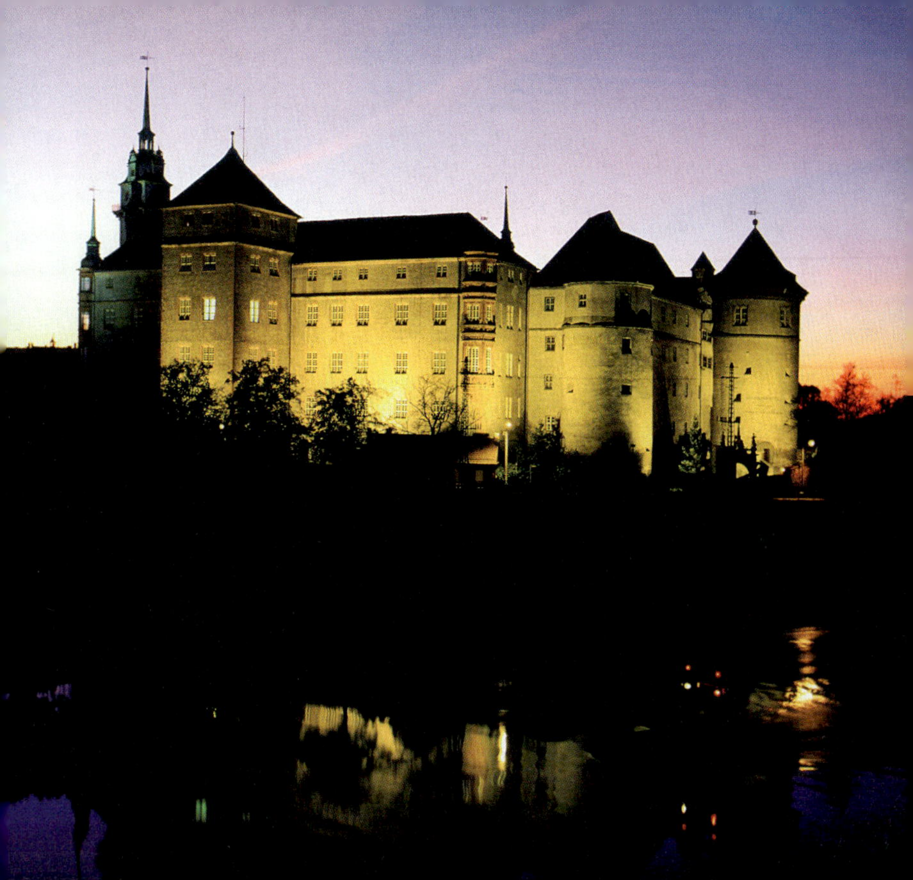

Torgau

Blick auf das Schloß Hartenfels und die Elbe bei Nacht

Stadt der Reformation und Renaissance

Torgau, im Jahre 973 erstmals urkundlich erwähnt, war im 16. Jahrhundert bevorzugte Residenz der Wettiner und besaß den Charakter einer kursächsischen Landeshauptstadt. Martin Luther weilte über vierzigmal in der Stadt. Torgau war das politische Zentrum der Reformation.

Die historische Altstadt mit mehr als 500 Einzeldenkmalen hat viel vom Glanz der ehemaligen kursächsischen Residenzstadt bewahrt und lädt zu einer gedanklichen Reise in die Renaissance ein. Das Bürgermeister-Ringenhain-Haus in der Breite Straße und das Hahnemann-Haus, Freihaus in der Pfarrstraße,

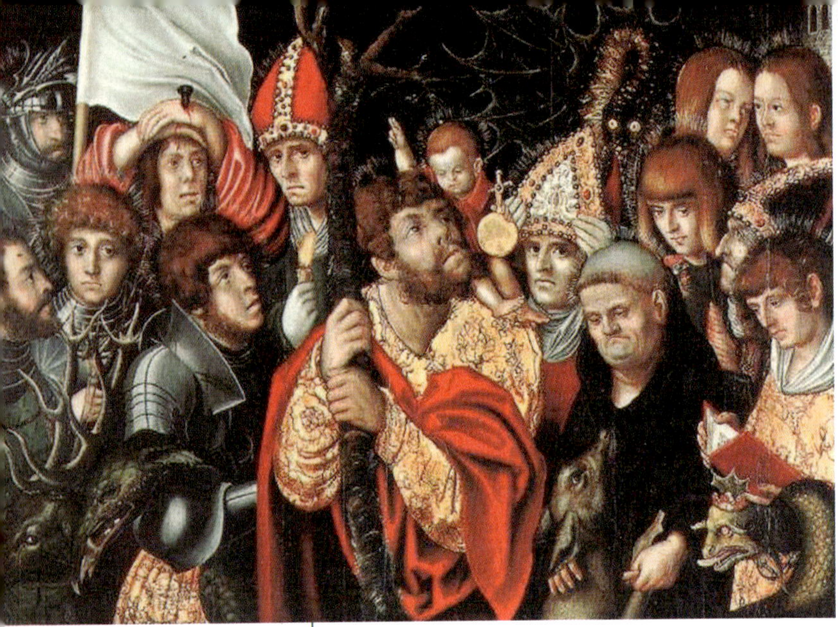

»Die vierzehn Nothelfer«, ein Gemälde von Lucas Cranach d.Ä. in der Stadtkirche St. Annen

Erker am Renaissance-Rathaus

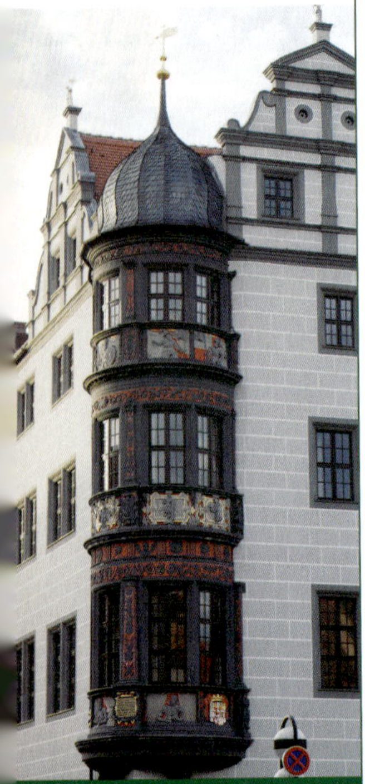

sind Beispiele der früheren Wohnkultur Torgauer Bürger. Der Markt wirkt mit dem Renaissance-Rathaus und dem Ensemble prächtiger Patrizierhäuser sehr eindrucksvoll auf den Betrachter. In Torgau befinden sich das älteste Spielwarengeschäft Deutschlands und eine der ältesten Apotheken Sachsens, die Mohrenapotheke.

Die Nikolaikirche im Rathausinnenhof war Ort der ersten deutschen Taufe und der ersten Predigt in deutscher Sprache, wurde jedoch bald darauf säkularisiert.

Schloss Hartenfels mit dem Großen Wendelstein wurde im 15. und 16. Jahrhundert im Stil der deutschen Frührenaissance erbaut. Im damals modernsten Wohnschloss Sachsens wurden glänzende Feste und viele Hochzeiten gefeiert. Im Lapidarium in der Unteren Hofstube und dem Schlosskirchenkeller wird die gesicherte originale Schloss-Bauplastik des 16. Jahrhunderts präsentiert. Die Schlosskirche im elbseitigen Flügel des Schlosses Hartenfels ist der erste protestantische Kirchenbau und wurde von Martin Luther persönlich am 5. Oktober 1544 eingeweiht.

Der Grabstein der Katharina von Bora, *»Die vierzehn Nothelfer«*, ein Frühwerk Lucas Cranachs d. Ä., sowie weitere Ausstattungsstücke der Renaissance und des Barock sind in der Stadtkirche St. Annen sehenswert.

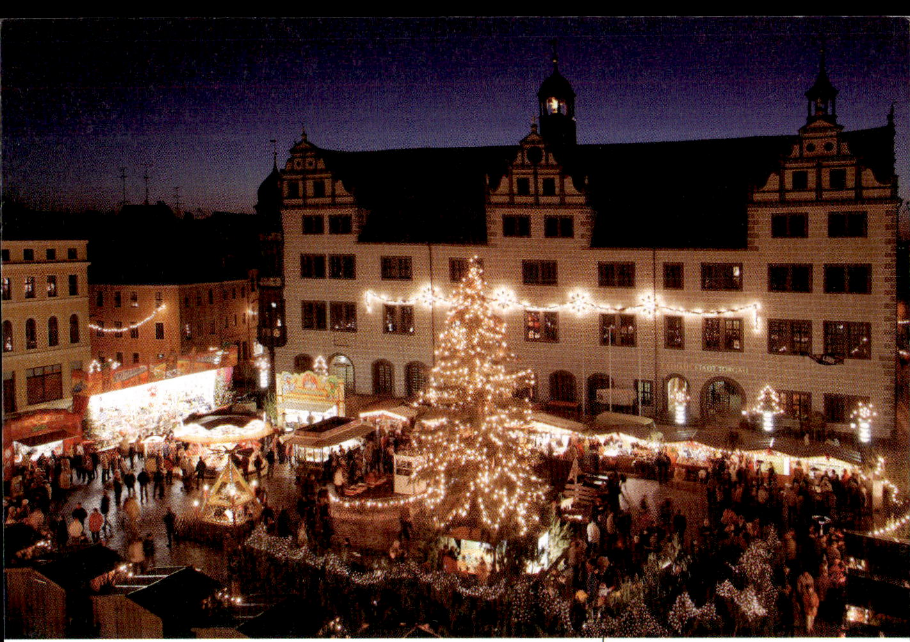

Lebendige Geschichte in Torgau: Alljährlicher Weihnachtsmarkt vor dem Renaissance-Rathaus

Im Gebäude der ersten Superintendentur, dem ehemaligen Pfarrhaus, wurden 1530 von Luther, Melanchthon, Jonas und Bugenhagen die *»Torgauer Artikel«* als Grundlage der Augsburger Konfession zum Abschluss gebracht.

Auch ein anderer berühmter Torgauer sei hier genannt: Johannes Kentmann. Geboren am 21.April 1518 in Dresden, studierte er ab 1540 Medizin in Leipzig, Wittenberg und Nürnberg und bekam 1554 die Stelle als Stadtphysikus in Torgau.

In seinen zahlreichen Werken beschäftigt sich Johannes Kentmann mit Medizin, Biologie, Botanik und Mineralogie. Er verfasste im Auftrag von Kurfürst August ein Kräuterbuch, das etwa 600 Kräuter beschreibt. Weitere Werke berichten über das richtige Verhalten beim Auftreten der Pest, sowie über Steine im menschlichen Körper.

Seine umfangreiche Sammlung von Gesteinen und Mineralien, meist aus dem sächsischen Raum, stellte Conrad Gesner, 1565 in einem Kompendium: *»De omni rerum fossilium genere«* zusammen. Der Katalog mit über 1600 Exemplaren stellt die erste erhaltene vollständige Darstellung einer Mineral- und Gesteinssammlung dar.

Um 1566 kaufte Kentmann das Haus in der Schlossgasse (Schloßstrasse 25), das noch heute die

Der Grabstein der Katharina v. Bora in der Stadtkirche St. Annen

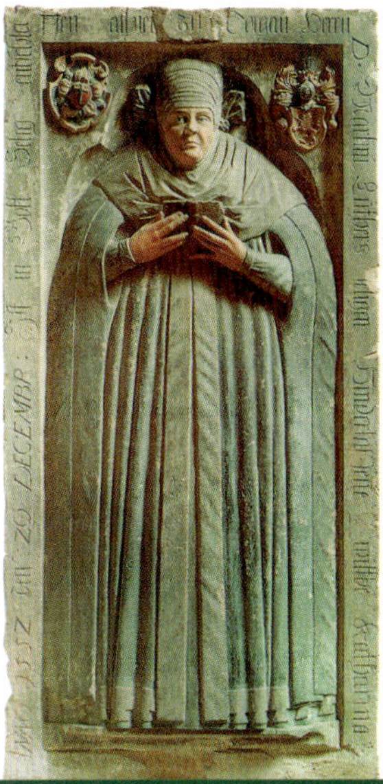

Sehr lebendige Katharina von Bora, Ehefrau Luthers, im historischen Gewand, mit Bierkanne.

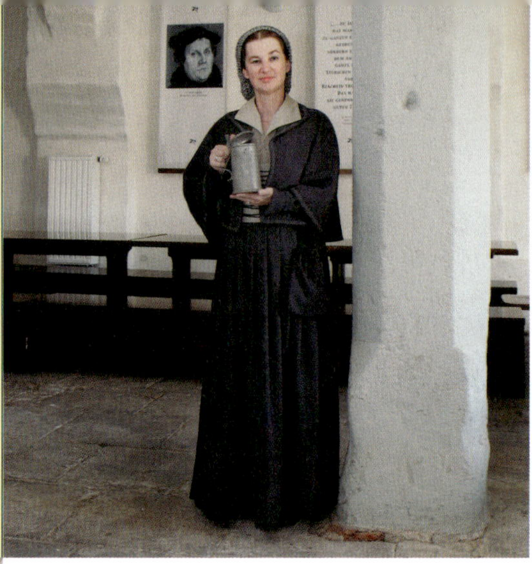

Die »Mohren-Apotheke« am Marktplatz Torgaus

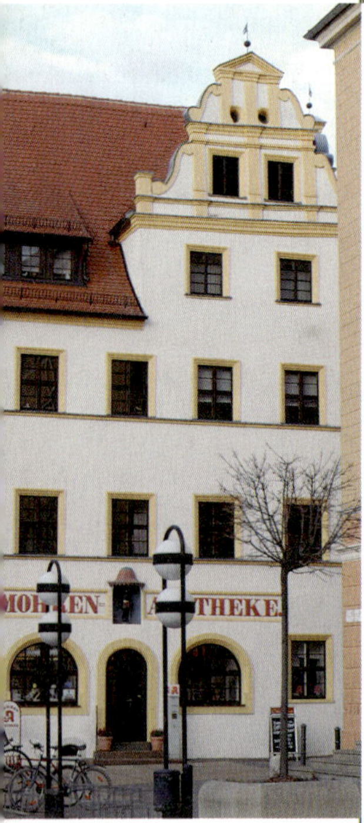

Wappen der Familien Kentmann und Sporer trägt. Kentmann starb am 14. Juni 1574 in Torgau.

Das Stadt- und Kulturgeschichtliche Museum zeigt Dauerausstellungen zur Torgauer Geschichte und zur Geschichte des Hauses, der ehemaligen Kurfürstlichen Kanzlei. 1711 trafen sich der russische Zar Peter der Große und der deutsche Gelehrte Leibniz in diesem Gebäude.

Die Katharina-Luther-Stube im Sterbehaus der Katharina von Bora zeigt in der ständigen Ausstellung seltene zeitgenössische Erstdrucke, Gegenstände der Alltagskultur, Zeugnisse aktueller künstlerischer Auseinandersetzung mit dieser bedeutenden Frau.

In Wolff-Giersings-Brauerbe sind neben der Besichtigung der Ausstellung zur Braugeschichte, zur Bau- und Nutzungsgeschichte des Hauses mit dem Braugewölbe und den Braukellern auch Bierverkostungen möglich. Das Torgauer Bier hat eine mehr als 500-jährige Tradition.

Das Denkmal der Begegnung erinnert an das Treffen amerikanischer und sowjetischer Soldaten noch vor dem offiziellen Kriegsende an der Elbe bei Torgau im April 1945.

Villeroy & Boch in Torgau zu finden, ist für viele Gäste eine Überraschung. Das Torgauer Werk war in den 30-er Jahren das Modernste der Branche in Europa. Heute bietet die Verkaufsausstellung viel fürs Auge und Tischkultur zu günstigen Preisen.

Reiserouten

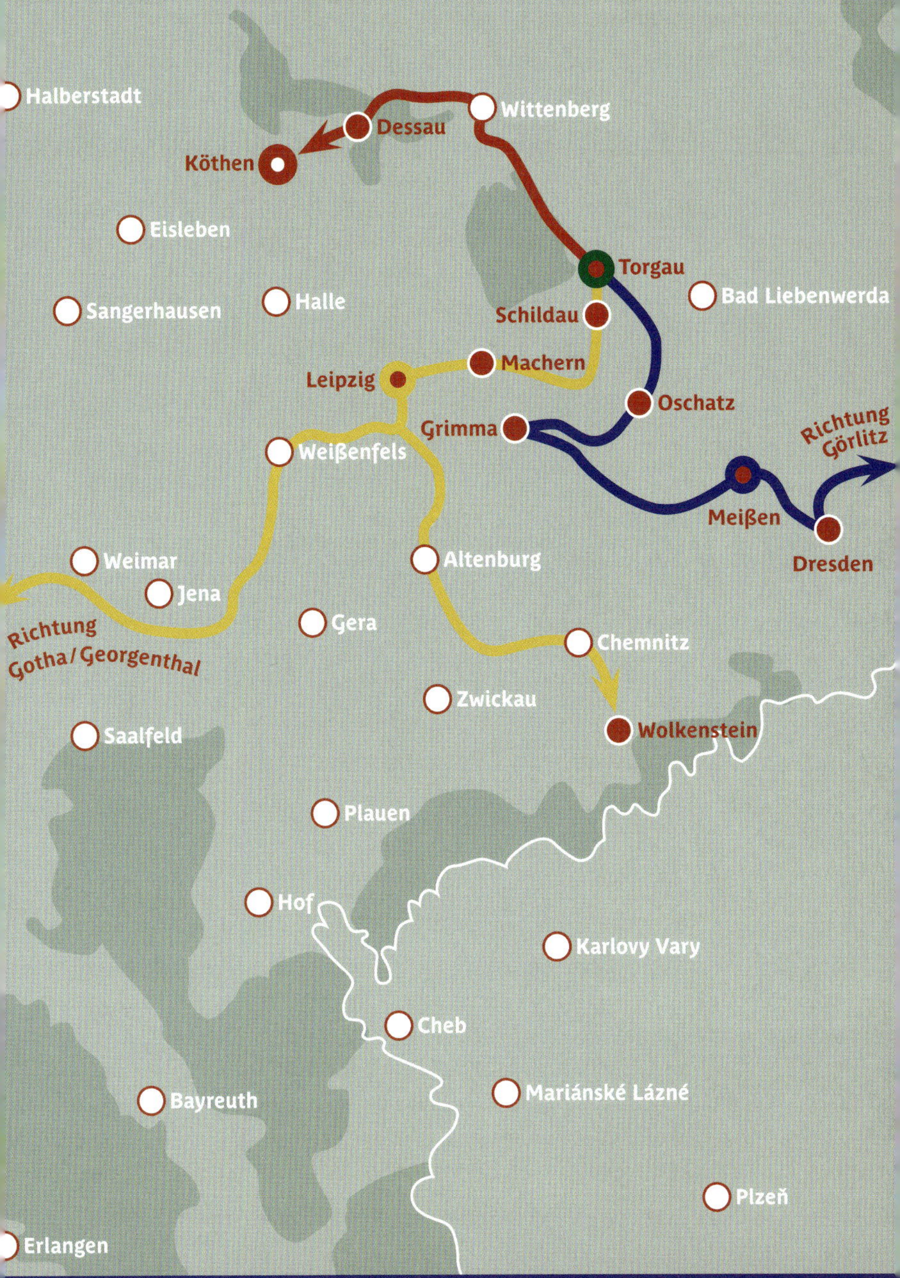

Route 1: *Meissen – Geburtsstadt Samuel Hahnemanns* ***(S. 24)*** *Oschatz – Constantin Hering, »Vater der Homöopathie in Amerika«* ***(S. 41)*** *Grimma – Ernst Ferdinand Rückert und die Homöopathenfamilie Schweikert* ***(S. 55)*** *Dresden – Hahnemann und die sächsische Residenzstadt* ***(S. 65)*** *Görlitz und Adolph zur Lippe-Weissenfeld* ***(S. 69)***

Route 2: *Leipzig – Universitätsstadt und Zentrum der Homöopathie* ***(S. 78)*** *Schildau – Hahnemann als Gutsbesitzer und die Streiche der Schildbürger* ***(S. 107)*** *Machern – Hahnemann, die Freimaurer und der Giftsumach* ***(S. 113)*** *Wolkenstein und Friedrich, der Sohn Hahnemanns* ***(S. 119)*** *Georgenthal – Hahnemann und der Fall Klockenbring* ***(S. 127)***

Route 3: *Köthen – Wirkungsstätte der Homöopathen Hahnemann und Lutze* ***(S. 132)*** *Dessau – Hahnemann und die Apothekerstochter Henriette Küchler* ***(S. 148)***

Blick über die Elbe auf Meißen mit der Albrechtsburg und den Türmen des Doms

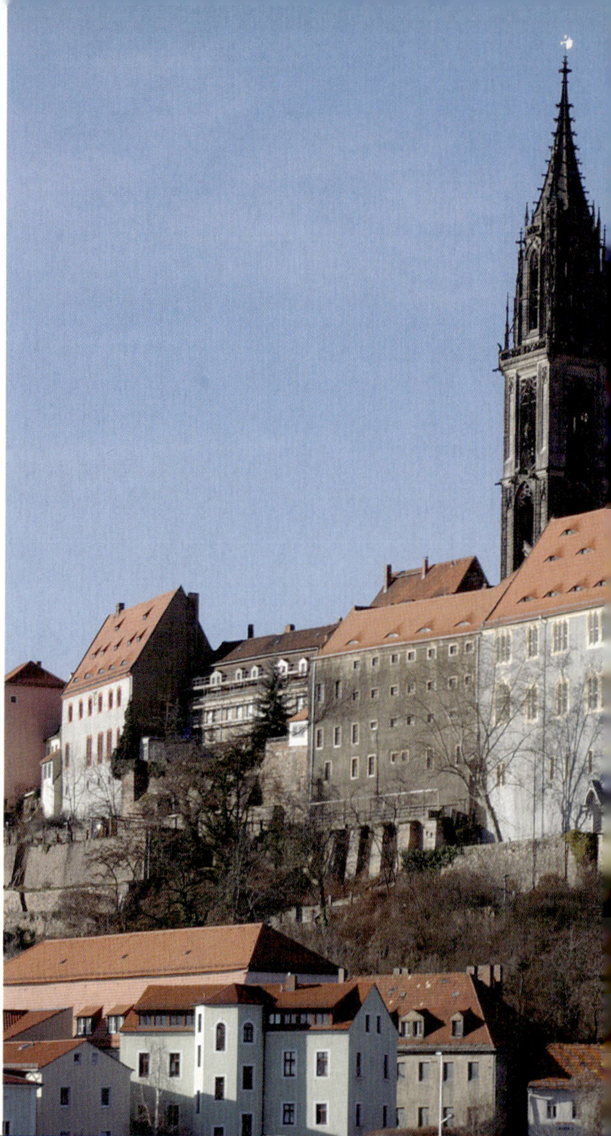

Porträt Samuel Hahnemanns

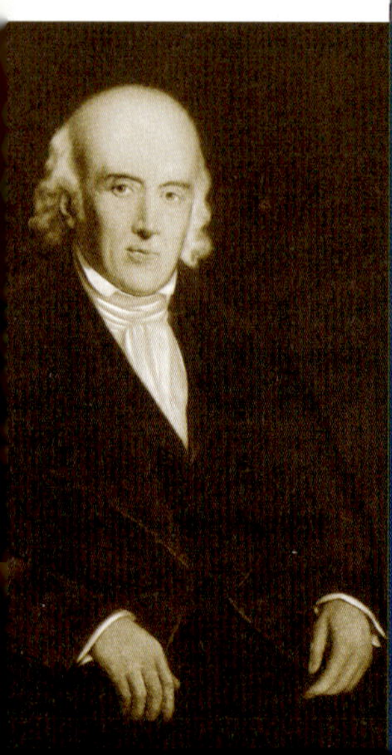

MEISSEN

Die Geburtsstadt Samuel Hahnemanns

{Reiseroute 1}

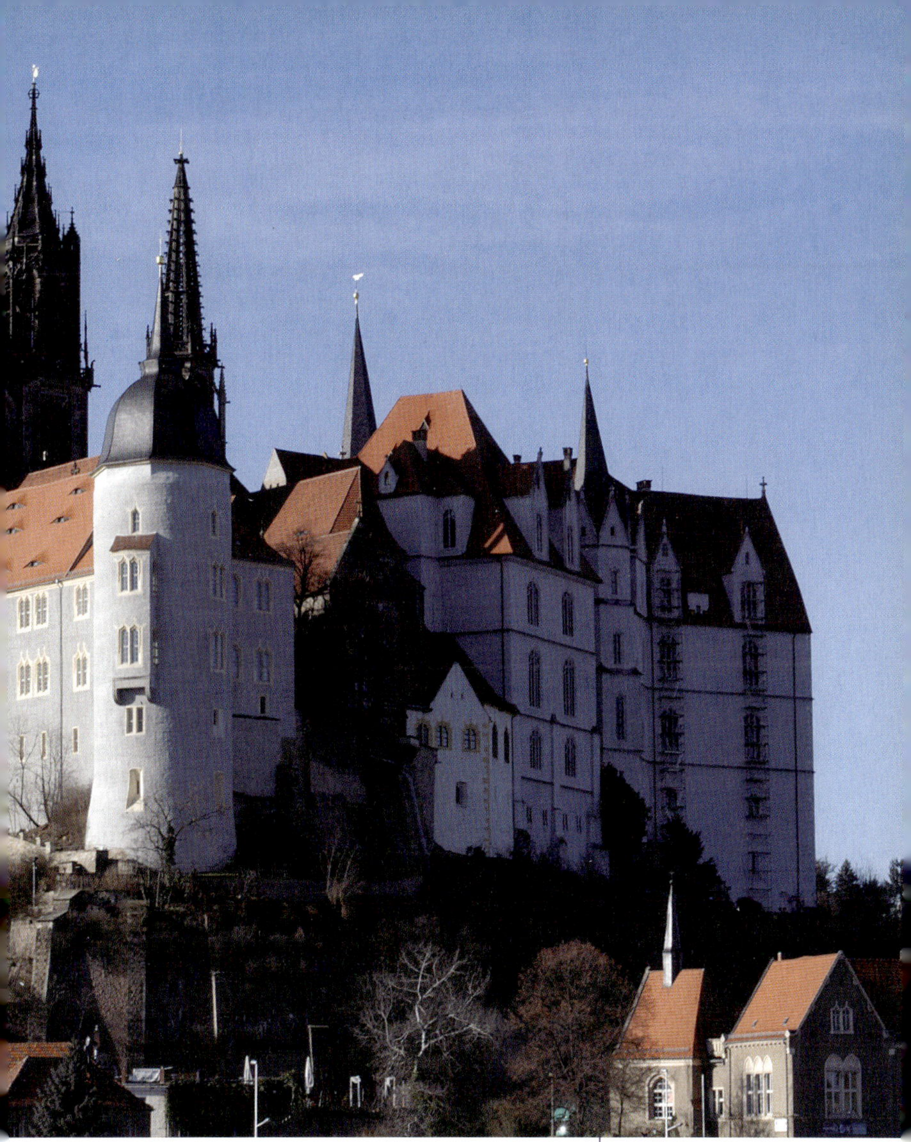

Christian Friedrich Samuel Hahnemann wird am 10. April 1755 im Elternhaus *»Über dem Fleischmarkt, Ecke Neumarkt«* geboren. Er ist das dritte Kind von Christian Gottfried Hahnemann (1720-1784) und seiner zweiten Frau Johanna Christiane Spieß (1727-1790), Tochter eines Weimacher (Weimarer) Oberregimentsquartiermeisters. Der Vater, ein Porzellanmaler, war im Jahr 1741 dem Ruf an die Meißener Manufaktur gefolgt, die sich seinerzeit in den Gebäuden auf der Albrechtsburg befand. Durch diese privilegierte und recht gut bezahlte Arbeit war es ihm möglich, das kleine Anwesen, damals am Rande

Das heute nicht mehr existierende Geburtshaus Samuel Hahnemanns in Meißen

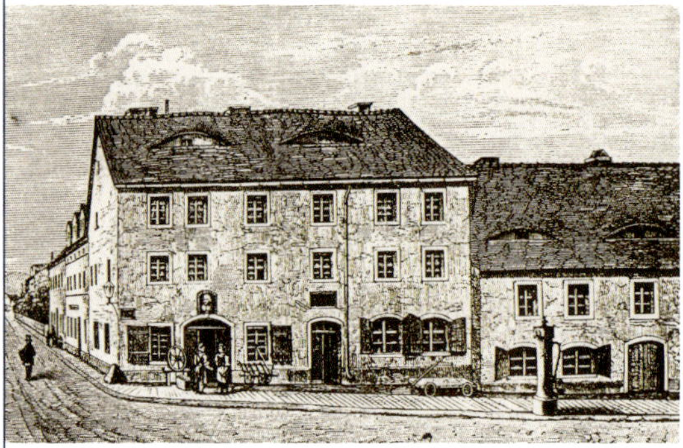

Meißens in der *»Triebischvorstadt«*, an einem Ort *»über dem Fleischsteg«*, gelegen, zu erwerben.

Die Kindheit des jungen Samuel scheint im wesentlichen unbeschwert gewesen zu sein, wenn er später schreiben kann: *»Ich ward ... in einer der schönsten Gegenden Deutschlands, zu Meißen in Chursachsen, geboren; dies möchte, wie ich allmählich zum Menschen ward, wohl Vieles zu meiner Verehrung der schönen Natur beigetragen haben.«*

Auch der Erziehung im Elternhaus bewahrt er ein gutes Andenken, obwohl der Vater mit großer Strenge und Konsequenz die Entwicklung der Kinder lenkte und den Sohn oftmals früh mit einer zu lösenden Aufgabe im Zimmer einsperrte und sich am Abend das Ergebnis berichten ließ.

Erst mit zwölf Jahren besucht Samuel Hahnemann die städtische Lateinschule in Meißen. 1770 schickt ihn der Vater nach Leipzig, um eine kaufmännische Lehre zu beginnen, doch kurze Zeit später steht er wieder vor der Haustür der Eltern.

Die Eltern sind einsichtig; der Vater macht eine schriftliche Eingabe an den Kurfürsten Friedrich August III. und bittet ihn, seinen Sohn Samuel in die sehr bekannte Fürstenschule St. Afra in Meißen aufzunehmen. 1543 vom Kurfürsten Moritz gegründet, mit den Erlösen aus enteignetem Kirchenbesitz finanziert, soll die Schule auch Kindern aus wenig begüterten Elternhäusern eine bessere Bildung ermöglichen.

Am 21. 11. 1770 wird dem Ersuchen des Vaters an den Kurfürsten Friedrich August III. stattgegeben, und Samuel besucht die Schule bis 1775 und wird unter die Obhut von Magister Müller gestellt. Das übliche Schulgeld entfällt für die Familie Hahnemann, aus damaliger wie heutiger Sicht ein wahres Geschenk. Er wohnt bei seinem Lehrer und *»als Gegenleistung für Kost und Logis«* dient er ihm, wie wir aus den Rechnungsbüchern des Rentamtes erfahren, als *»Famulus«*, also als Gehilfe. Diese auf den ersten Blick leichte Arbeit erweist sich im Zusammenhang mit den hohen schulischen Anforderungen als eine Bürde, die er jedoch klaglos trägt. Er schreibt später, dass die schulischen Belastungen so groß waren, dass er oft kränklich war und ihn fast das Leben gekostet hätten. Die Konsequenz sei gewesen, weniger zu lesen, aber dafür im Kopf für eine größere Ordnung und für mehr körperliche Bewegung zu sorgen.

Die anstrengende, aber qualitativ gute Ausbildung, vor allem auch in den Sprachen Latein, Englisch, Griechisch und Französisch, wird ihm später dabei helfen, in der medizinischen Welt forschen zu können. Neben den Sprachen wird es für seinen weiteren Lebensweg wichtig gewesen sein, dass er in der Fürstenschule Zugang zur klassischen griechischen Literatur hatte und auch die Werke berühmter Ärzte, wie Hippokrates und Galen studieren konnte. Auch der Wahlspruch der Schule *»Sapere aude«* – *»Habe den Mut, dich deines eigenen Verstandes zu bedienen«* wird ihn ein Leben lang begleiten und auch seinem vielleicht wichtigsten Werk, dem *»Organon der Heilkunst«*, verfaßt vier Jahrzehnte später in Torgau, wird es in leicht veränderter Form – *»Aude sapere«* – vorangestellt.

Im Mai 1775 verläßt Hahnemann St. Afra, nachdem ihm noch die Ehre zugefallen war, eine *»Valediktion«*, eine gereimte Abschiedsrede in französischer Sprache sowie einen Vortrag in geschliffenem Latein halten zu dürfen, und begibt sich zum Medizinstudium nach Leipzig. Der angesehene Arzt und Kommissarius an der Porzellanmanufaktur, Dr. Carl Wilhelm Poerner, setzt sich bei den Professoren der medizinischen Fakultät der Leipziger Universität dafür ein, dass ihm Hörgeldfreiheit zugestanden wird.

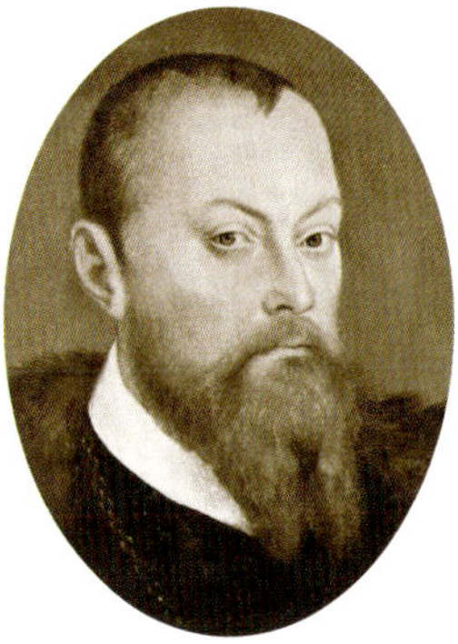

Herzog und Kurfürst Moritz von Sachsen (1521-1553)

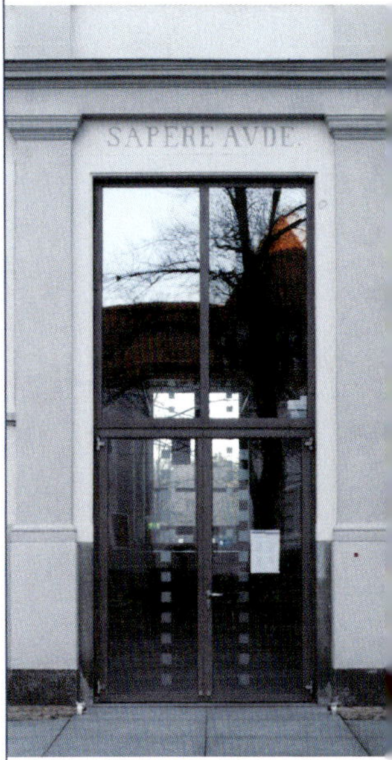

»Sapere aude« – der Wahlspruch steht noch heute, wie zur Zeit Hahnemanns, über der Eingangstür von St. Afra

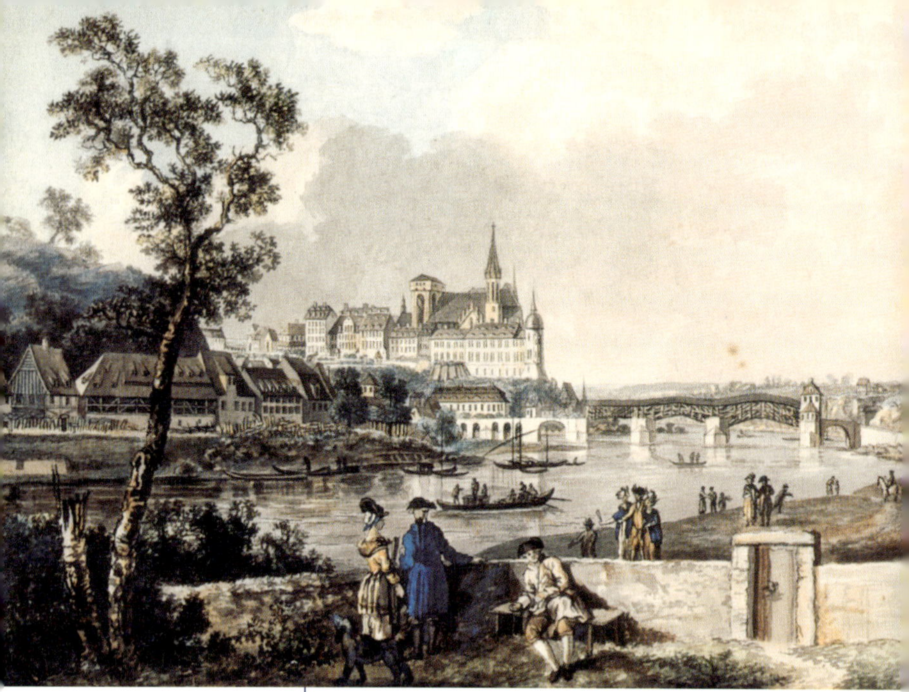

Karl Gottlob Ehrlich, ohne Titel, 1777. Aquarell und Tusche, Kupferstichkabinett Dresden.

Was erinnert in Meißen an Hahnemann und die Homöopathie?

Samuel Hahnemann lebte in Meißen vom 10. April 1755 bis zum Mai 1775. Dies sind zwanzig Jahre, der längste Zeitraum, den er jemals in seinem unsteten Leben an einem Ort verbrachte. Mit größerer Berechtigung als andernorts stellt sich deshalb die Frage, was an Zeugnissen seines Aufenthaltes in Meißen erhalten geblieben ist.

Das Geburtshaus *»über dem Fleischsteg«* existiert nicht mehr in seinem Ursprung. Bis es 1897 wegen einer Straßenverbreiterung abgerissen wurde, erlitt es ein bewegtes Schicksal. Hahnemanns Eltern mussten einer Zwangsversteigerung zustimmen, nachdem sie sich infolge des Siebenjährigen Krieges verschuldeten und gezwungen waren, das Gebäude im März 1782 zu räumen. Dies untergrub die Gesundheit der Eltern, der Vater verstirbt 1784, die Mutter, nachdem sie bei der jüngsten Tochter Benjamina Unterkunft gefunden hatte, im Jahr 1790.

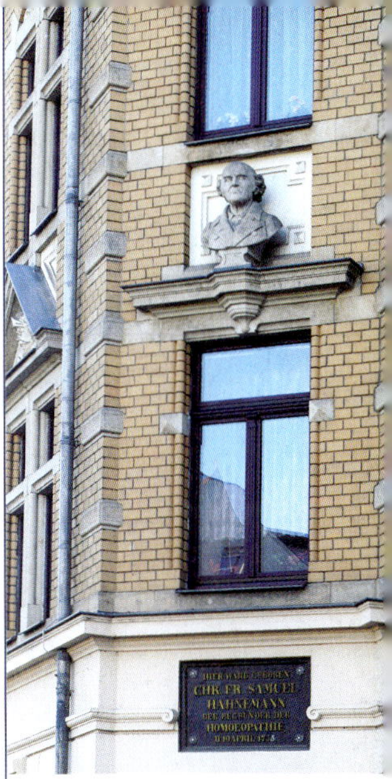

Das Gebäude, das sich heute an der Stelle des Geburtshauses befindet, mit der daran angebrachten Gedenktafel

Am 11. April 1855 versammelt sich eine Menschenmenge vor dem Geburtshaus *»über dem Fleischsteg«* in Meißen, um durch die Enthüllung einer Tafel mit dem Porträt Hahnemanns seines 100. Geburtstages zu gedenken. Aus diesem Anlaß wird für den Platz vor dem Haus und die vorbeiführende Straße offiziell die Bezeichnung *»Hahnemannplatz«* eingeführt.

In den Jahren danach wechselte das Haus mehrfach den Besitzer. Nachdem ein Brand 1864 bereits einen Teil des Hauses vernichtet hatte, trat 1897 ein dreistöckiges Gebäude, erbaut von Schmiedemeister Schöne, an seine Stelle. Eine Zeit lang befand sich im Parterre eine Gaststätte, das *»Hahnemann-Stübel«*.

Die Büste des Begründers der Homöopathie über dem ehemaligen Eingang des Restaurants wie auch die Tafel darunter wurden von Kommerzienrat Dr. Schwabe gestiftet.

Ein weiterer Ort, der an Samuel Hahnemann erinnert, ist die *»Fürstenschule St. Afra«*, auf der *»Freiheit 13«*, hoch über der Stadt gelegen. Nicht nur das Schulgebäude als ehemaliger Wirkungsort von Hahnemann ist interessant, sondern die gesamte Anlage des ehemaligen Klosters St. Afra mit Kirche und altem Friedhof. Wie auch an anderen Plätzen in der Altstadt, fühlt man sich an diesem Ort in die Zeit zurückversetzt, als Hahnemann hier weilte.

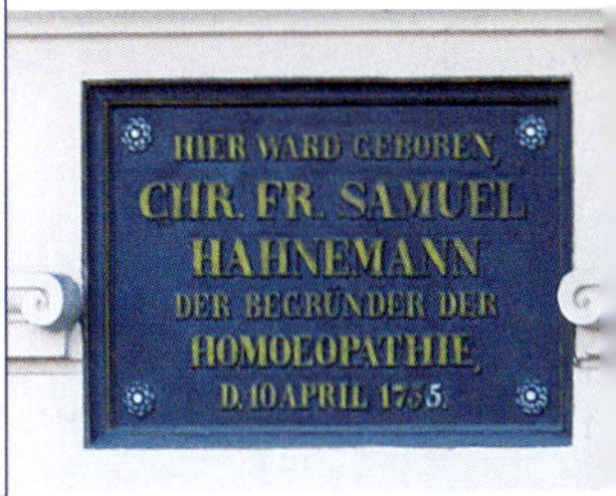
HIER WARD GEBOREN
CHR. FR. SAMUEL
HAHNEMANN
DER BEGRÜNDER DER
HOMOEOPATHIE

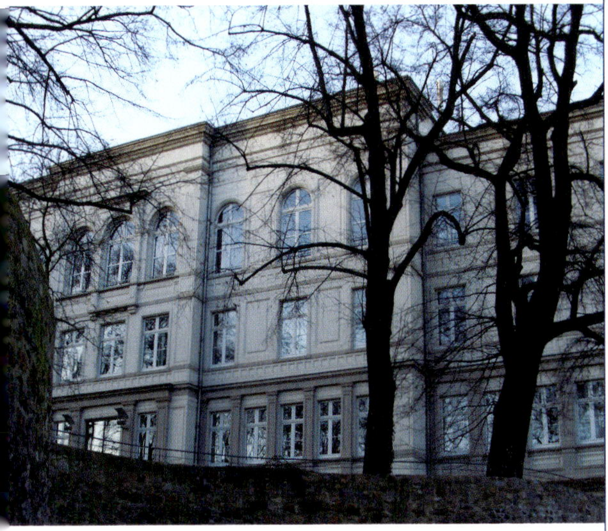

Die »Fürstenschule« von St. Afra, die noch heute als Bildungseinrichtung dient

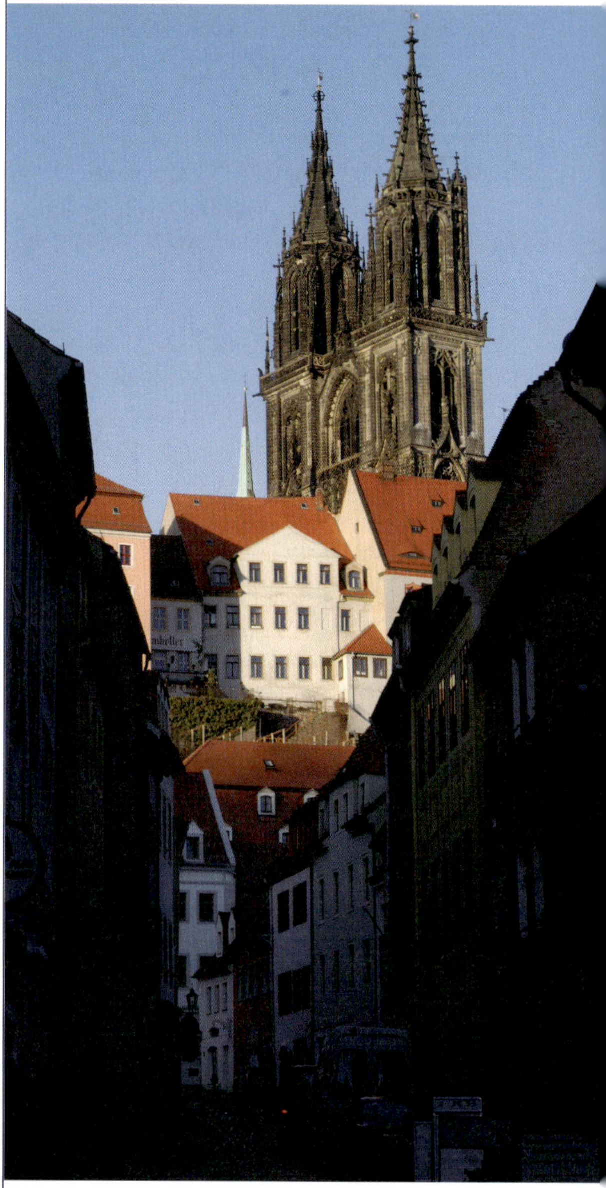

In der Altstadt von Meißen erinnert fast jedes Gebäude an die Zeit Hahnemanns. Diesen Weg durch die Burggasse in Richtung St. Afra dürfte er in den Jahren seiner Schulzeit häufig gegangen sein.

Wenn darauf hingewiesen wurde, dass Hahnemann seine Meißner Jahre stets in Erinnerung behielt, so trifft dies auf seine Geburtsstadt ebenso zu. Auch Meißen vergißt Samuel Hahnemann nicht und bewahrte ihm, neben den Denkmalen, eine ehrende Erinnerung in vielfältiger Form.

1841 ernennt die Stadt Meißen Hahnemann zu ihrem Ehrenbürger. Hahnemanns Antwort ist im Stadtarchiv Meißen aufbewahrt und lautet: *»Dem verehrlichen Magiſtrate der Königs – Stadt Meissen bringe ich Unterzeichneter den beſten Dank meines gewährten Herzens dar für die mir so angenehme Auszeichnung und Ernennung zum Ehrenbürger der guten Stadt meiner Geburt. Alles was ich bisher dem edlen Menschen Geschlechte Ersprießliches erwieß, finde ich bloß als schuldige Pflicht. Gott segne Meißen und seine biedern Einwohner!*

Paris, den 15. April 1841
Samuel Hahnemann«

1855 wird, wie bereits erwähnt, an seinem Geburtshaus eine Gedenktafel angebracht.

1921 gibt die Porzellanmanufaktur Gedenkmedaillen aus rotem *»Böttger-Steinzeug«* und Biskuitporzellan als *»Bauſteine«* für ein Denkmal zu Ehren des Begründers der Homöopathie heraus.

1929 wird während des Festumzuges anlässlich der 1000-Jahrfeier Meißens eine Kolossalbüste Hahnemanns mitgeführt. Sie wird jedoch nicht in Meißen, sondern vor dem Gebäude der Firma Madaus in Radebeul aufgestellt.

1955, zum 200. Geburtstag des Begründers der Homöopathie, wird ein Denkmal mit einer Hahnemann-Büste angefertigt. Es vergehen jedoch noch fast zwei Jahre, bis es in der Nähe der Nikolaikirche im Stadtpark von Meißen enthüllt wird. Im selben Jahr würdigt die Deutsche Bundespost den Geburtstag mit einer Sondermarke.

2005, zum 250. Geburtstag, finden ebenso wie andernorts Festveranstaltungen zu Ehren Hahnemanns statt. Es wird in Zusammenarbeit mit mehreren Homöopathievereinigungen eine *»Wanderausſtellung über die einzelnen Lebensſtationen Hahnemanns«* erstellt, die auch heute noch ausgeliehen werden kann. Interessierte wenden sich an das Hahnemannzentrum in Meißen.

Regelmäßig erscheinen zu Jubiläen im Zusammenhang mit dem Leben Samuel Hahnemanns neue Publikationen. Prof. Robert Füttes Buch *»Samuel Hahnemann, Begründer der Homöopathie«* (dtv, 2005) gewährt neue Einblick in das Leben und Werk des

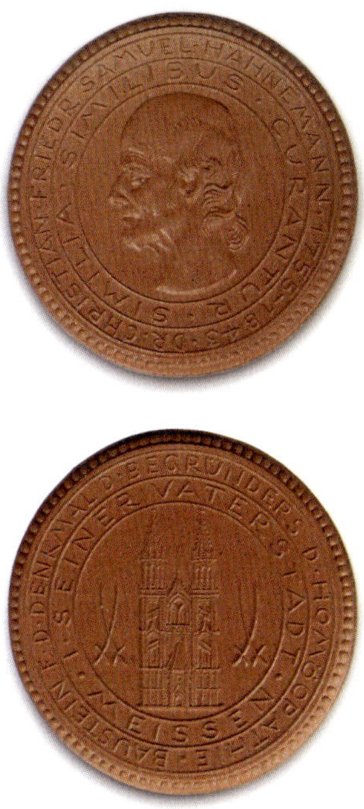

Gedenkmedaille aus »Böttger-Steinzeug« mit dem Porträt Hahnemanns, herausgegeben von der Porzellanmanufaktur 1921 als »Baustein für ein Denkmal«

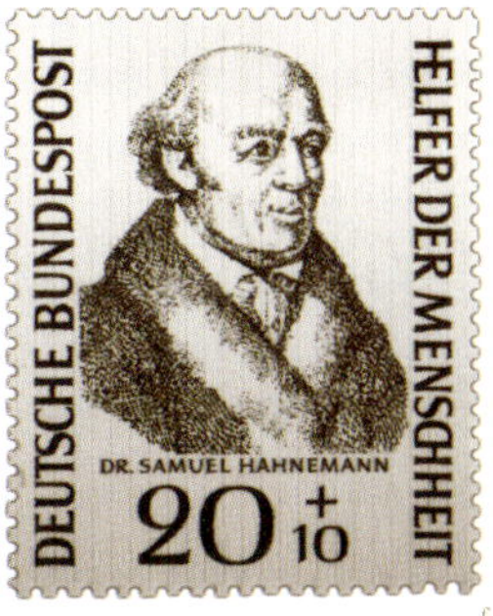

Sonderbriefmarke der Deutschen Bundespost herausgegeben 1955

Das 1955 errichtete Denkmal mit der Büste Samuel Hahnemanns im Stadtpark neben der Nikolai-Kirche

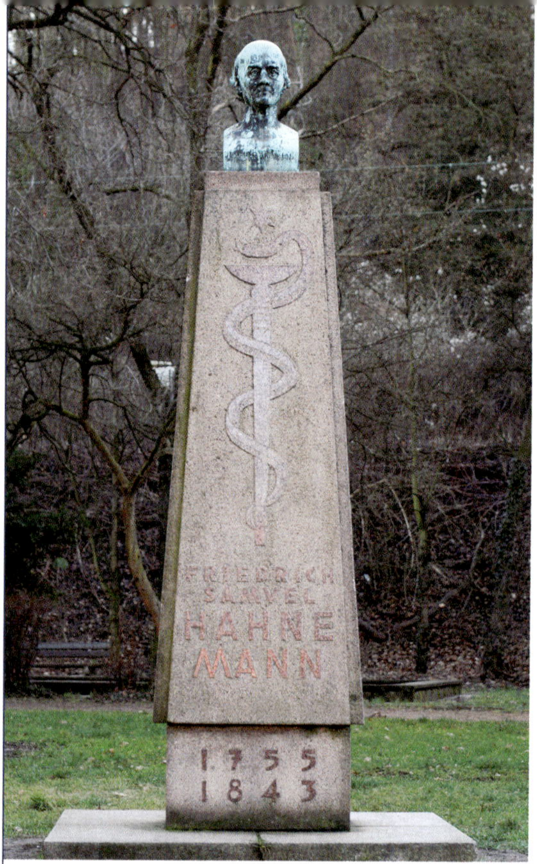

Begründers der Homöopathie und darf für weiterführende Studien besonders ans Herz gelegt werden.

Doch nicht nur Namen von Straßen und Plätzen, Denkmäler, Gedenktafeln sowie Publikationen vermögen an das Leben und das Werk von historischen Persönlichkeiten wie Hahnemann zu erinnern. Die zunehmende Popularität der Homöopathie ließ in den letzten zwei Jahrzehnten eine Reihe von Initiativen zur Wiederbelebung und Verbreitung der Lehre Hahnemanns entstehen. So auch in Meißen, seiner Geburtsstadt, wo 1994 in der alten Klosteranlage *»Zum Heiligen Kreuz«* ein *»Hahnemannzentrum«* gegründet wurde. Das mit großem Engagement geführte Zentrum dient sowohl als Aus- und Weiterbildungsort für Homöopathen wie auch als Ort von Begegnungen und als Ziel von Besuchen und Exkursionen auf den Spuren der Geschichte der Homöopathie. Jährlich organisiert das Zentrum zu Hahnemanns Geburtstag eine Tagung in Meißen.

Kulturhistorische Zinnfigur, anläßlich des 250. Geburtstages von Michael Braune, Meißen, graviert und herausgegeben.

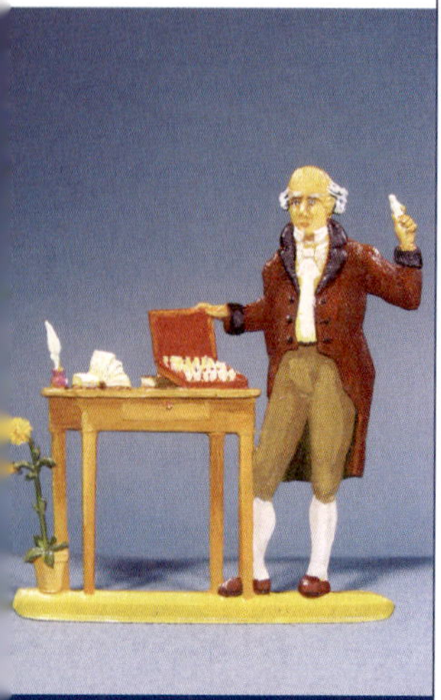

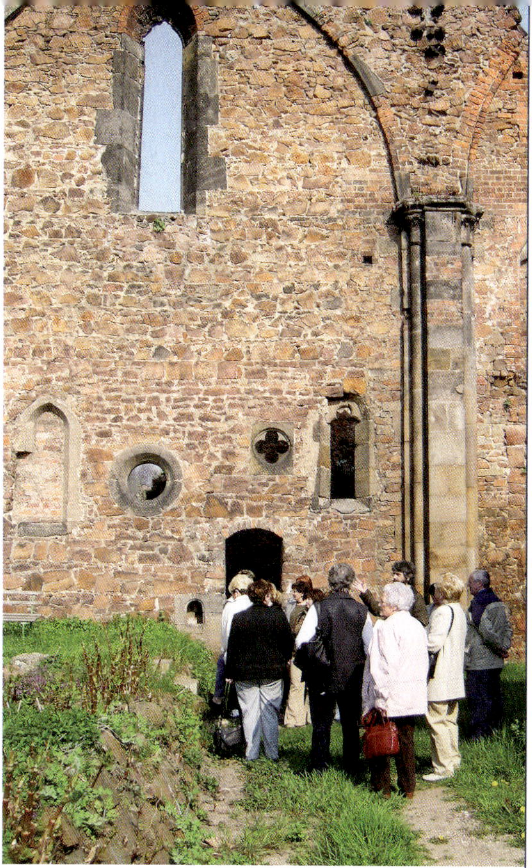

Führung durch die Anlage und den Heilpflanzengarten des »Hahnemann-Zentrums«. Es befindet sich auf dem Gelände des ehemaligen Paulinerklosters »Zum heiligen Kreuz«, von dem heute nur noch die imposante Ruine zu besichtigen ist.

Führungen durch die Anlage sind in Abstimmung mit dem Zentrum möglich.
Leipziger Straße 94
01662 Meißen
Tel.: 03521 – 40 02 34
www.hahnemannzentrum-meissen.de

Es gibt wohl kaum eine andere Stadt in Deutschlands Osten, die so viele Sehenswürdigkeiten, Originelles und Originale aufzuweisen hat wie Meißen. Dies ist vor allem in der Geschichte Meißens begründet. In kurzer Zeit, auf engstem Raum, entwickelte sich eine Kultur, die ihresgleichen sucht. Die schöne Landschaft des Elbtales mit ihren Weinbergen, die alte, aber immer wieder auch junge Stadt, die Porzellanmanufaktur mit ihrem *»weißen Gold«* und vieles mehr an Originellem bewog seit jeher viele talentierte, mitunter aber auch sonderbare Leute, sich an diesem Ort niederzulassen und ihm sein Gepräge zu geben.

Tage und Wochen reichen nicht aus, die Besonderheiten Meißens zu erfassen. Auch ein Reiseführer kann dies nicht umfassend leisten. Lassen Sie uns deshalb nur einige Besonderheiten herausgreifen, vor allem solche, die einen Bezug zu Hahnemann und zur Homöopathie haben.

Die 2005 im Zusammenhang mit dem 250. Geburtstag Samuel Hahnemanns erschienene Hahnemann-Biografie von Robert Jütte

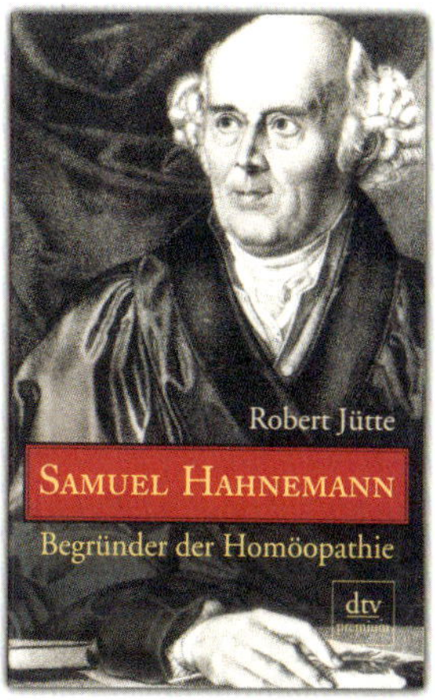

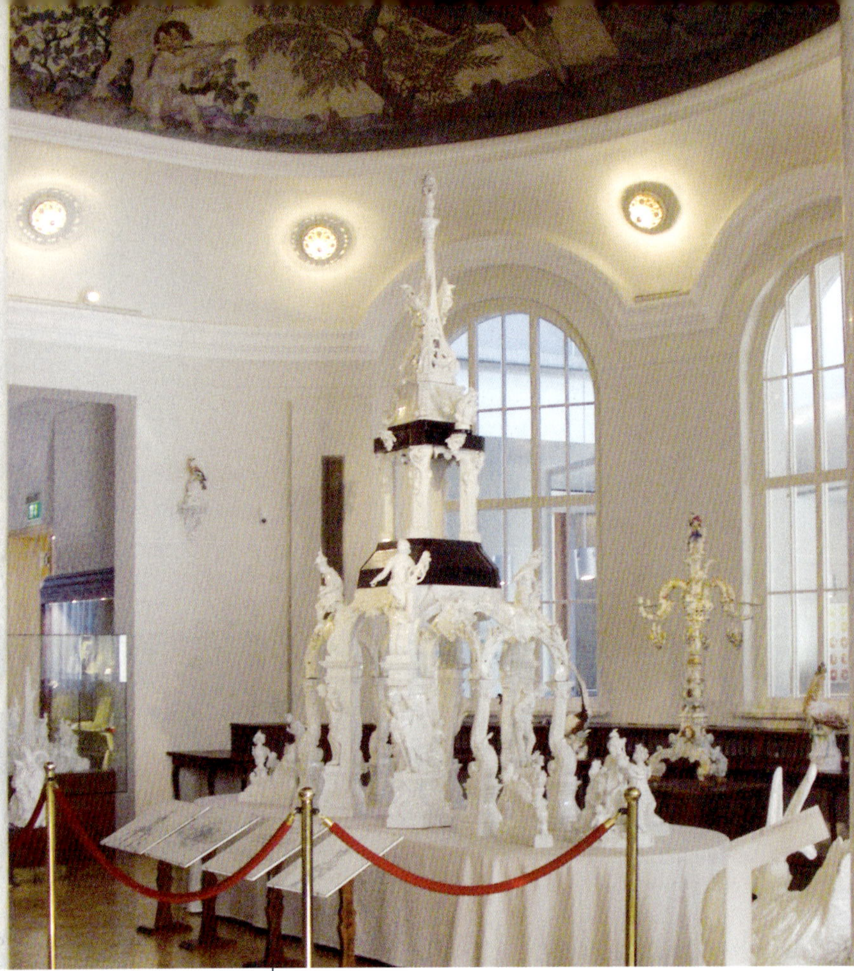

Der »große Tafelaufsatz« von Johann Joachim Kaendler aus dem Jahr 1749

Meißen und das Porzellan

»Schaff er mir Gold, Böttger«, forderte August der Starke, Kurfürst von Sachsen und König von Polen von dem Apothekergesellen und Alchimisten, der 1701 in der Residenzstadt Dresden Zuflucht gesucht hatte. Und Johann Friedrich Böttger schuf Gold, allerdings das »weiße Gold«, das Sachsen und Meißen für alle Zeiten berühmt machen sollte. 1708 gelang ihm gemeinsam mit dem Gelehrten Ehrenfried Walther von Tschirnhaus in der Jungfernbastei des Dresdener Schlosses die Entdeckung der Zusammensetzung und Herstellung des europäischen Porzellans.

Für Meißen bedeutete die Entscheidung Augusts, den Standort der Porzellanmanufaktur 1710 in die Räume der Albrechtsburg zu verlegen, den Beginn

Staatliche Porzellan-Manufaktur Meissen GmbH:
Talstraße 9, 01662 Meißen.
Tel.: (03521) 46 82 08 - 700
E-Mail:
besucherbuero@meissen.com
Internet: www.meissen.com

eines großen wirtschaftlichen und künstlerischen Aufschwungs. Die Albrechtsburg bot viele Vorteile; sie verfügte über eine große Zahl fester, leer stehender Räume, über die Möglichkeit des Antransports des in der Nähe gewonnenen wichtigsten Rohstoffs für die Porzellanherstellung, das Kaolin, und der großen Mengen an Holz für den Brand durch die Elbeflößer. Wichtiger aber war noch der Schutz des *»Arcanums«*, des Geheimnisses der Zusammensetzung der Porzellanmasse, seiner Verarbeitung und der Farben, die dem Meissener Porzellan seine unvergleichliche Schönheit geben.

Für Meißen bedeutete die Porzellanmanufaktur zugleich die Voraussetzung einer sozialen Umschichtung. Viele Fachleute aus anderen Gegenden folgten dem Ruf nach Meißen und der Hoffnung auf die gute Bezahlung und die Privilegien eines Angehörigen der Manufaktur. Seit 1741 gehörte zu den Arbeitern an der Manufaktur, deren Zahl in kurzer Zeit auf 600 bis 700 angewachsen war, auch der Vater Hahnemanns, der als Porzellanmaler in Meißen eine Beschäftigung fand. Nach den vorliegenden spärlichen Informationen soll er als Figurenmaler angestellt gewesen sein.

Es war die Zeit des Aufschwungs und der ersten Blüte der Manufaktur, für die Namen berühmter Persönlichkeiten stehen, wie Johann Joachim Kaendler, berühmtester Modelleur Meissens von 1731 bis 1778, und Johann Gregorius Höroldt, der unvergleichliche Maler, der in den Jahren 1720 bis 1775 Dekore und Farben einführte, die noch heute das Meissener Porzellan auszeichnen.

Die Themen, denen sich die Gestalter zuwandten, waren vielfältig. Es entstanden in diesen Jahren sowohl Prunkstücke, wie das berühmte *»Schwanenservice«* für den Minister Graf Brühl, aber auch figürliches Porzellan, wie Jagden, Schäferspiele, italienische Komödie oder griechische Mythologie. Ebenfalls in den ersten Jahren wurde, nach fernöstlichen Motiven, die *»Indischmalerei«*, ausgeführt in roten Farbtönen, sowie die Dekore *»Voller grüner Weinkranz«* (Weinlaub) und *»Meissener Purpurrose«* entwickelt, die heute wie damals zu den bekanntesten

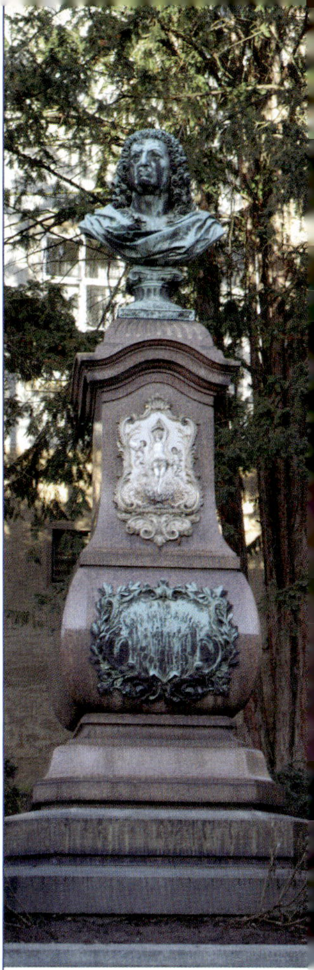

Das Denkmal Johann Friedrich Böttgers gegenüber der Porzellanmanufaktur im Triebischtal.

Albrechtsburg Meißen:
Ausstellung
»Schaff Gold, Böttger«
Albrechtsburg Meißen,
Domplatz 1
Tel.: (03521) 470 70
Email: albrburg@aol.com
Internet:
ww.albrechtsburg-meissen.de

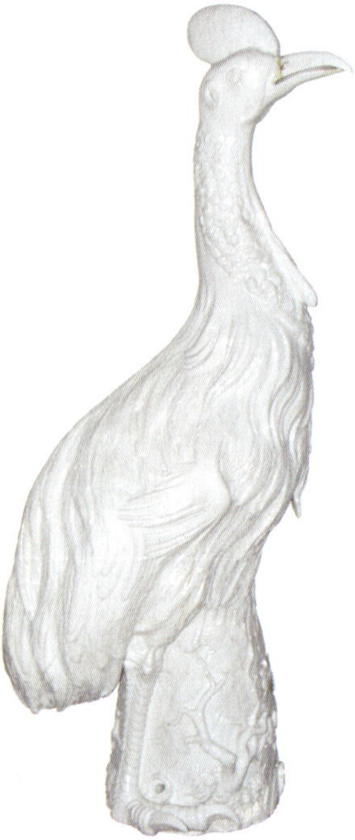

Der »Kasuar«, eines der bekanntesten von Kaendler geschaffenen Modelle.

Große, reich verzierte Prunkvase im Rokoko-Stil

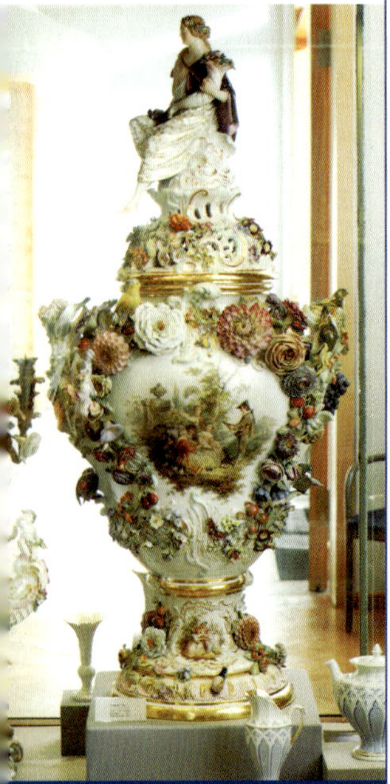

und gefragtesten Motiven auf Meissener Gebrauchsporzellan zählen.

Waren anfangs die Formen noch einfach und in ihrer Schlichtheit geschmackvoll, wurde in späterer Zeit das Porzellan oft mit Verzierungen überladen, wie das nachfolgende Prunkstück, das heute in der Ausstellung bewundert werden kann, zeigt. Erst in späteren Jahrzehnten besann man sich wieder auf die Anfangsjahre und die Schönheit des schlichten, nur sparsam bemalten und dekorierten Porzellans.

Die Familie Hahnemann partizipierte von diesem Aufschwung nicht nur wirtschaftlich, sondern auch geistig. Man kann, gewiß zu Recht, behaupten, dass ohne die forschende Neugier, die Lust am Probieren und Experimentieren, gepaart mit einem hohen Maß an Disziplin – Eigenschaften, welche die Meissener Porzelliner bis heute auszeichnen – Samuel Hahnemann nicht zu dem geworden wäre, was er wurde.

Die erste Blütezeit der Meissener Porzellanmanufaktur wurde durch die Schlesischen Kriege und den Siebenjährigen Krieg jäh unterbrochen. Die Fabrikation brauchte viele Jahre, um sich von den Schäden und Verlusten zu erholen. In dieser Zeit ging auch die Qualität des Meissener Porzellans zurück. Hahnemanns Vater soll diesen Umstand häufig beklagt haben.

Auch die folgenden Kriege, wie die der Napoleonzeit, deren Folgen Samuel Hahnemann in Torgau und Leipzig erlebte, bedeuteten Rückschläge für die Manufaktur wie für Sachsen überhaupt.

Mehrere Gründe mögen entscheidend dafür gewesen sein, dass sich die Manufaktur nicht nur von den wirtschaftlichen Schäden erholen konnte, sondern die Qualität ihrer Erzeugnisse und damit ihr Ansehen weit über Sachsen hinaus bewahrte und festigte. Die Manufaktur blieb bis zum heutigen Tag im Besitz des Staates Sachsen. Dies bedeutete, dass die jeweiligen Machthaber, beginnend mit August dem Starken, nicht nur von der Manufaktur profitierten, sondern auch ein elementares Interesse an ihrem Überleben hatten. Noch wichtiger ist jedoch, dass die Manufaktur zu allen Zeiten über eine große Zahl ausgezeichneter Fachleute verfügte und den Nachwuchs dafür von Beginn an in einer mehrjährigen Lehre heranbildete.

Bereits 1743 berichtet man davon, dass die Manufaktur *»siebzig Lehrpurschen«* eingestellt habe, die vor allem vom Maler Fehling ausgebildet wurden. Die so begründete *»Zeichenschule«* existiert bis heute und ist Bestandteil der vierjährigen Lehre. Die verschiedenen Berufsrichtungen, die damals wie heute an der Manufaktur ausgebildet werden, sind bei einem Rundgang durch die Schauwerkstatt zu sehen. Auch die jährlich stattfindenden *»Tage der offenen Tür«* geben einen Einblick in die verschiedenen Tätigkeiten und die Arbeitsbedingungen an der Manufaktur. Es sind dies Former und Dreher, Bossierer, Porzellanmaler in den Richtungen Blumenmalerei, Indischmalerei, Zwiebelmuster, Watteaumalerei und Figurenmalerei.

Um die Mitte des 19. Jahrhunderts erwiesen sich die Räumlichkeiten auf der Albrechtsburg als zu eng für die ständig wachsende Produktion, bedingt durch die Nachfrage nach dem Porzellan mit den berühmten blauen Schwertern in aller Welt. 1865 wurden deshalb die Gebäude im Stadtteil Triebischtal bezogen, die bis zum heutigen Tag die Porzellanmanufaktur beherbergen.

Dort befinden sich auch die der Öffentlichkeit zugänglichen Räume mit der Ausstellung zur 300-jährigen Geschichte des Porzellans, die Schauwerkstatt, in der die Schritte der Herstellung des *»weißen Goldes«* vom Formen bis zur Bemalung, heute wie damals alles in Handarbeit, demonstriert werden.

Die Porzellanmanufaktur hat natürlich auch Samuel Hahnemann, dem Sohn der Stadt Meißen, ein Denkmal gesetzt. Sein Porträt ziert eine der begehrten Medaillen aus *»Böttger-Steinzeug«* und weissem Bisquit-Porzellan und steht damit in der langen Reihe großer historischer Persönlichkeiten, die so verewigt wurden.

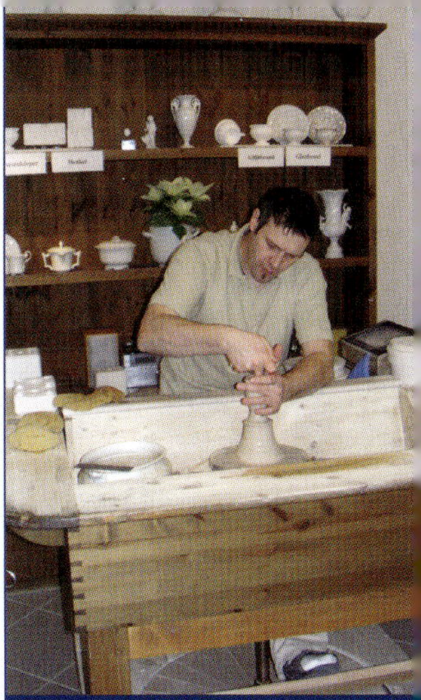

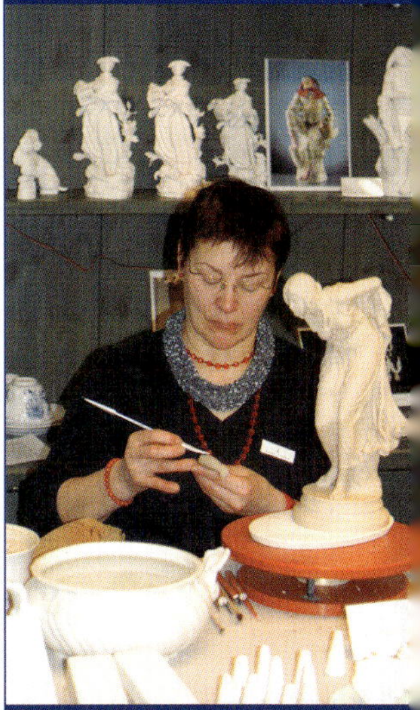

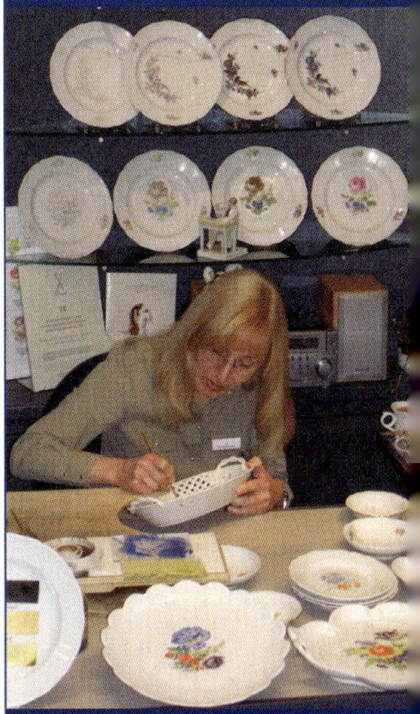

Meißen und der Wein

Vom berühmten Porzellan mit den blauen Schwertern muß man gehört haben, auch wenn man kein Service mit dem Meissener Zwiebelmuster, dem Weinlaub oder der Purpurrose sein eigen nennen kann. Von einer anderen Kostbarkeit, dem Wein, der an den Elbhängen von Radebeul über Meißen bis Diesbar-Seußlitz reift, wusste man außerhalb Sachsens bis vor kurzem recht wenig. Das hat sich inzwischen geändert. Weine aus Meißen gehören in den letzten Jahren regelmäßig zu den prämierten.

Erstmals wurde im Jahre 1161 urkundlich erwähnt, daß Markkgraf Otto der Reiche einen Wein-

An der steilen Lage eines Weinberg zwischen Radebeul und Meißen

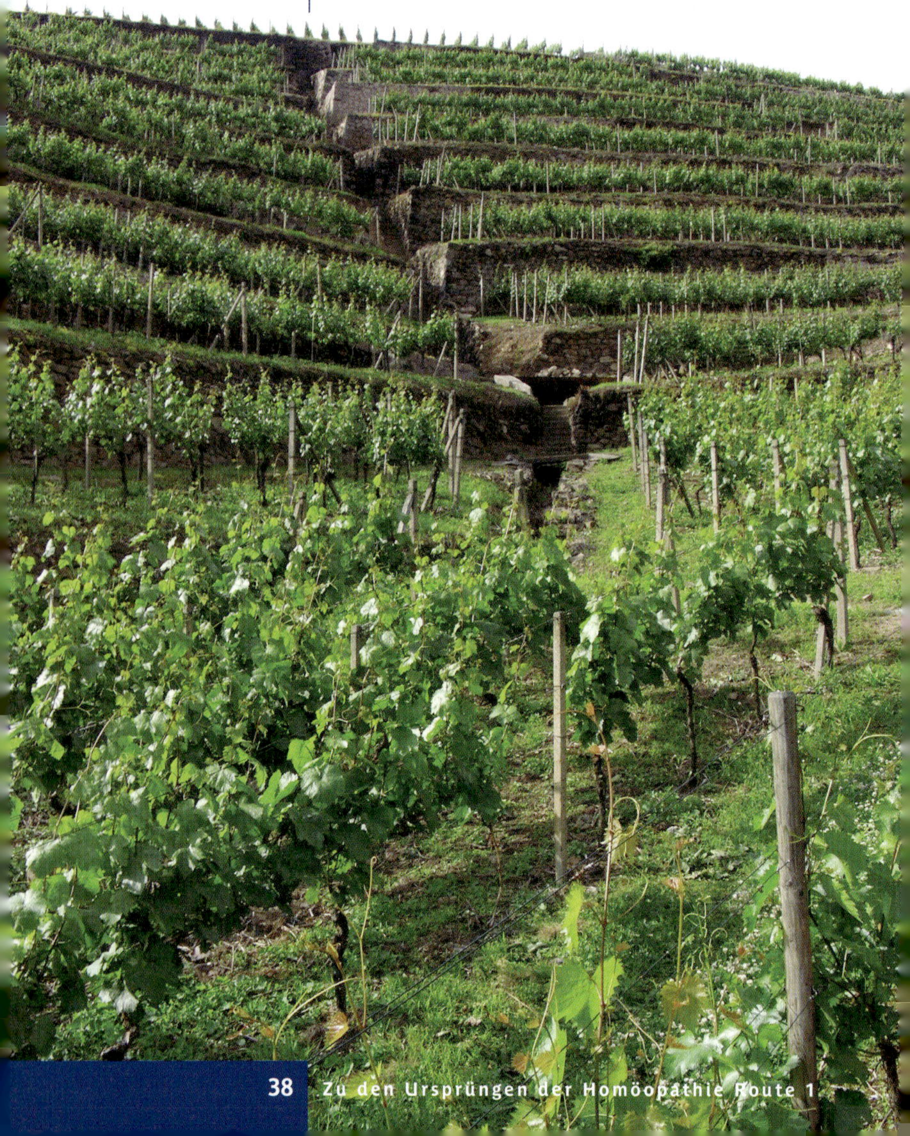

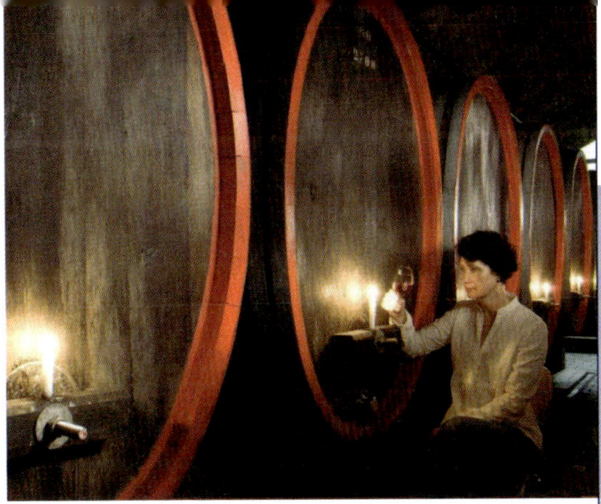

Blick in den Weinkeller der Winzergenossenschaft Meißen:

berg der Geistlichkeit in der Burg Meißen übereignete. Kirchen und Klöster waren es auch, die sich besonders um den Weinanbau verdient gemacht haben. Schon um die Mitte des 14. Jahrhunderts trug ein Großteil der Hänge an der Elbe Rebanlagen. Neben einem milden, fast mediterranen Klima waren es die mineralstoffreichen Verwitterungsböden verschiedener Granitarten, die eine gute Ernte ermöglichten.

Eigentümer der Weinberge waren neben Geistlichkeit und Klöstern auch die sächsischen Herzöge und Kurfürsten; im 15. und 16. Jahrhundert kamen die Städte und deren Bürger als Besitzer von Weinbergen hinzu.

Der Weinanbau in Sachsen überdauerte die Jahrhunderte und trotzte Feinden, auch dem gefährlichsten, der Reblaus, die Ende des 19. Jahrhunderts fast alle Weinstöcke vernichtete.

1938 wurde im Radebeuler Schloß *»Hoflößnitz«* die Weinbaugemeinschaft gegründet, aus der dann im Jahr 1955 die sächsische Winzergenossenschaft Meißen hervorging. Sie zählt heute 1.600 Mitglieder, die entlang der 55 Kilometer langen *»Sächsischen Weinstraße«* rund 160 Hektar Rebfläche bewirtschaften. Es werden gegenwärtig 18 rebsortenreine Prädikats und Qualitätsweine angebaut. Seit vielen Jahren erfreuen sich besonders die Sorten Goldriesling, Müller-Thurgau, Weißburgunder und Traminer grosser Beliebtheit. Heute wird wieder Wein in guter Qualität im Elbtal angebaut, gern getrunken, und die Winzer feiern ihre Feste.

Winzergenossenschaft Meißen:
Bennoweg 9, 01662 Meißen
Tel.: (03521) 78 09 70
E-Mail: info@winzergenossenschaft-meissen.de
Internet. www.winzergenossenschaft-meissen.de

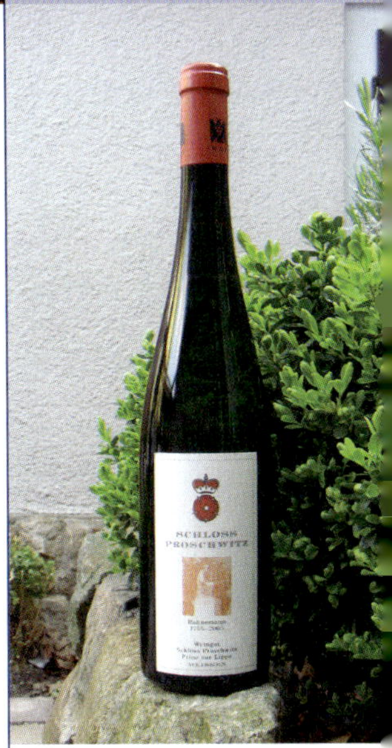

Der Hahnemann-Wein des Jahrganges 2005 vom Weingut Schloss Proschwitz des Prinzen von der Lippe, Verwandter Adolph Lippes, des bedeutenden, in Nordamerika wirkenden Homöopathen. Der Besitzer hat es sich zum besonderen Anliegen gemacht, Wein, Kultur und Geschichte zu verbinden.

Weingut Schloß Proschwitz:
Tel.: (03521) 76 760
E-Mail: weingut@schlossproschwitz.de

Meißen und seine Originale

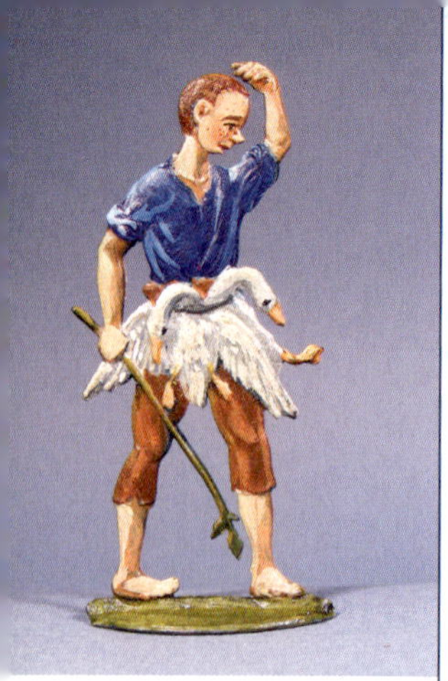

»Der dumme Junge aus Meißen«
Zinnfigur von Helmut Braune

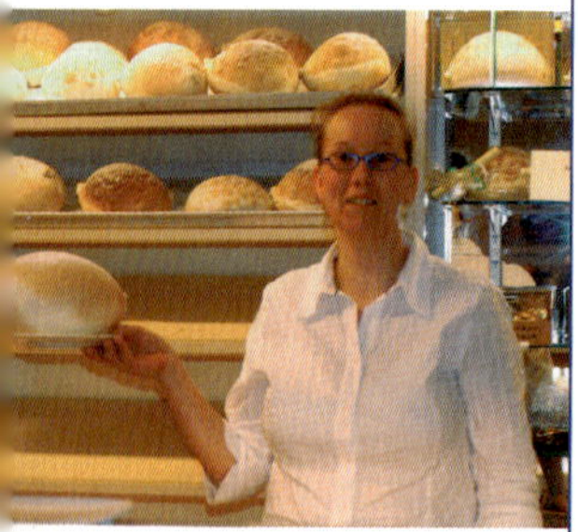

Original »Meißner Fummel« aus der Bäckerei und dem Cafè Zieger in der Burgstraße, gebacken aus nur sechzig Gramm Teig

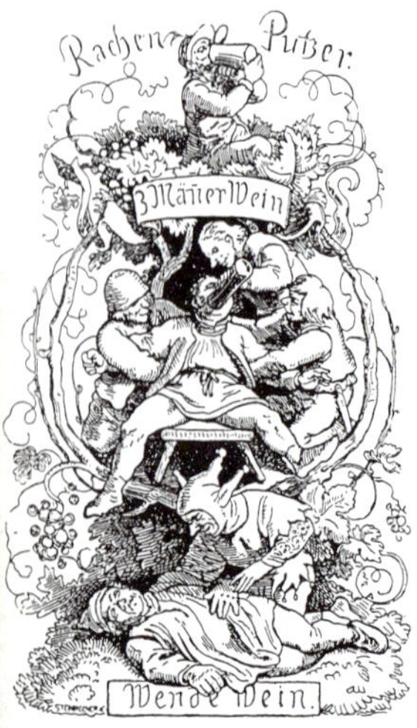

Zeichnung von Ludwig Richter

Der dumme Junge aus Meißen

Es war einmal ein Junge mit Namen Klaus. Überall, wo es etwas zu sehen gab, war der Junge dabei. *»Heute soll der Kurfürst nach Meißen kommen«*, hatte die geschwätzige Nachbarin der Mutter erzählt. Klaus maulte, denn gerade heute mußte er Mutters Gänse hüten.

Kurz entschlossen ergriff er die Gänse und zwängte sie mit ihren Hälsen unter seinen Ledergürtel, der sein Höslein zusammenhielt, um all das Traumhafte zu schauen und dem Kurfürsten zuzujubeln. Sogar die unter den Gürtel geklemmten Gänse rissen die Schnäbel auf und verdrehten verzückt die Augen. Als sich die Menge endlich verlaufen hatte, erschrak Klaus, als die Gänse schlaff und stumm an seinem Gürtel herunterhingen. Die Umstehenden spotteten sehr über den dummen Jungen. Ein paar Jahre danach hat keiner mehr über ihn gelacht: Der Kurfürst holte das pfiffige Kerlchen an seinen Hof und übertrug ihm das Amt des Hofnarren.

Meißner Fummel – Anno 1710

Zwischen Dresden und Meißen verkehrte regelmäßig ein Kurier des Kurfürsten von Sachsen. Dieser trank gern einen Schluck Wein, der ihm aber dann im Sattel seines Pferdes ungut bekam. Daraufhin befahl der Kurfürst der Bäckerzunft zu Meißen, ein leicht zerbrechliches Gebäck herzustellen, welches der Kurier nach seinem Besuch von Meißen dem Kurfürsten ganz vorzuzeigen hatte.

Meißener Wein

Drei-Männer-Wein: Der Wein ist so entsetzlich sauer, daß drei Männer nötig sind, um einen sich heftig Sträubenden eine Kanne dieses Getränkes einzuflößen.

Wende-Wein: Der Meißener Wein ist nicht unbedenklich für die Gesundheit. Nach seinem Genuß ist es unbedingt notwendig, daß der seinen Rausch Ausschlafende *»gewendet«* wird, da er sonst Gefahr läuft, daß der saure Wein Löcher in den Magen brennt.

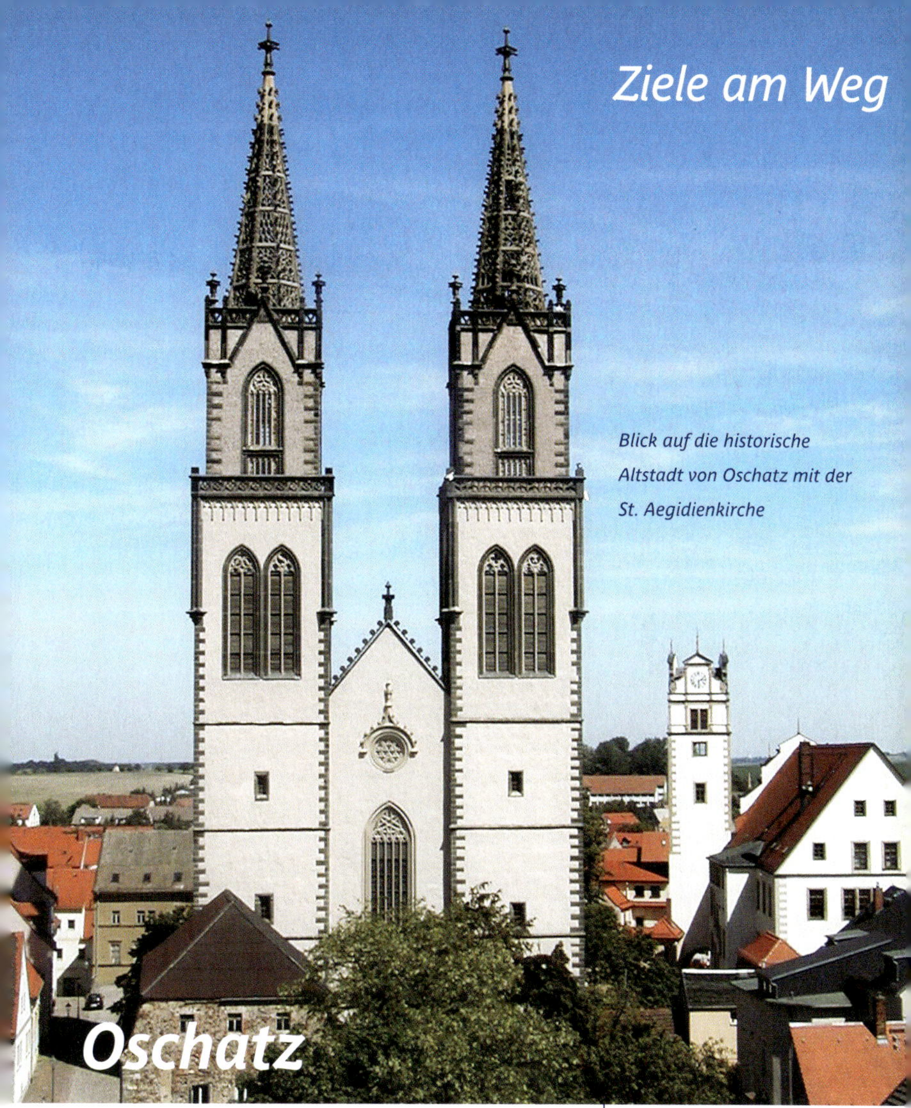

Blick auf die historische Altstadt von Oschatz mit der St. Aegidienkirche

Oschatz

Constantin Hering, »Vater der Homöopathie in Amerika«

Constantin Hering (1800-1880)

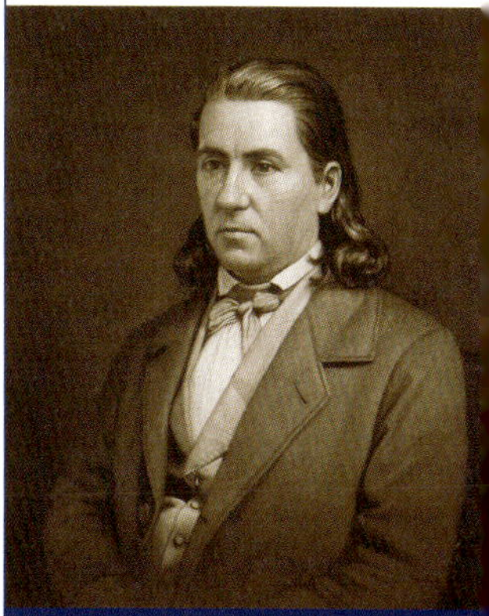

Am 1. Januar 1800, dem Beginn eines neuen Jahrhunderts, das eine ungeheure Entwicklung auf allen Gebieten der Wissenschaften und auch der Medizin versprach, wird in der kleinen sächsischen Stadt Oschatz, gelegen zwischen Leipzig und Dresden, ein weiterer Großer der neuen Lehre, Constantin Hering, geboren.

Die Familie war in der Stadt seit 1795 ansässig, als der Vater, Christian Gottlieb Hering (1766-1853) an der Stadtschule eine Stelle als Konrektor und gleichzeitig als Organist und Musikdirektor der evangelisch-lutherischen Kirche in der Stadtkirche angetreten hatte. Wie Hahnemann hatte der Vater Constantin Herings nach seiner Kindheit in Schandau die Fürstenschule St. Afra in Meißen besucht und studierte anschließend an den Universitäten von Wittenberg und Leipzig Theologie, Philosophie und Pädagogik.

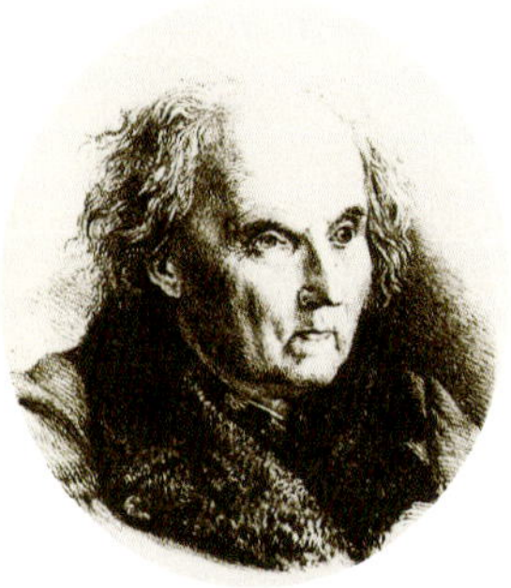

Magister Hering, der Vater

Magister Hering gilt als der erste, der Musikunterricht aus pädagogischer Sicht erteilte. Bekannt wurde er als Verfasser und Komponist von Kinderliedern, wie *»Morgen, Kinder wird's was geben«* oder *»Hopp, hopp, hopp, Pferdchen lauf Galopp«*. Der Besucher wird deshalb vermutlich auf die Frage nach dem Geburtshaus und die Person des großen Arztes, der nach seinem Tod 1880 im fernen Philadelphia als *»Vater der Homöopathie in Amerika«* gilt, zunächst Auskünfte zum Vater, dem Musiker und Magister Hering erhalten.

Der Weg Constantin Herings hin zur Lehre des Samuel Hahnemann ist in jeder Hinsicht bemerkenswert. Nach dem Besuch des Gymnasiums in Zittau begann er im Alter von zwanzig Jahren ein Medizinstudium an der Leipziger Universität und wurde ein Assistent bei Dr. Jakob Heinrich Robbi (1789-1833).

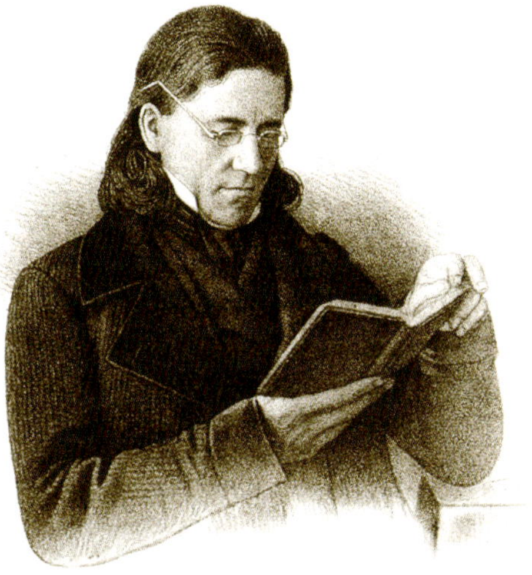

Constantin Hering zum Zeitpunkt seiner Medizinstudien in Leipzig und Würzburg

Dr. Robbi, bekannt als ein entschiedener Gegner Hahnemanns, beauftragte ihn, dessen Vorlesungen zu besuchen und eine Schrift gegen diese Irrlehre zu verfassen. Anfangs bemüht, diesen Auftrag zu erfüllen, brachte eine Infektion, die er sich bei einer Sektion zuzog, eine Wende in der Haltung Herings zur Homöopathie. Hering berichtet Jahrzehnte später darüber in Philadelphia: »*Mich rettete einer von Hahnemanns frühesten Studenten, mein Freund Kummer, der mich überredete, es mit Arsenic in lächerlich kleinen Dosen zu versuchen. Ich wollte meine rechte Hand nicht verlieren, die ich fürs Zeichnen, Schreiben und für anatomische Arbeiten brauchte und in Zukunft als Chirurg. Ich konnte nicht sehen, was es für einen Sinn machte, Arsenicum innerlich einzunehmen. Kummer hieß mich meine linke, die gesunde, Hand heben und nahm mir den feierlichen Schwur ab, daß ich die Medizin nehme wie angewiesen, was ich tat. Nach drei Tagen war ich außer Gefahr ... Meine Begeisterung wuchs. Ich wurde ein Fanatiker. Ich lief in der Gegend herum, besuchte Gasthäuser, wo ich an die Tische und Bänke trat, um jedem flammende Reden über die Homöopathie zu halten, der da bereit war, sie anzuhören. Ich sagte den Leuten, sie seien in den Händen von Halsabschneidern und Mördern. Ich kurierte viele. Überall zeigte sich Erfolg. Fast meinte ich, daß ich die Toten erwecken könnte.*«

Das Bekenntnis zur Homöopathie zog für Constantin Hering erhebliche Schwierigkeiten nach sich. Er konnte sein Medizinstudium nicht in Leipzig, sondern erst nach einem Wechsel an die Universität Würzburg abschließen. Im März 1826 verteidigt er erfolgreich seine Dissertation zum Thema »*Die Medizin der Zukunft*«.

Nach einer kurzen, für ihn wenig befriedigenden Tätigkeit am Blochmann-Institut für Naturwissenschaften in Dresden nimmt Hering einen Auftrag des sächsischen Königshauses an und beteiligt sich an einer Expedition nach Surinam, der niederländischen Kolonie in Südamerika. Dieser Aufenthalt, der von 1826 bis 1832 dauert, bringt eine weitere entscheidende Wende im Leben Herings. Während seiner Arbeit in einem Lepra-Hospital und seiner Tätigkeit als Arzt in einer Gemeinde der

»Mährischen Brüder« in Paramaribo, der Hauptstadt Surinams, kann er umfangreiche Kenntnisse und Erfahrungen bei der homöopathischen Behandlung Kranker sammeln. Besonders wichtig für die weitere Entwicklung der Homöopathie ist die Herausarbeitung von Gesetzmäßigkeiten bei der Entstehung und dem Verlauf chronischer Krankheiten, die später unter der Bezeichnung *»Hering'sche Regeln«* zum Allgemeingut jedes Homöopathen werden sollten.

Daneben gilt sein Interesse dem Auffinden neuer homöopathischer Arzneimittel. Gleichermaßen spektakulär wie für die Medizin bedeutsam ist die Prüfung des Arzneimittels Lachesis, gewonnen aus dem Gift des Buschmeisters, der größten und gefährlichsten Giftschlange Südamerikas.

»Hering entnimmt am 28. Juli 1828 der Lachesis-Schlange das Gift« Idealisierte Darstellung aus einer Festschrift zu Herings achtzigstem Geburtstag. In Wirklichkeit wurde das Gift einer Schlange entnommen, der das Rückgrat gebrochen war.

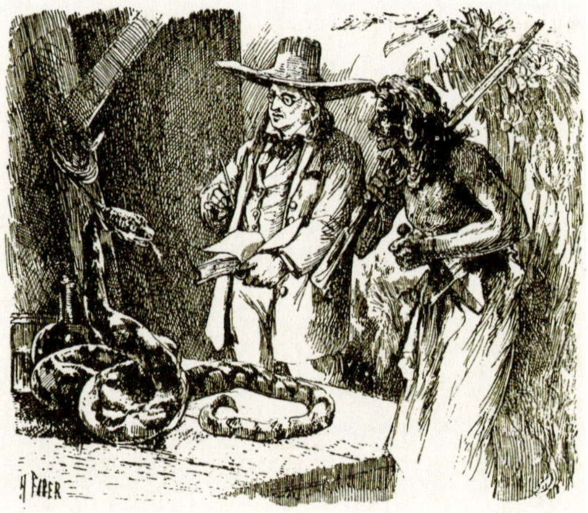

1831 folgt er dem Ruf eines Kollegen und Freundes nach Philadelphia, da in Nordamerika die Cholera ausgebrochen war und seine Hilfe benötigt wird. Aus dem geplanten kurzen Aufenthalt wird eine lebenslange Tätigkeit im Dienst der neuen Lehre, die ihn zum *»Vater der Homöopathie in Amerika«* werden läßt. Von all den großen Leistungen, die ihm diesen Ehrentitel einbrachten, seien einige genannt:

- 1836 gründet Hering gemeinsam mit den ebenfalls aus Deutschland stammenden Wesselhoeft, Detweiller und Freytag in Allentown/Pennsylvania die erste Hochschule zur Ausbildung von Homöopathen, die *»North American Academy of Homoeopathic Medicine«* (später *»North American Academy of the Homoeopathic Healing Art«*).

- 1835 erscheint zeitgleich in den USA und in Deutschland Herings populärstes Werk, der *»Homöopathische Hausarzt«*. Das Buch wird in den folgenden Jahrzehnten in viele Sprachen übersetzt und erreicht eine Millionenauflage.
- 1837 erscheint zeitgleich in Allentown/Pennsylvania und Leipzig Herings Werk über die *»Wirkungen des Schlangengifts«*.
- 1847 bis 1851 arbeitet Hering an den *»Amerikanischen Arzneimittelprüfungen«*. Das Werk bildet den Höhepunkt seiner stetigen Bemühungen, den Arzneimittelprüfungen auf wissenschaftlicher Grundlage als einer Säule der Homöopathie zur Geltung zu verhelfen.
- 1848 gründet Hering die Folgeeinrichtung der bis 1842 bestehenden Allentown-Academy, das *»Homoeopathic Medical College of Pennsylvania«*
- 1879 erscheint der erste Teil der »Leitsymptome der Materia Medica« (»Guiding Symptoms of Materia medica«). Hering kann dieses 10 Bände umfassende Werk bis zu seinem Tod 1880 nicht abschließen.

Am 23. Juli 1880 stirbt Constantin Hering in Philadelphia.

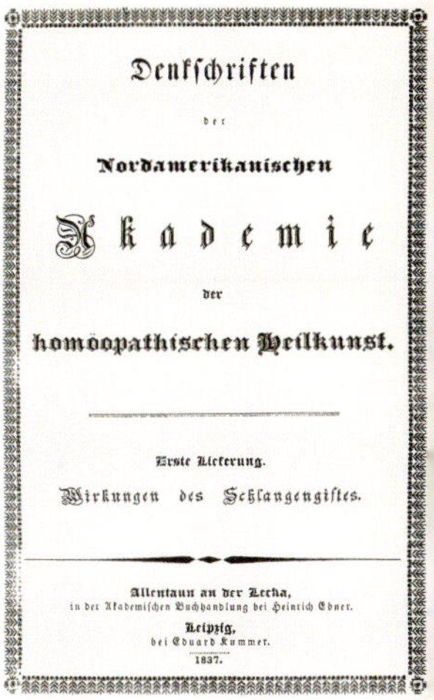
Denkschriften
der
Nordamerikanischen
Akademie
der
homöopathischen Heilkunst.

Erste Lieferung.
Wirkungen des Schlangengiftes.

Allentaun an der Lecha,
in der Akademischen Buchhandlung bei Heinrich Ebner.
Leipzig,
bei Eduard Kummer.
1837.

Deckblatt der ersten deutschsprachigen Ausgabe der Schrift »Wirkungen des Schlangengifts«, erschienen in Leipzig 1837

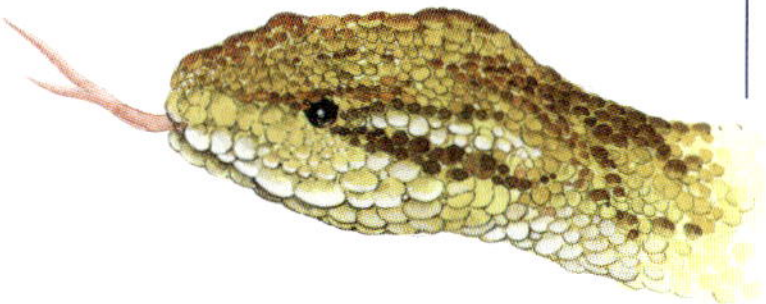

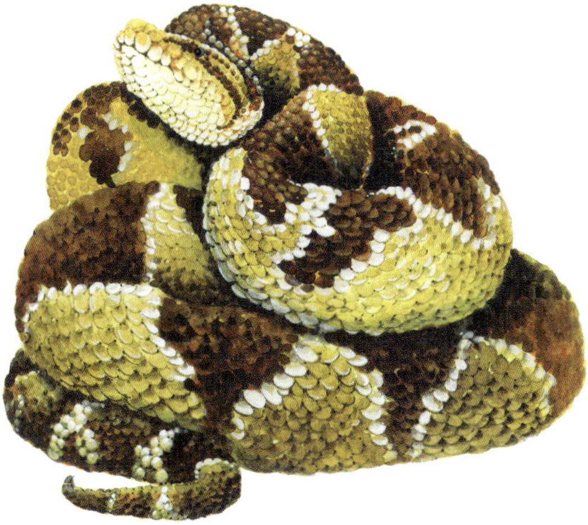

Buschmeister (Lachesis muta). Lachesis ist das wohl bekannteste von Hering entdeckte und geprüfte Mittel. Nach langer Suche gelang es ihm am 28. Juli 1828 ein Exemplar der gefürchteten Schlange zu bekommen und ihr das Gift abzunehmen.

Constantin Hering besitzt für die Entwicklung der Naturheilkunde und vor allem für die Herausbildung der Homöopathie eine ebenso große Bedeutung wie der Begründer dieser Lehre, Samuel Hahnemann. Davon zeugen seine mehr als 300 wissenschaftlichen Veröffentlichungen, darunter so populären wie dem *»Homöopathischen Hausarzt«* und einer zehnbändigen Arzneimittellehre, die noch heute weltweit die Grundlage für die Theorie und Praxis auf diesem Gebiet ist, gleichberechtigt neben Hahnemann steht. Im Gegensatz zu Hahnemann, dessen Geburtsort Meißen und die Stätten seines Wirkens den Freunden der Homöopathie weitestgehend bekannt sind, weiß man über ersten Lebensjahrzehnte Herings in Deutschland relativ wenig. Eine Reise auf den Spuren der Homöopathie sollte sich deshalb nicht auf die Orte des Wirkens von Samuel Hahnemann beschränken, sondern die Geburtsstadt Herings einbeziehen, zumal sie direkt im Zentrum der Entstehung der Homöopathie an der Wende vom 18. zum 19. Jahrhundert liegt und sowohl von Torgau, aber auch von Meißen, Leipzig und Köthen aus gut erreichbar ist.

Virginische Zaubernuß/ Hexenhasel (Hamamelis virginiana). Bereits von den Indianern Nordamerikas als Heilpflanze verwendet,ist sie eines der ersten von Hering geprüften homöopathischen Arzneimittel

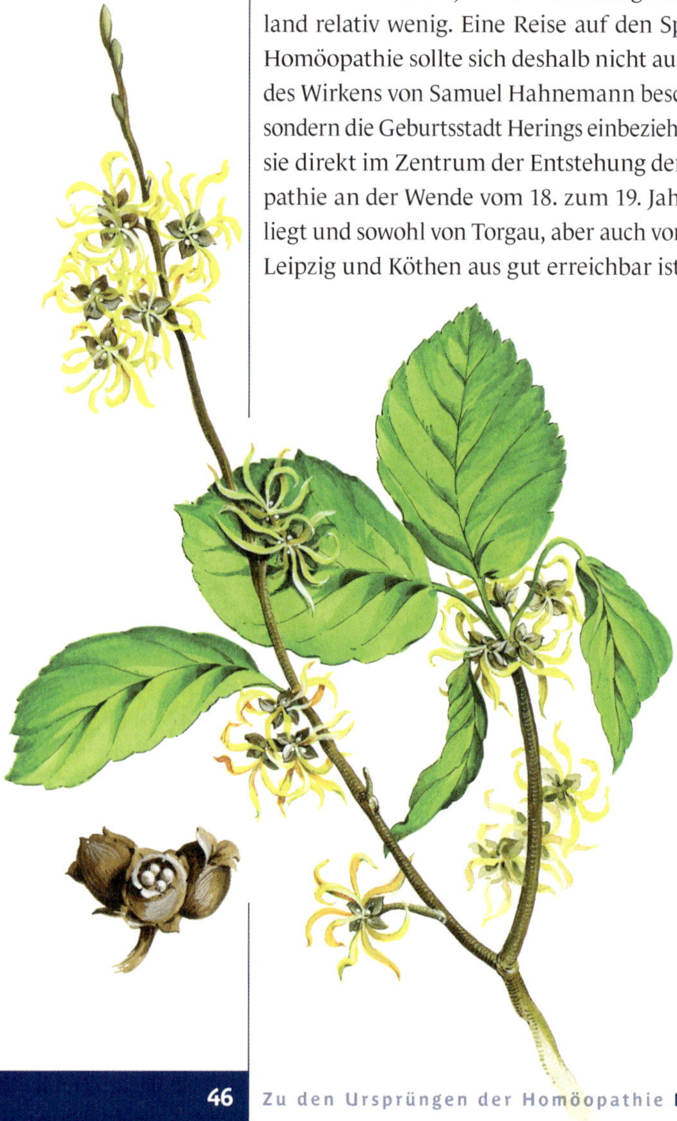

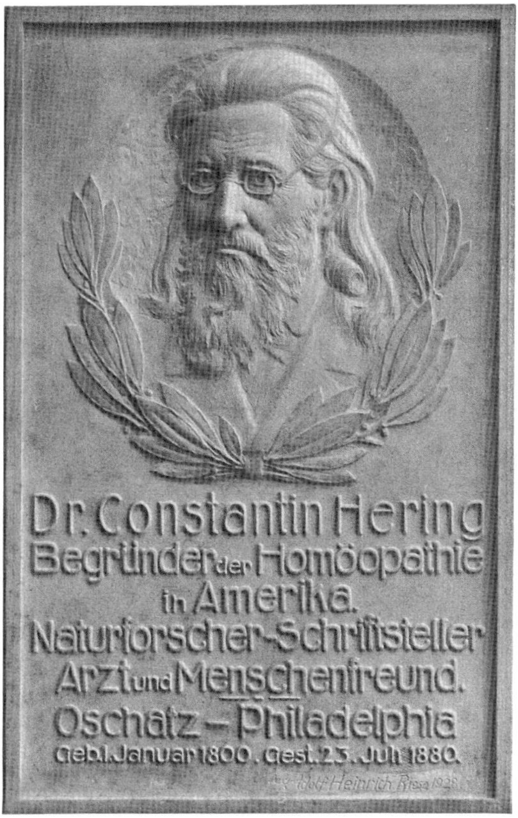
Dr. Constantin Hering
Begründer der Homöopathie
in Amerika.
Naturforscher-Schriftsteller
Arzt und Menschenfreund.
Oschatz – Philadelphia
Geb. 1. Januar 1800. Gest. 23. Juli 1880.

Gedenktafel für Constantin Hering an seinem Geburtshaus, der alten Schule in Oschatz. Sie wurde erst 1928 angebracht, nachdem sich dort schon vorher eine Gedenktafel für den Vater und den Bruder, beide bekannte Musiker, befunden hatte.

Oschatz und Hering – Was erinnert heute an ihn?

Sein Geburtshaus, die alte Schule unmittelbar neben der Stadtkirche von Oschatz, steht noch heute. Das Gebäude und die sich daran befindlichen Tafeln zur Erinnerung an ihn sowie seinen Vater Carl Gottlieb Hering und seinen Bruder Karl Eduard Hering, beide bekannte Musiker, können besichtigt werden.

Eine Erinnerungsstätte oder ein Museum enthält das Gebäude jedoch nicht. Weitere Auskünfte über die Familie Hering erhält man im Stadt- und Waagenmuseum von Oschatz. Das Museum besitzt eine Reihe von wertvollen Dokumenten und Büchern von und über Hering, die besonders im Zusammenhang mit der Einweihung der Gedenktafel an seinem Geburtshaus im Juni 1928 und dem Besuch seiner aus diesem Anlaß aus Philadelphia angereisten jüngsten Söhne nach Oschatz gelangten. Darunter befindet sich unter anderem das nachstehende Erinnerungsfoto zu den Einweihungsfeierlichkeiten.

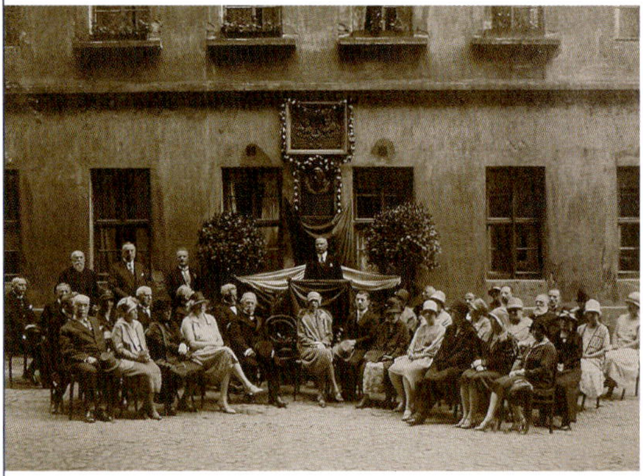

Historisches Foto von der Einweihung der Gedenktafel in Oschatz am 24. Juni 1928 mit Nachkommen von Constantin Hering.

Darüber hinaus ist das Bemühen zu verzeichnen, das Leben und Werk Herings stärker in das öffentliche Bewußtsein zu rücken. Als sich im Juli 2005 zum 125. Mal der Todestag von Constantin Hering jährte, unternahmen es engagierte Freunde der Homöopathie, durch ein Hering-Symposium und weitere Veranstaltungen an diesen großen Vertreter einer zu seiner und unserer Zeit modernen und wissenschaftlichen Heilkunst zu erinnern.

Zur gleichen Zeit entstanden ist die erste deutschsprachige Biographie zum Leben und Werk dieses wichtigen Vertreters der Heilkunst. Erfaßt werden auf 300 Seiten in chronologischer Reihenfolge die Stationen seines Lebens und das wichtiger Homöopathen seiner Zeit. Im Wechsel von Originaltexten von und zu Hering sowie fachlichen Erläuterungen zum Verständnis der Problematik erscheinen diese Jahre einer wahrhaften Sternstunde der Homöopathie lebendig vor dem Leser. Die Texte zu den Lebensstationen reichen von seiner Geburt im sächsischen Oschatz bis zu seinem Tod in Philadelphia. Einen besondern Wert gewinnt das Buch durch die Reproduktion wichtiger Originaldokumente sowie handgezeichneter Farbtafeln zu Pflanzen und Tieren, die Hering als Arzneimittel prüfte und in die homöopathische Materia Medica einführte.

»Die milde Macht ist groß« Erste deutschsprachige Biographie Constantin Herings. Erschienen bei Edition Krannich, Grimma. ISBN 9-933124-22-0

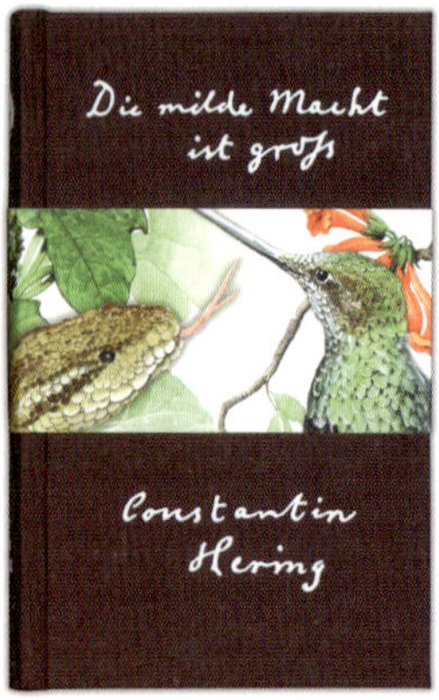

Es gehört zu den wichtigen Erfahrungen des Forschens zur Geschichte der Homöopathie, dass sich mit nahezu jedem Schritt auf diesem weiten Feld neue überraschende Hinweise ergeben. Das Symposium anläßlich des 125. Todestages von Constantin Hering in Oschatz und das Erscheinen seiner Biographie zeigten dies sehr deutlich. Kurz zuvor wurde durch eine Expedition zweier österreichischer Homöopathen nach Paramaribo bekannt, dass noch Nachfahren Herings in Surinam und den Niederlanden leben. 2006 kam es dann zu einer Reise von Martha Hering, der Ururenkelin des »*Vaters der Homöopathie in Amerika*« nach Oschatz und anderen Orten seines Wirkens in Deutschland.

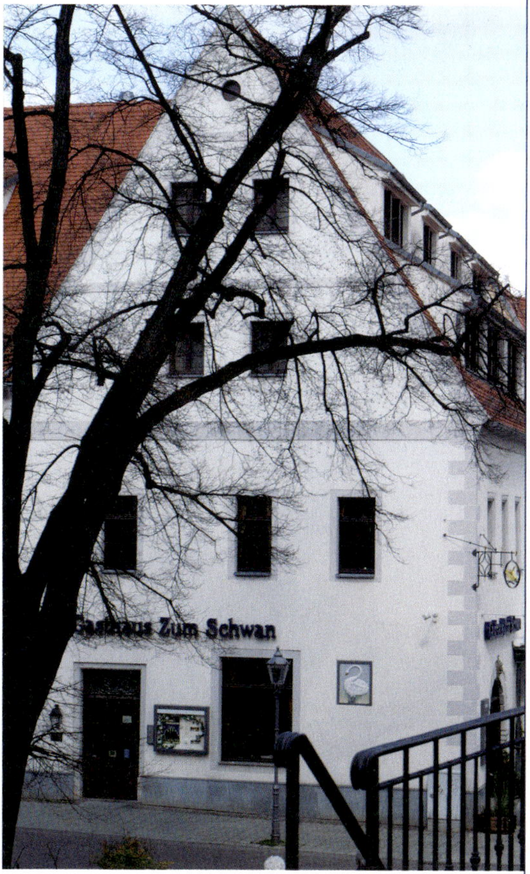

Das Gasthaus »Zum Schwan«. Es wird seit Mitte des 15. Jahrhunderts genutzt und gehört damit zu den ältesten und schönsten Gasthäusern Sachsens. Hier fand 2005 das Symposium anläßlich des 125. Todestages von Constantin Hering statt.

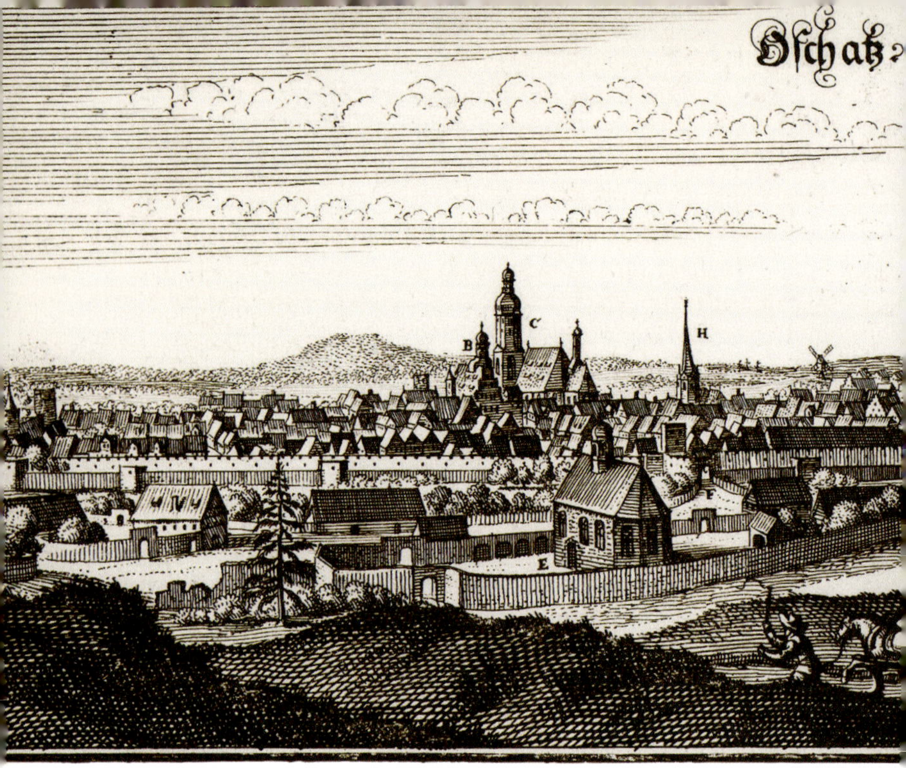

Ansicht der Stadt Oschatz um 1650. Lithografie von Merian. Stadt und Waagenmuseum Oschatz. St. Aegidien hatte zu diesem Zeitpunkt nur einen Turm. So müßte auch Constantin Hering die Kirche gesehen haben.

Wissens- und Sehenswertes von Oschatz

Archäologische Funde belegen, dass eine Besiedelung des Oschatzer Landes bereits in der Jungsteinzeit erfolgte. Auch der Name der Stadt leitet sich, so sagt die Geschichtsforschung, von sorbischen Oscec (oder *Ozzec = Verhau*) ab. Constantin Hering hatte vermutlich nicht recht, als er im fernen Philadelphia die Geschichte zum besten gab, die auch der Märchendichter Ludwig Bechstein literarisch verarbeitete. Danach soll ein mittelalterlicher Landesherr auf einem Jagdausflug, den er mit seiner Gemahlin unternahm, den Einfall gehabt haben, an der Stelle des heutigen Oschatz eine Stadt zu errichten. Als er seine Ehefrau fragte, wie man sie nennen soll, habe sie erwidert: *»Oh, Schatz, das weiß ich doch nicht!«* Darauf habe er kurzerhand entschieden: *»Gut, nennen wir sie O'schatz«*.

Von der *»Schwedenschanze«* in Altoschatz-Rosenthal, einer einstigen sorbischen Befestigung und

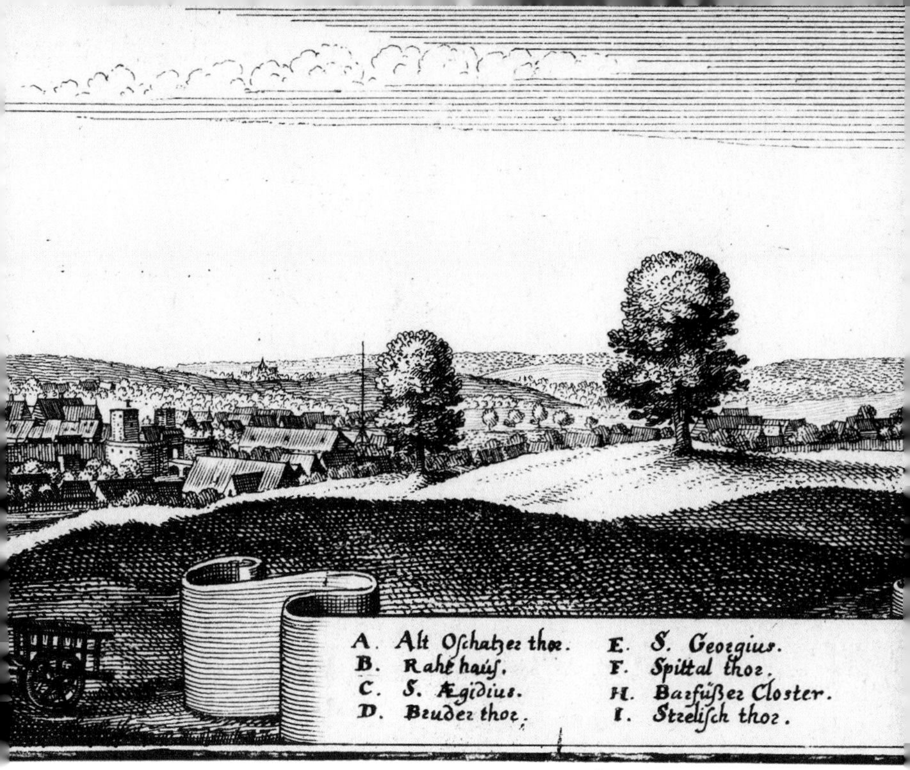

frühdeutschen Burgwardanlage, ging die Stadtentwicklung aus.

Ende des 12./Anfang des 13. Jahrhunderts entwickelte sich durch die Förderung der Meißner Markgrafen die frühstädtische Marktsiedlung zur mittelalterlichen Bürgerstadt. Die erste urkundliche Erwähnung stammt aus dem Jahr 1238. Der Lage an einem wichtigen Handelsweg, der *»Hohen Straße«*, sowie dem Fleiß seiner Tuchmacher und anderer Handwerker verdankt die Stadt die wirtschaftliche Blüte im Spätmittelalter. In den folgenden Jahrhunderten wechseln Wachstum und Wohlstand mit Zeiten bitterster Not, Entbehrungen und Rückgang, bedingt durch Kriege, Hungersnöte, Pest und Stadtbrände.

Eines der ältesten Gebäude der Stadt ist die mittelalterliche Klosterkirche, Teil eines ehemaligen Franziskanerklosters. Gegenüber befindet sich die Elisabeth-Kapelle mit ihrer interessanten Freskenmalerei. Reste der alten Stadtmauer mit Wehrgang und zwei Wachtürmen, die Amtsfronfeste und die Ratsfronfeste, sind weitere Zeugen des mittelalterlichen Oschatz.

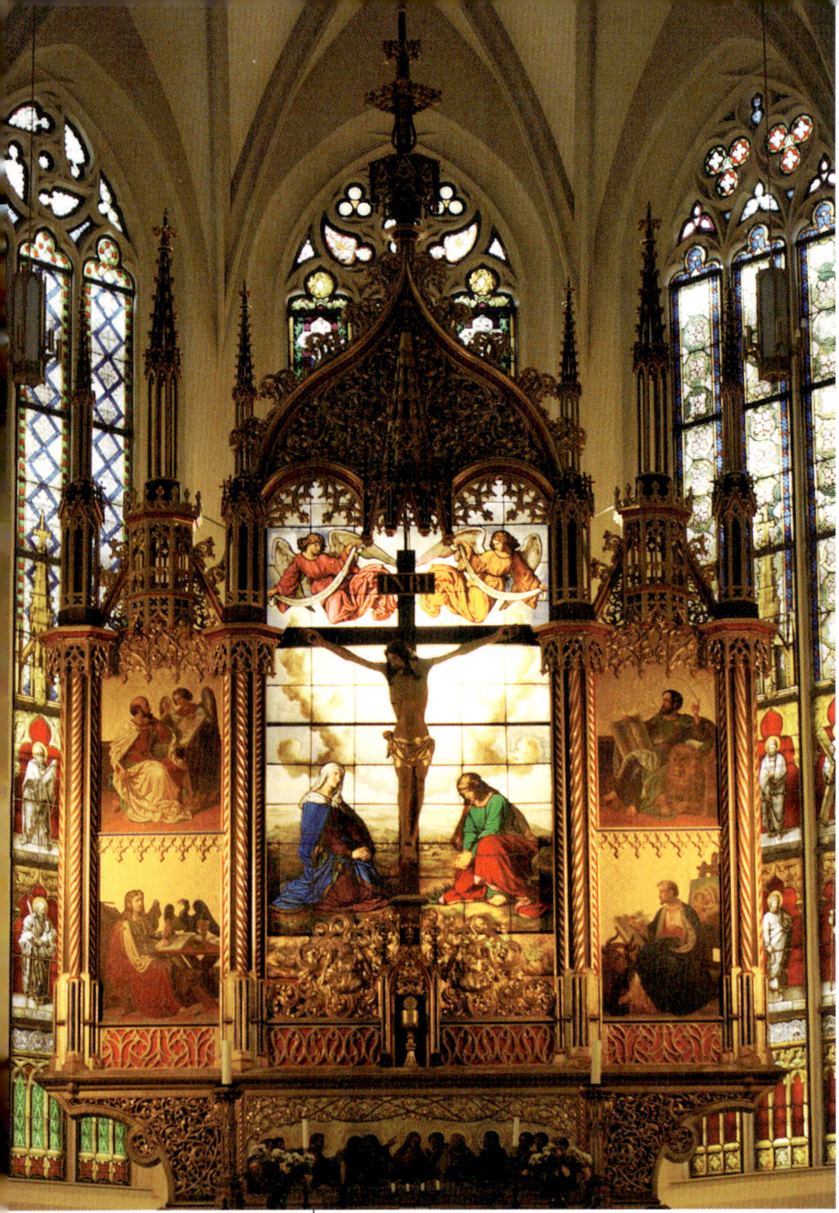

Am 7. September 1842 durch einen Brand zerstört, wurde die Stadtkirche St. Aegidien nach Plänen des Nürnberger Architekten Carl Alexander Heideloff (1788 - 1865) wiederaufgebaut. Aus dieser Zeit stammt auch das in seiner Art einmalige Altarbild aus Buntglas.

1539 setzte sich auch in Oschatz die Reformation durch. An sie erinnern Briefe von Luther, Melanchton und Spalatin im Ratsarchiv von Oschatz. Das wertvollste schriftliche Zeugnis ist jedoch eine Handschrift des *»Sachsenspiegels«*, des ersten mittelalterlichen Rechtsbuches aus dem Jahre 1382.

Der gut erhaltene historische Stadtkern bietet dem Besucher viel Interessantes und Sehenswertes. Schö-

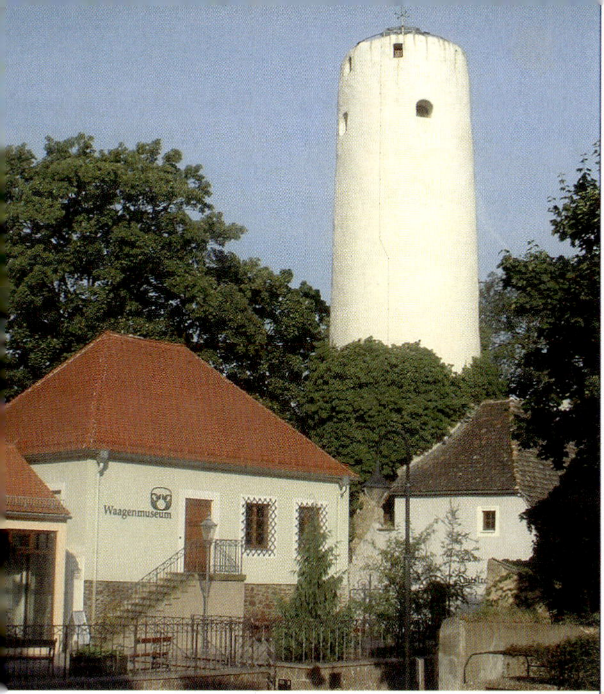

Stadt- und Waagenmuseum, im Hintergrund ein Wehrturm der alten Stadtbefestigung

ne Bürgerhäuser im Renaissancestil umsäumen Alt- und Neumarkt. Auf diesem befindet sich der vom Leipziger Steinmetz Gregor Richter 1589 geschaffene Marktbrunnen. Das Rathaus, dessen prächtiger Renaissancegiebel an seine Entstehungszeit erinnert, wurde 1842 nach dem großen Stadtbrand unter Leitung des berühmten Dresdener Baumeisters Gottfried Semper wieder aufgebaut.

In den Gebäuden der ehemaligen Amts- und Ratsfronfeste befindet sich heute das Oschatzer Museum mit seinen verschiedenen Teilen. Die Folterkammer aus dem Jahre 1574 dokumentiert mit ihren Folterwerkzeugen die Gerichtsbarkeit jener Zeit. Einblick in das 18. Jahrhundert gibt die bürgerlich-bäuerliche Wohnkultur. In der Amtsfronfeste ist seit 1996 eine Ausstellung über Wohnkultur und Handwerk zu sehen. Ein weiterer Teil widmet sich der Geschichte des Oschatzer Landes von der Ur- und Frühzeit bis heute. Der aus dem Jahr 1377 stammende Wachturm der Amtsfronfeste ist begehbar und bietet aus einer Höhe von 25 Metern einen eindrucksvollen Blick über Teile der Altstadt.

Besonders sehenswert ist die in Sachsen einmalige Waagensammlung mit 100 Exponaten, darunter

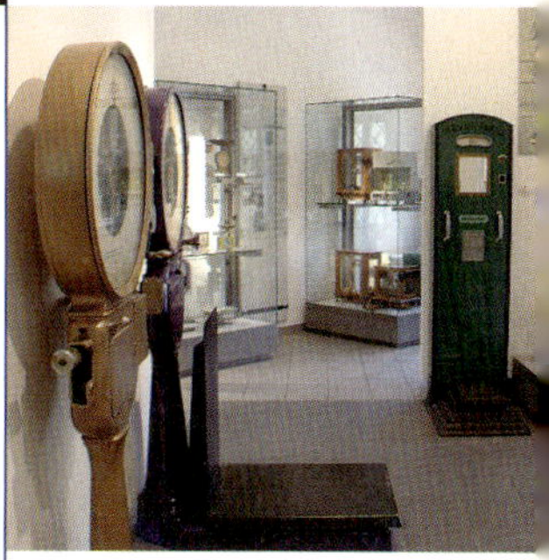

Blick in die Ausstellung mit historischen Waagen

Oschatzer Freizeitstätten GmbH / Oschatz-Information:
Berufsschulstraße 20
04758 Oschatz
Telefon: (03435) 970 23 49
E-mail: oschatz-info@oschatz.org
Internet: www.oschatz-erleben.de

Stadt- und Waagenmuseum Oschatz:
Frongasse 1, 04758 Oschatz
Öffnungszeiten:
Dienstag bis Freitag
10.00 bis 17.00 Uhr
Samstag und Sonntag
14.00 bis 17.00 Uhr
Telefon: (03435) 92 02 85
FAX: (03435) 98 76 11
E-Mail:
museum@oschatz-information.de

so sehenswerte Stücke wie die Pfitzersche Personenwaage, die als ein Geschenk der 1845 gegründeten Firma an den Rat der Stadt ihren Platz ursprünglich im Sitzungssaal des Rathauses hatte und 1862 ein Exponat auf der Weltausstellung in London war.

Die größeren Exponate der Ausstellung sowie eine orginalgetreue Waagenwerkstatt sind im Museumshof zu sehen. Neuestes Ausstellungsstück ist eine Waage, mit der in früheren Zeiten Salz, das begehrte und wertvolle Gut, genau abgewogen werden konnte.

Ein Gang durch Oschatz lohnt zu jeder Zeit. Geschäfte, Cafés und Restaurants, wie das Hotel *»Zum Schwan«*, eines der ältesten in Sachsen, laden zum Verweilen ein. Wer sich nicht nur Stunden, sondern längere Zeit in Oschatz aufhält, sollte die schöne Umgebung der Stadt erkunden.

Wander- und Radwege führen durch den Oschatzer Stadtwald, am Wüsten Schloß Osterland vorbei zum Collm (314 m) und zum Wermsdorfer Wald. Auch eine Fahrt in die nur wenige Kilometer entfernte Dahlener Heide ist abwechslungsreich, erholsam und interessant.

Neumarkt mit dem vom Leipziger Steinmetz Gregor Richter 1588/89 geschaffenen Brunnen

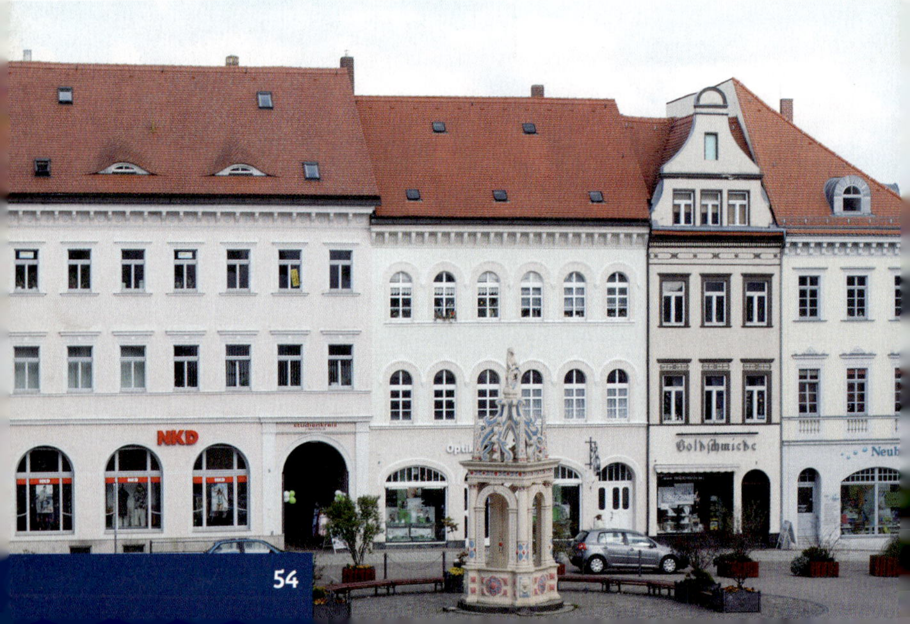

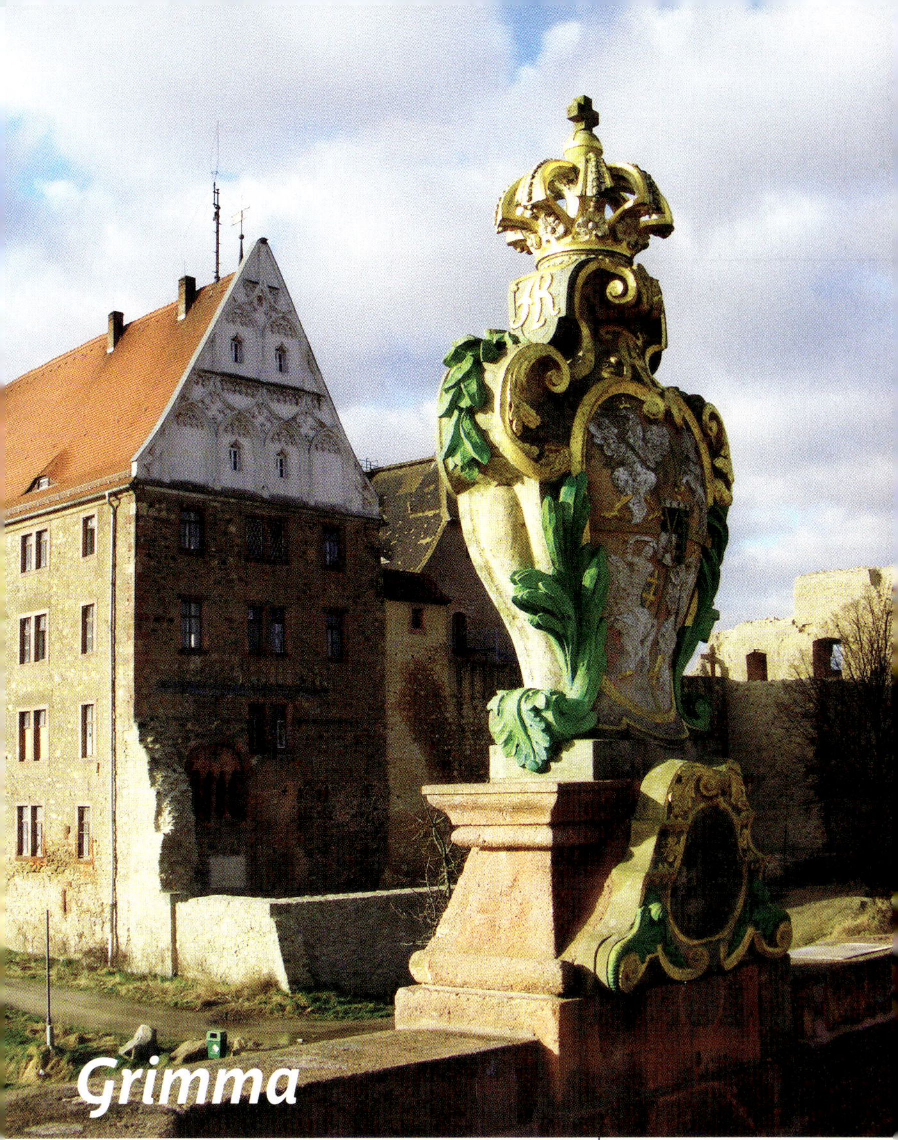

Blick von der Pöppelmann-Brücke auf das ehemalige Schloß in Grimma. Im Vordergrund das kurfürstlich-sächsische Wappen.

Ernst Ferdinand Rückert und die Homöopathen-familie Schweikert

Grimma, die Stadt an der Mulde, geriet vor allem durch das *»Jahrhunderthochwasser«* 2002 in das öffentliche Interesse. Im Zusammenhang mit der Geschichte der Homöopathie spielte sie jedoch bis vor Kurzem keine Rolle. Erst neuere Forschungen weisen

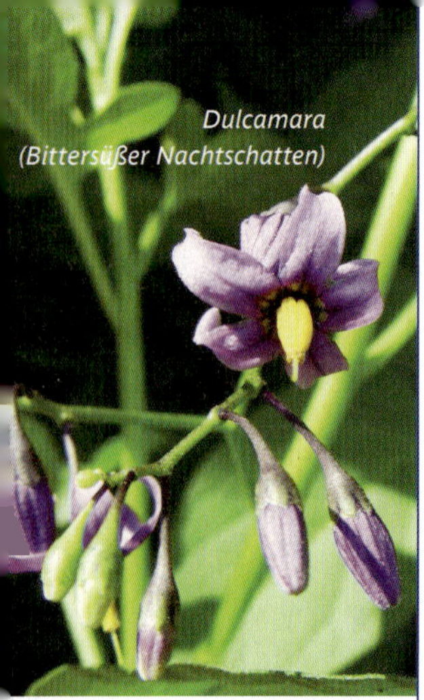

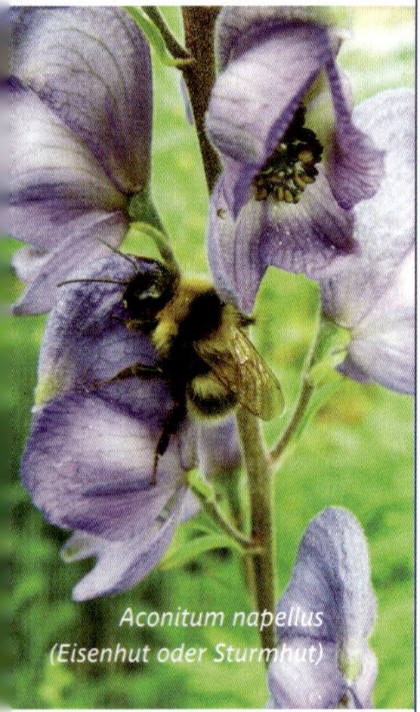

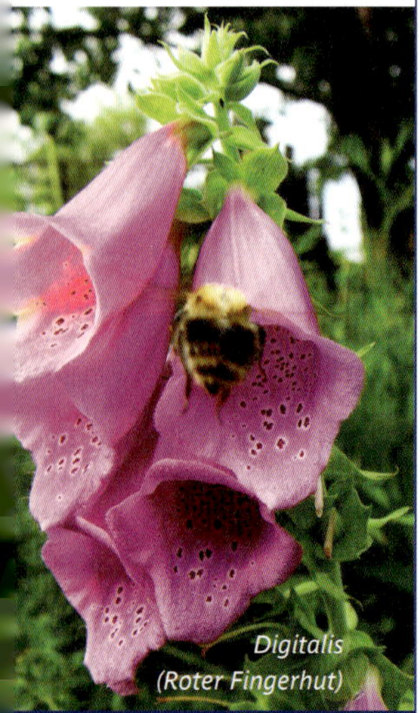

darauf hin, dass Grimma, zu Beginn des 19. Jahrhunderts nur etwas mehr als 3 000 Einwohner zählend, für fast zwei Jahrzehnte gleich mehreren bedeutenden Homöopathen Wohn- und Arbeitsmöglichkeiten bot und damit neben Leipzig und Köthen zu einem frühen Zentrum der neuen Lehre wurde.

Ernst Ferdinand Rückert (1795 - 1843) war der erste, der als Homöopath in Grimma praktizierte. Der genaue Zeitpunkt des Beginns seiner Tätigkeit konnte bisher nicht festgestellt werden, doch es war die erste Station im wechselvollen Lebens des Arztes und Hahnemann-Schülers nach seinem Medizinstudium in Leipzig, Dresden und Jena. Davon ausgehend kann man annehmen, dass seine Grimmaer Zeit in die Jahre 1817/18 fällt. Somit ist die homöopathische Praxis Rückerts in Grimma und kurz danach im nahe gelegenen Mutzschen eine der ersten überhaupt.

Während seines Studiums in Leipzig gehörte Rückert bereits zum Kreis um Hahnemann, der sich besonders mit den Arzneimittelprüfungen beschäftigte. Er selbst prüfte solch wichtige Mittel wie Dulcamara, Aconitum, Rheum, Rhus toxicodenron, Bryonia, Helleborus und Digitalis.

Die Praxis in Grimma, Mutzschen und auch ab 1819 in Bernstadt/Oberlausitz scheint jedoch nicht erfolgreich gewesen zu sein, denn Rückert gab danach den Arztberuf einige Zeit ganz auf und war von 1822 - 1829 als Hauslehrer einer adligen Familie und an einer Bildungseinrichtung in Livland tätig. 1829 kehrte er nach Deutschland zurück und suchte eine Bleibe bei seinem früheren Lehrer Hahnemann. In Köthen arbeitete er auf dessen Veranlassung fast ein Jahr an einem Repertorium, das für Hahnemanns *»Chronische Krankheiten«* bestimmt war, doch nie veröffentlicht wurde, obwohl es der Meister für wertvoll erachtete.

Die letzten Jahre seines Lebens bis zu seinem frühen Tod füllte die Praxistätigkeit in Bautzen, Kamenz und Königsbrück, vor allem aber seine schriftstellerische Tätigkeit zur Homöopathie und anderen Gebieten, aus. Rückert soll daneben der Verfasser eines anonymen sozialkritischen Werkes über die

Unruhen in Sachsen zu Beginn der 1830er Jahre gewesen sein. Ernst Ferdinand Rückert starb 1843, im selben Jahr wie sein Lehrer und Meister Hahnemann.

Georg August Benjamin Schweikert (1774-1845), Arzt in Wittenberg, kam 1814 als *»Schul- und Erbamtsphysikus«* nach Grimma.

Zu seinen Aufgaben gehörte vor allem die Betreuung der *»Fürstenschule St. Augustin«*, neben St. Afra in Meißen, an der Hahnemann lernte, und Schulpforta in Kösen, wo Stapf war, die dritte der vom Kurfürst Moritz von Sachsen gegründeten Landesschulen. Es handelte sich dabei um eine angesehene Tätigkeit. Bereits 1589 trat mit Dr. Georg Walther der erste Arzt den Posten als *»Schulamtsphysikus«* an. Die Aufgaben waren vielfältig und umfassten sowohl Probleme der Hygiene, der Versorgung und Unterbringung und natürlich auch die Behandlung erkrankter Schüler. So musste sich Schweikert um Weihnachten 1820 mit einem *»Scharlachfieber«* auseinandersetzen, was ihn veranlasste, sich bei der Schulbehörde für eine Verbesserung des Krankenquartiers und der Behandlungsmöglichkeiten einzusetzen. Es kann sein, dass ihn der Ausbruch des Scharlachs und anderer Infektionskrankheiten bewog, sich intensiver mit der Homöopathie zu beschäftigen, denn in der *»Allgemeinen Homöopathischen Zeitung«* wird 1820 als das Jahr genannt, in dem er Zugang zur Lehre Hahnemanns fand. Die schnelle Befreiung von einem Leberleiden durch einen alten Bekannten aus der Wittenberger Zeit, den Homöopathen und späteren Direktor des Krankenhauses in Leipzig, Moritz Müller, sowie die Heilung seines Sohnes Johann Gustav bewirkten endlich, dass ihm *»der Himmel trotz seiner 50 Jahre und körperlicher Leiden«* den entscheidenden Schritt zur Homöopathie ermöglichte, und er schreibt weiter: *» ... die meisten meiner Erwartungen wurden bei weitem übertroffen; und die Zeit und Mühe, die ich darauf verwendet, gereuet mich nicht nur nicht, sondern ich mache mir jetzt Vorwürfe, dass ich Hahnemanns Organon und seine Arzneimittellehre mehrere Jahre in meiner Bibliothek ungelesen und*

Rückerts wichtigste Schriften sind:

- Systematische Darstellung aller bis jetzt bekannten homöopathischen Arzneien
- Kurze Übersicht der Wirkungen homöopathischer Arzneien auf den menschlichen Körper (1834)
- Grundzüge einer künftigen speziellen homöopathischen Therapie (1837)
- Die Wirkungen homöopathischer Arzneien unter gewissen Bedingungen, tabellarisch dargestellt
- Die Hautkrankheiten; Erkenntnis und Heilung der wichtigsten Krankheiten des Pferdes, des Rindviehs, der Schafe, Schweine, Ziegen und Hunde
- Beschreibung der am häufigsten wildwachsenden und kultivierten Gewächse, Farrenkräuter, sowie einiger offizienellen Moose und Schwämme Sachsens mit Angabe ihrer schädlichen Eigenschaften.

(nach Haehl)

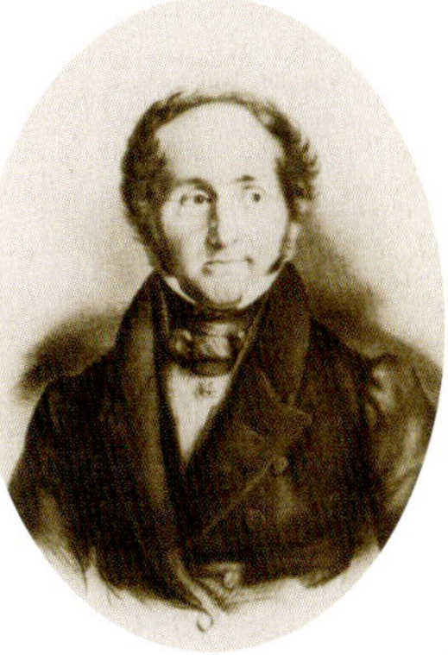

Georg August Benjamin Schweikert (1774-1845). Nach einer zeitgenössischen Zeichnung von Gustav Schlick

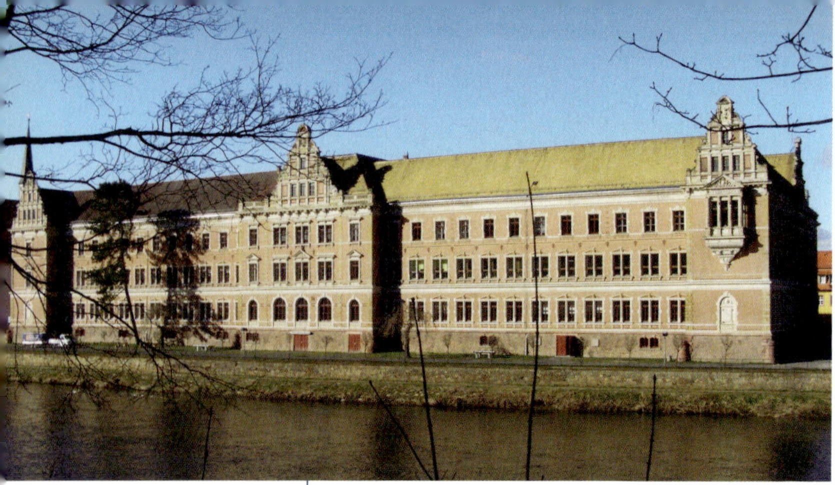

Blick über die Mulde auf die Landesschule St. Augustin, 1550 vom Kurfürsten Moritz von Sachsen gegründet

ungenützt habe stehen lassen, das Ganze so gar nicht beachtet habe«.

Es war das Prinzip Schweikerts, sich einer Berufung entweder mit der ganzen Person anzunehmen oder gar nicht. So auch im Falle der Homöopathie, zu deren konsequenten Streiter er bald wurde. Er widmete sich in seiner Grimmaer Zeit nicht nur der praktischen Tätigkeit als Homöopath, sondern war auch aktiv im *»Verein zur Beförderung und Ausbildung der homöopathischen Heilkunst«*, dem späteren *»Homöopathischen Zentralverein«* sowie publizistisch tätig. Auf Anregung Hahnemanns entstanden zwischen 1826 und 1830 vier Hefte der *»Materialien zu einer vergleichenden Heilmittellehre ...«*, worin er versuchte, die bis dahin zur Verfügung stehende Materia medica mit einem praktikablen Repertorium zu verbinden.

Im Juli 1830 erschien das erste Heft der *»Zeitung der naturgesetzlichen Heilkunst für Freunde und Feinde der Homöopathik«* in der Arnoldischen Buchhandlung zu Dresden und Leipzig. Ab dem vierten Band, erschienen 1832, wurde sie in *»Zeitung der homöopathischen Heilkunst für Ärzte und Nichtärzte«* umbenannt. Während sich das von Dr. Ernst Stapf herausgegebene *»Archiv für die homöopathische Heilkunst«* vor allem an Fachleute wandte, war sie die erste Zeitung, die auch Laien ansprechen sollte. Sie war damit Vorläufer und diente als Vorbild für spätere ähnliche Publikationen, wie der *»Leipziger populären homöopathischen Zeitung«*, herausgegeben von Dr. Willmar Schwabe.

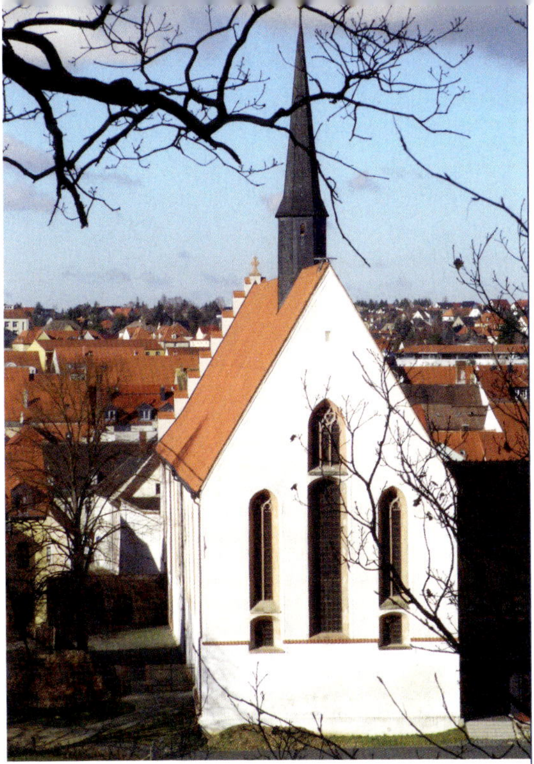

Die Klosterkirche St. Augustin ist die älteste Bettelordenskirche Sachsens. In ihr weilte und predigte nach 1516 mehrfach Martin Luther. 1290 von Augustiner-Eremiten erbaut, 1315 durch Hochwasser zerstört, 1430 abgebrannt, im letzten Jahrhundert vom Schwamm bedroht und nach 1990 schrittweise saniert, verkörpert die Kirche ein Stück sächsischer Geschichte. Sie dient heute für Ausstellungen und andere kulturelle Veranstaltungen.

Der Umfang der Arbeit, die Schweikert leistete, lässt sich nur ermessen, wenn man weiß, dass sie anfangs wöchentlich, dann sogar zweimal pro Woche erschien.

Im September 1830 legte er nach 16jähriger Tätigkeit das Amt des Schulamtsphysikus nieder. Der endgültige Abschied von Grimma folgte drei Jahre später, als er dem Ruf als Direktor an das neugegründete homöopathische Krankenhaus in Leipzig folgte.

Die Einweihung des mit 24 Betten ausgestatteten Krankenhauses, der *»Heil- und Lehranstalt«*, hatte am 22. Januar 1833 im Gebäude Glockenstraße 1 in der Leipziger Johannis-Vorstadt stattgefunden. Von Hahnemann angeregt und durch Spenden finanziert, hatte das Projekt endlich realisiert und das Haus für 3.525 Talern erworben werden können. Erster Direktor wurde Schweikerts Freund Dr. Moritz Müller, der jedoch schon neun Monate später am Streit zwischen den *»ächten«* oder *»reinen«* Homöopathen und den von Hahnemann als *»Halbhomöopathen«* bezeichneten scheiterte und im September 1833 sein Amt niederlegte.

Zu seinem Nachfolger wurde einstimmig Schweikert gewählt, der dann zu Beginn des Jahres 1834 die Leitung des homöopathischen Krankenhauses in Leipzig übernahm und aus diesem Grund Grimma verließ. Seine Wahl entsprach auch den Vorstellungen Hahnemanns, der Schweikert in einem Brief vom 13. November hatte wissen lassen: »*Mein herzlicher Wunsch wäre es daher, dass Sie sich entschlössen, die Direktion zu übernehmen, da ich dann, und mit mir das Publikum, sicher wären, dass die Ehre der Kunst in dem Hause rein homöopathisch geheilt würde. Sie nur sind der Mann dazu und mein ächter Nachfolger*«.

Nach seinem Umzug nach Leipzig im Jahr 1834 wohnte Schweikert mit seiner Familie in der Burgstraße 139. Es ist dies ein historischer Ort, denn ganz in der Nähe, ebenfalls in der Burgstraße, lebte Hahnemann und später richtete Dr. Willmar Schwabe hier seine Homöopathische Zentralapotheke ein.

Es konnte noch nicht bis ins Einzelne geklärt werden, warum Schweikert bereits nach zwei Jahren nicht nur die Position als Direktor des Krankenhauses aufgab, sondern Leipzig ganz verließ und sich als Arzt nach Breslau begab. Es kann jedoch angenommen werden, dass er trotz oder gerade wegen der guten Wünsche Hahnemanns ein Opfer des Homöopathenstreites wurde, da es ihm seine Geradlinigkeit verbot, sich zwischen der Freundschaft zu Moritz Müller und anderen Kollegen und der Loyalität gegenüber dem großen Alten in Köthen zu entscheiden. Georg August Benjamin Schweikert starb am 15. Dezember 1845.

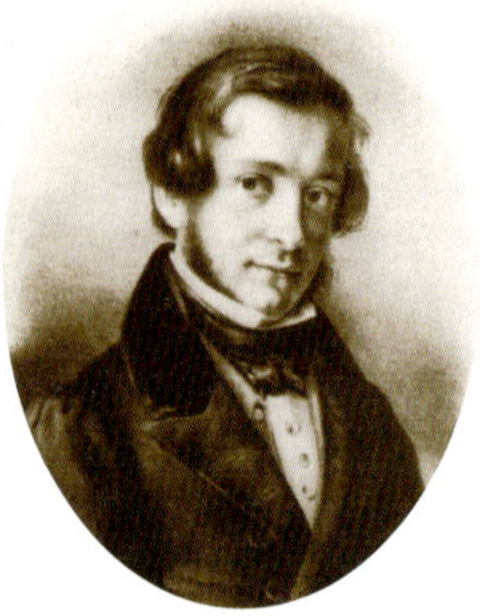

Julius Schweikert (1807-1876) Nach dem Besuch der Landesschule St. Augustin in Grimma Medizinstudium in Leipzig, danach als Arzt und Homöopath bis zu seinem Tod in Russland tätig. Nach einer zeitgenössischen Zeichnung von Gustav Schlick

Es bleibt noch zu erwähnen, dass beide Söhne Schweikerts die Tradition ihres Vaters fortsetzten und als Ärzte und Homöopathen tätig waren. Der 1807 geborene Julius Schweikert trug die Idee der Homöopathie sogar bis ins ferne Russland. Nach dem Besuch der Landesschule St. Augustin in Grimma von 1820 bis 1826 studierte er Medizin und wurde wie sein Vater ein anerkannter Arzt und Homöopath. Er begann in Deutschland, ging dann aber auf Empfehlung Hahnemanns nach Russland und wirkte in Orel und Moskau u.a. als Leibarzt des Fürsten Kurakin.

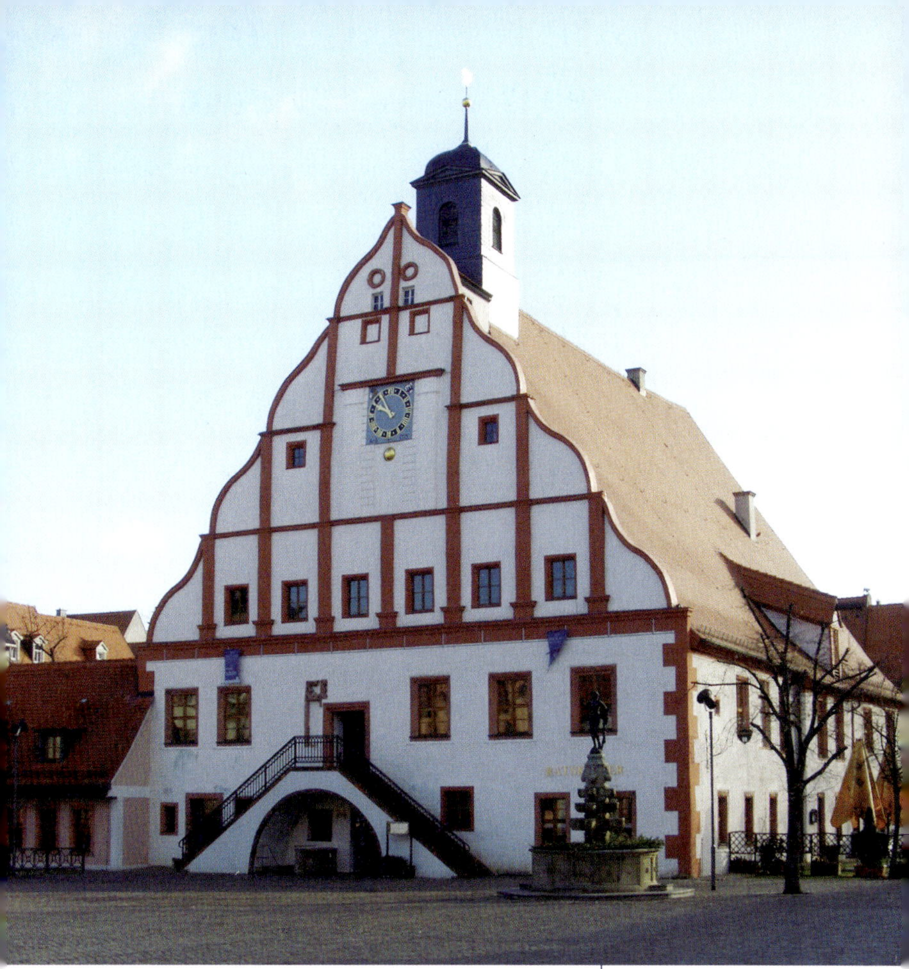

Blick auf den Marktplatz von Grimma mit dem mehrmals abgebrannten Rathaus. Das heutige Aussehen erhielt es nach einem Wiederaufbau in der 2. Hälfte des 16. Jahrhunderts.

Was erinnert heute in Grimma an Ferdinand Rückert und die Homöopathenfamilie Schweikert?

An den ersten Vertreter der Homöopathie in der Stadt, Ernst Ferdinand Rückert, erinnert heute nichts mehr. In den Archiven der Stadt finden sich keinerlei Hinweise auf seine Person und die ehemalige Praxis. Noch immer weist nur eine spärliche Notiz in der Hahnemann-Biografie von Haehl auf diesen Abschnitt im Leben des wie Hahnemann Umhergetriebenen hin.

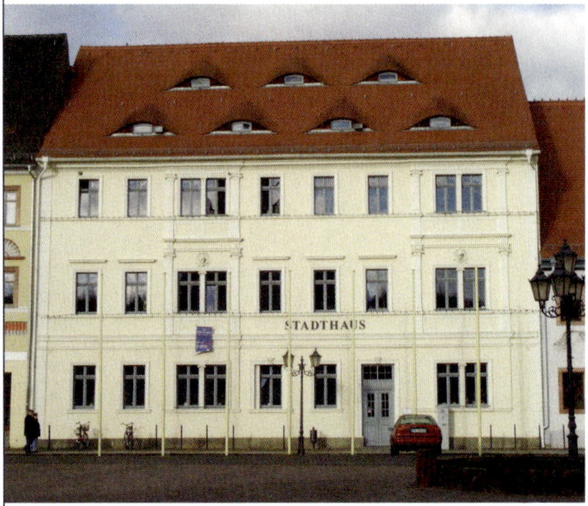

Das ehemalige Wohnhaus der Familie Schweikert am Grimmaer Marktplatz, das heutige »Stadthaus«.

Die Bedeutung Schweikerts als Schul- und Stadtarzt sorgte immerhin dafür, dass die ausführliche, von Lorenz im 19. Jahrhundert verfasste Stadtchronik an mehreren Stellen seine Person und sein Wirken in Grimma erwähnt. So kennen wir zwar immer noch nicht seinen ersten Wohnsitz, erfahren aber darüber, dass er erst nach siebenjähriger Tätigkeit als Stadt- und Schularzt in der Lage war, ein angemessenes Haus am Markt zu erwerben. Es handelt sich um das erstmals 1554 erwähnte *»Ponickau'sche Freihaus«*, das heute die Stadtverwaltung Grimmas beherbergt.

In der Stadtchronik von Lorenz heißt es zu dem Gebäude und zu seinem Erwerb durch Schweikert: *»Das Freihaus nebst Seitengebäuden, Gehöften und Garten erwarb am 17. Februar 1821 der Schulamts-Physikus Dr. Georg August Benjamin Schweikert für 1.725 Thlr. Am 30. Mai 1821 wurde es ihm adjudicirt und am 10. Juli 1822 in Dresden von ihm in Lehn genommen. Dr. Schweikert ließ sich um's Jahr 1825 auf das Haus einen zweiten Stock setzen und bewohnte es bis zum Jahre 1834 ... Seine Erben verkauften das Haus den 31. August 1846 für 5 500 Thlr. an den Rittmeister a.D., Herrn Friedrich Wilhelm Georg aus dem Winkel«.*

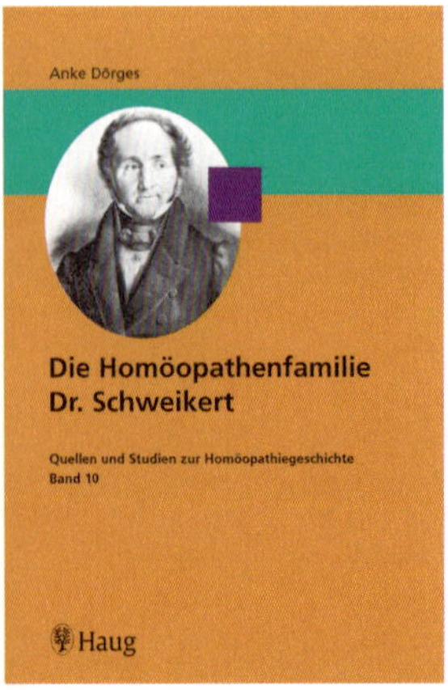

Eine 2005 am *»Karl Sudhoff-Institut für Geschichte der Medizin«* der Leipziger Universität verteidigte Dissertationsschrift der Medizinerin Dr. Anke Dörges zum Thema *»Die Homöopathenfamilie Schweikert«* beschäftigt sich tiefgründiger mit diesem Thema.

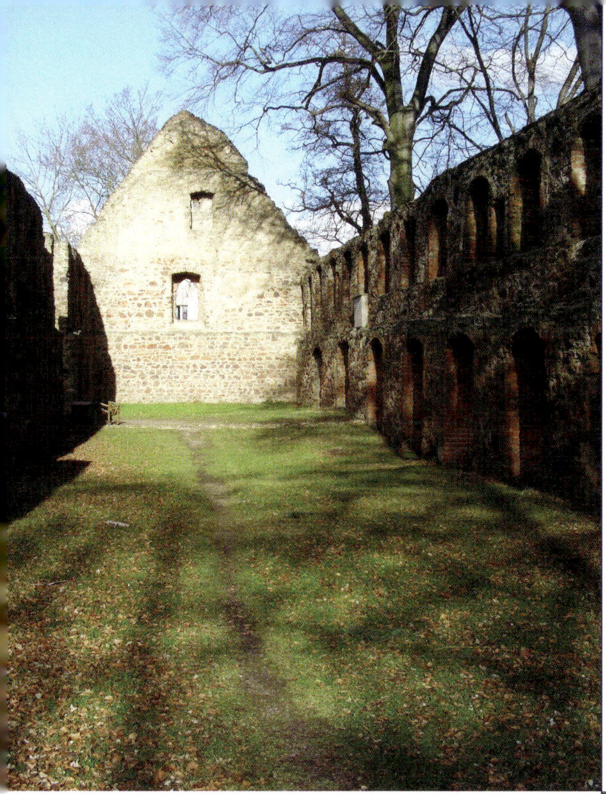

Die Klosterruine von Nimbschen bei Grimma und Darstellerinnen der Flucht Katharina von Boras

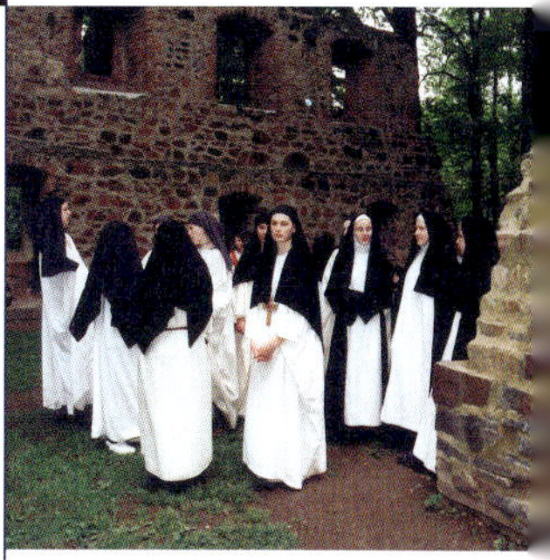

Wissens- und Sehenswertes von Grimma

Ein Aufenthalt in der um 1170 vom Markgrafen von Meißen als Marktflecken und zum Schutz einer Furt über den Fluss Mulde gegründeten Stadt lohnt auf alle Fälle. Den Besucher empfängt ähnlich wie in Torgau ein von Renaissancegebäuden umsäumter Marktplatz und ein baulich und historisch interessantes Rathaus (nur ist alles kleiner und wohl auch etwas provinzieller).

Mit Torgau verbindet Grimma auch ein anderes interessantes Stück Geschichte. Aus dem ehemaligen Zisterzienserinnenkloster Nimbschen bei Grimma floh in der Osternacht des Jahres 1523 die Nonne Katharina von Bora mit Hilfe des Torgauer Ratsherren Leonhard Koppe und wurde wenig später die Ehefrau Martin Luthers, des Begründers der Reformation; in Torgau endete ihr Lebenskreis und dort liegt sie begraben.

Vom ehemaligen Kloster Nimbschen sind heute nur noch die Ruinen erhalten, doch ziehen sie seit undenklichen Zeiten Besucher an, und noch heute meint man einen Hauch der Ereignisse von vor fast einem halben Jahrtausend zu spüren.

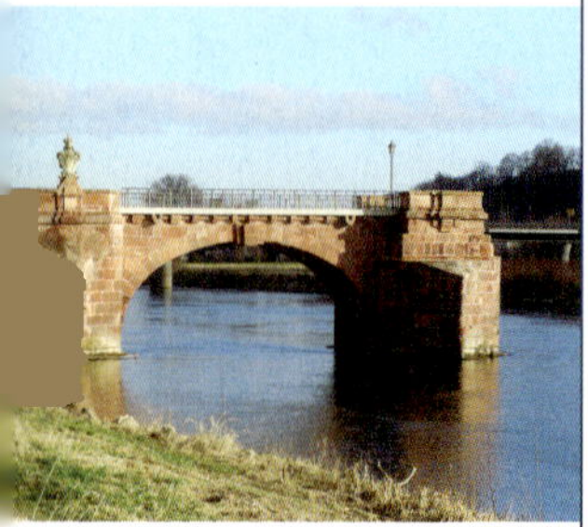

Die Pöppelmann-Brücke über den Fluß Mulde

Eine weitere Sehenswürdigkeit, die steinerne Brücke über den Fluß Mulde, erbaut 1716-19, entworfen von Matthäus Daniel Pöppelmann, Architekt des Dresdener Zwingers, ist leider nur noch als Fragment erhalten. Sie fiel der *»Jahrhundertflut«* 2002 zum Opfer, und seitdem ist ungewiss, ob und in welcher Form sie rekonstruiert wird.

In der Stadt wirkten Persönlichkeiten wie Georg Joachim Göschen, Verleger und Drucker von Werken der klassischen deutschen Literatur, und der Literat Johann Gottfried Seume, bekannt geworden vor allem durch seinen *»Spaziergang nach Syrakus«*.

Die vermutlich interessanteste Sehenswürdigkeit befindet sich jedoch einige Kilometer von Grimma entfernt in dem kleinen Ort Großbothen. Hier hatte einer der wenigen Universalgelehrten der Neuzeit, Professor Wilhelm Ostwald, Nobelpreisträger für Chemie des Jahres 1909, sein Domizil und widmete sich den Forschungen, die weit über sein eigentliches Wissenschaftsgebiet, der physikalischen Chemie hinausreichte. Freimaurer in der Loge *»Minerva zu den drei Palmen«* wie ein Jahrhundert zuvor Samuel Hahnemann, zeichnete ihn wie diesen eine ungeheure Schöpferkraft aus.

Schon in seiner Antrittsvorlesung an der Leipziger Universität 1887 beschäftigt er sich mit der Energie als der *»eigentlichen Primärsubstanz«* und bewegt sich damit, wohl ungewollt, in der Nähe der Homöopathie. Neben seinen Forschungen zur Chemie und Physik war er Maler und Zeichner, beschäftigte sich mit der Farbenlehre, der Literatur, der Naturphilosophie und der Begründung einer Weltsprache, des Esperanto.

Ostwalds Wohnhaus, das von ihm entworfene *»Haus Energie«* und das Grundstück mit dem Grab des Wissenschaftlers, der 1932 in Großbothen 79jährig verstarb, können nach Anmeldung besichtigt werden.

Stadtinformation Grimma:
Markt 16, 04668 Grimma
Tel.: (03437) 985 82 85; E-mail:
stadtinformation@grimma .de

Wilhelm-Ostwald-Gedenkstätte:
Grimmaer Straße 25,
04668 Großbothen
Tel.: (034384) 714 29; E-mail:
info@ostwaldgenkstaette.de
Öffnungszeiten:
Do bis Sa 10.00 bis 16.00 Uhr
und nach Voranmeldung

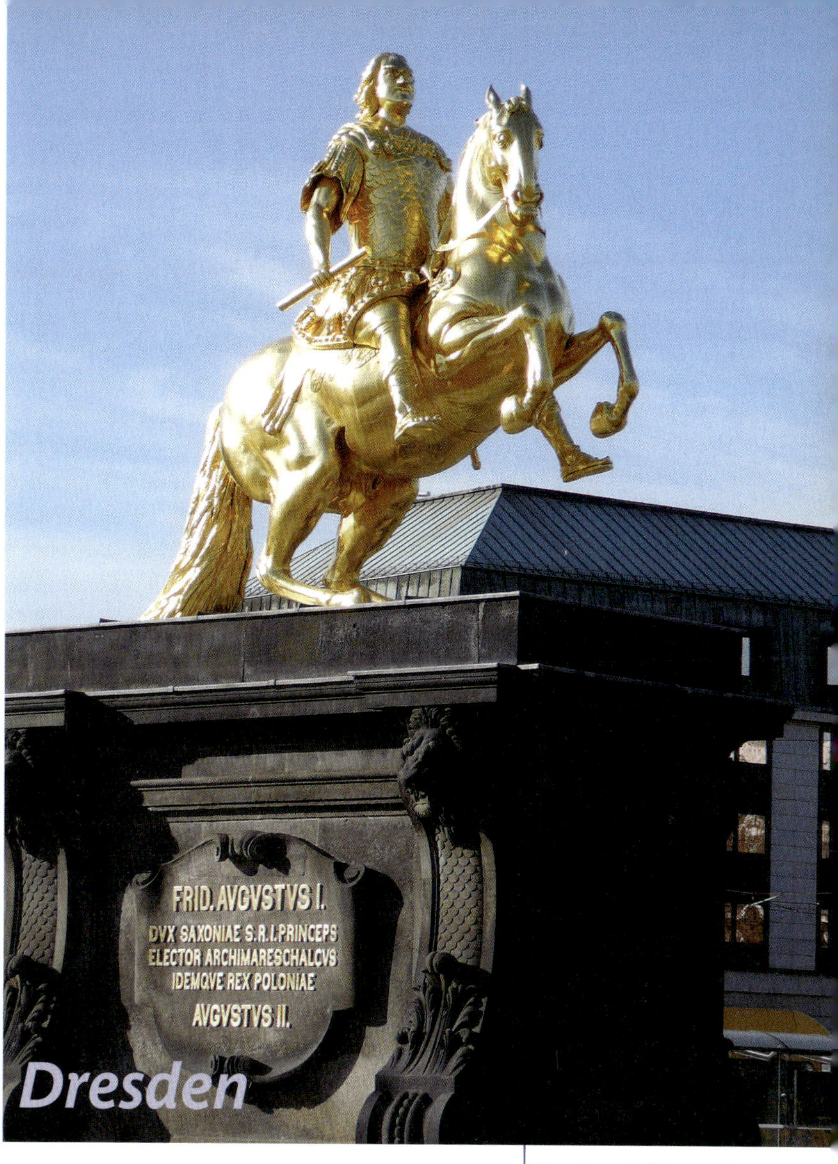
FRID. AVGVSTVS I.
DVX SAXONIAE S.R.I.PRINCEPS
ELECTOR ARCHIMARESCHALCVS
IDEMQVE REX POLONIAE
AVGVSTVS II.
Dresden

Dresdens »Goldener Reiter«. Er stellt August den Starken, Kurfürst von Sachsen und König von Polen dar.

Hahnemann und die sächsische Residenzstadt

Dresden, die Hauptstadt Sachsens, war Hahnemanns Wohnort in den Jahren 1785 bis 1789. Zuerst ließ er sich direkt in der Stadt nieder, 1788 zog er nach Lockwitz, damals ein Dorf neun Kilometer südöstlich von Dresden, seit 1930 eingemeindet.

Der Kontakt zu wichtigen Persönlichkeiten prägte seine Dresdener Zeit. Eine Freundschaft verband ihn mit dem Stadtphysikus Wagner, der Hahnemann an seiner praktischen Erfahrung teilhaben ließ und ihm krankheitshalber für ein Jahr die Betreuung sämtlicher Krankenhäuser anvertraute. Als Wagner 1788 starb, bewarb sich Hahnemann um dessen Stelle, hatte jedoch damit keinen Erfolg, was für ihn eine starke Enttäuschung bedeutete.

Neben Wagner erwähnt Hahnemann selbst als wichtigen Kontakt den als Sprachforscher bekannt gewordenen Johann Christoph Adelung, Oberaufseher der kurfürstlichen Bibliothek. Außerdem lernte er in Dresden Antoine Laurent de Lavoisier kennen, der als einer der Väter der modernen Chemie gilt.

Der Schwerpunkt der Arbeit Hahnemanns scheint in der Dresdener Zeit auf der schriftstellerischen Tätigkeit gelegen zu haben. Haehl kommt auf eine Zahl von *»weit über 2200 Druckseiten«*, die Hahnemann in den Jahren 1785-89 veröffentlicht hat.

Zu seinen wichtigsten Schriften dieser Zeit gehört die bekannte *»Weinprobe«*, ein Verfahren, giftigen Bleizucker als Süßungsmittel im Wein nachzuweisen. Diese Weinprobe galt als relativ sicher, so dass sie in Berlin allen Weinhändlern amtlich vorgeschrieben wurde.

In *»Über die Arsenikvergiftung«* beschäftigt er sich mit dem gerichtlichen Nachweis der Arsenvergiftung und fordert ein Verbot des Arsenikverkaufs.

Das Dresden der damaligen Zeit war natürlich ein Zentrum der Kultur, von Diplomatie, Militär und Adel. Allerdings war eine große Blütezeit gerade vorüber.

In der Regierungzeit Friedrich August I., genannt *»August der Starke«* (1694-1733) wurde Dresden zu einer Residenzstadt von europäischem Rang und erlangte einen Weltruf als Kunstmetropole, insbesondere durch ausgedehnte Kunstsammlungen und zahlreiche barocke Bauten.

1708 gelang Böttger die Herstellung des ersten europäischen Porzellans in Dresden, 1710 wurde die erste Porzellanmanufaktur in Dresden gegründet, die noch im gleichen Jahr nach Meißen verlegt wurde. Dort wird noch heute das weltbekannte Meißner Porzellan hergestellt.

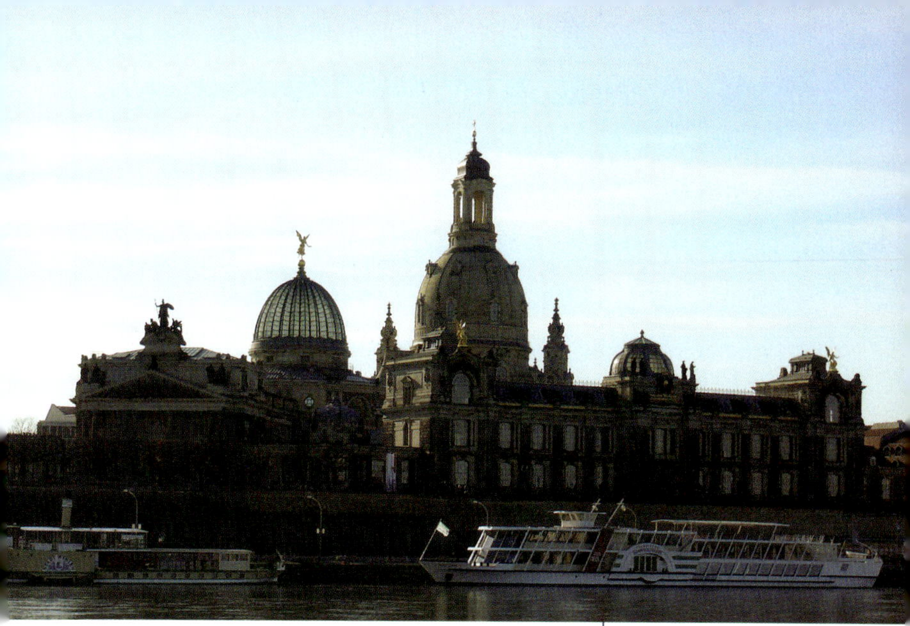

Blick über die Elbe auf die Brühlschen Terassen und die Altstadt Dresdens mit der wiederaufgebauten Frauenkirche.

Ebenfalls weltbekannt wurde die Dresdener Frauenkirche, vollendet 1743, zerstört in der Folge des Bombenangriffes auf Dresden im Februar 1945. Der Wiederaufbau der Frauenkirche begann 1993 und fand 2005 seinen Abschluss. Seitdem prägt die große, freitragende Kuppel wieder das Dresdener Stadtbild, wie schon zu Hahnemanns Zeit.

Schwer geschädigt wurde Dresden auch in der damaligen Zeit, v.a. durch den Siebenjährigen Krieg (1756-63). Eine langjährige Besetzung durch die preußische Armee leitete einen wirtschaftlichen Niedergang von Dresden und ganz Sachsen ein. Nach dem (für Sachsen verlorenen) Krieg müssen hohe Kontributionen an Preußen gezahlt werden. Im Rahmen des Krieges kam es 1760 zu einem Artilleriebeschuss der Stadt durch die preußische Armee, wodurch über 500 Gebäude zerstört wurden. Der Wiederaufbau der Stadt nach dieser Katastrophe schritt nur langsam voran und war zur Zeit des Eintreffens Hahnemanns noch keineswegs vollendet.

1789 wandte sich Hahnemann nach Leipzig, um der *»Quelle der Wissenschaft«*, wie er schrieb, näher zu sein. Dresden bildete sicher, trotz Zerstörungen und wirtschaftlichem Niedergang, das kulturelle Zentrum Sachsens, Leipzig jedoch, insbesondere durch seine Universität, das geistige.

Was erinnert in Dresden an Hahnemann und andere Homöopathen?

Nach den politischen Veränderungen Ende des 20. Jahrhunderts findet sich in der Stadt eine stetig zunehmende Zahl homöopathisch arbeitender Ärzte und Heilpraktiker. Mit Kollegen aus den alten Bundesländern, homöopathischen und anthroposophischen Arzneimittelfirmen und Wissenschaftlern des Instituts für Geschichte der Medizin der Robert-Bosch-Stiftung organisierten sie 1996 im Hygienemuseum Dresden eine vielbeachtete Ausstellung anläßlich des 200jährigen Bestehens der Homöopathie.

Direkte Zeugnisse des Wirkens von Hahnemann und anderer Homöopathen existieren in Dresden nicht mehr, da fast die gesamte Altstadt, in der sie lebten und arbeiteten, der Bombardierung Dresdens im Februar 1945 zum Opfer fiel. Dies trifft auch auf die Orte zu, an denen ein anderer bedeutender Homöopath, Constantin Hering, wirkte.

Nach abgeschlossenem Medizinstudium trat er 1826/27 ein Lehramt für Naturgeschichte und Mathematik an der Erziehungsanstalt von Karl Justus Blochmann in Dresden an. Dieser hatte acht Jahre bei Pestalozzi in der Schweiz verbracht und wurde wesentlich durch diesen Pädagogen geprägt. Die Anstalt befand sich auf der Großen Plauischen Gasse. Später erfolgte eine Vereinigung mit dem Gräflich Bisthum'schen Geschlechtsgymnasium, ab 1861 wurde diese Schule als Vitzthumsches Gymnasium weitergeführt. 1904 bezog die Schule einen Neubau an der Dippoldiswalder Straße 9 in der Dresdner Innenstadt.

Beide Gebäude, sowohl in der Großen Plauischen Gasse als auch in der Dippoldiswalder Straße wurden 1945 vernichtet. Seit 1994 gibt es wieder ein Vitzthum-Gymnasium dieses Namens in Dresden und setzt die Tradition der alten Einrichtung fort.

Dresden Werbung und Tourismus GmbH:
Ostra-Allee 11, 01067 Dresden,
Tel. (0351) 49 19 20,
Fax 49 19 21 16,
E-Mail: info@dresden-tourist.de,
Internetadresse:
www.dresden-tour,
www.dresden-tourist.de

Tourismusverband Sächsisches Elbland e.V.:
Niederauer Str. 26-28,
01662 Meißen,
Tel. (03521) 763 50,
Fax -76 35 40,
www.saechsisches-elbland.de

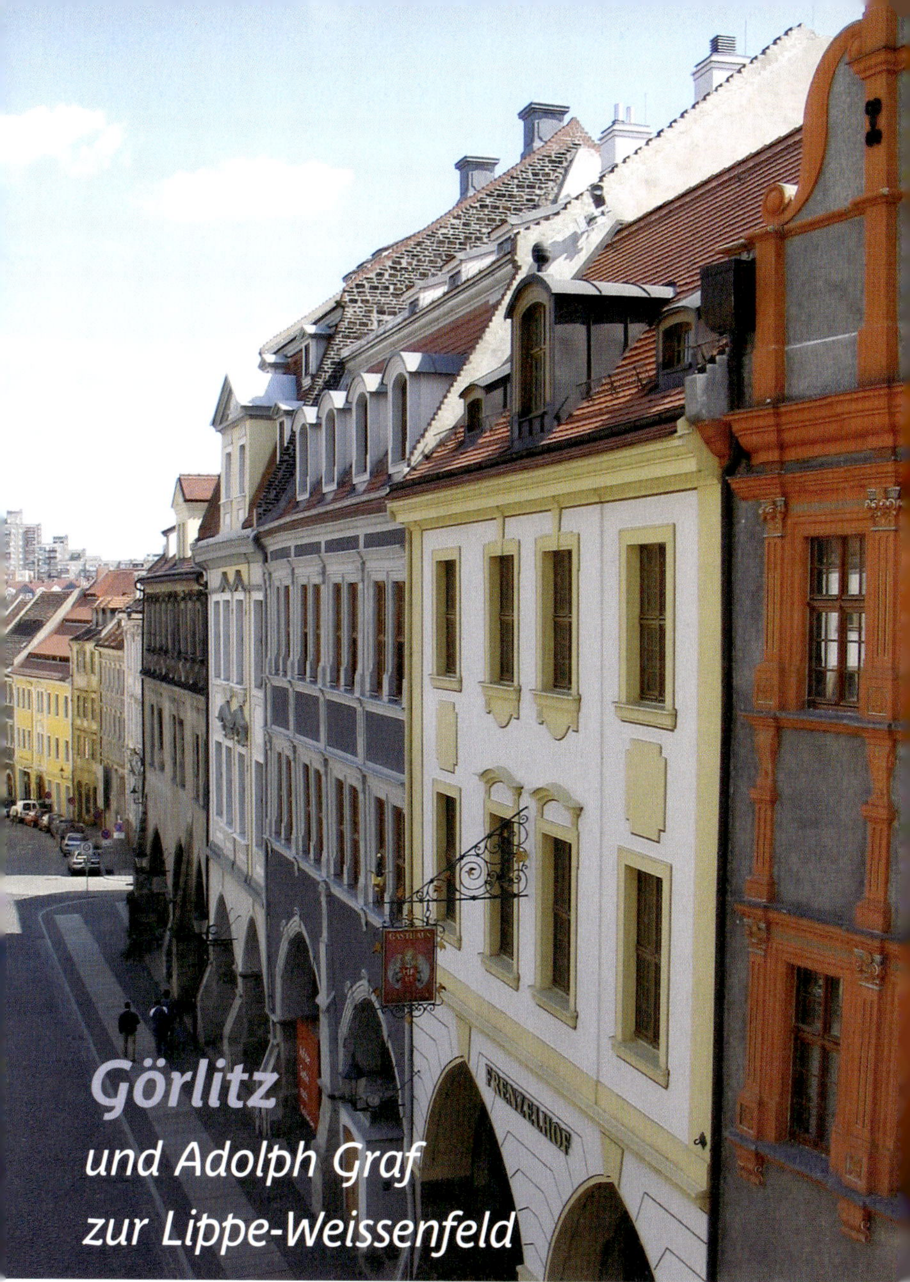

Görlitz
und Adolph Graf zur Lippe-Weissenfeld

Prächtige Renaissancehäuser in Görlitz. Blick vom Standesamt auf den Untermarkt

In der Pionierzeit der Homöopathie gab es eine Reihe bedeutender Männer, die sich bis heute durch ihre Arbeit um die Homöopathie verdient gemacht haben. In der zweiten Generation, und hier vor allem in Amerika, tat sich ein Mann hervor, dessen großartige Arbeit um die Homöopathie nicht genug gewürdigt werden kann und der als treffsicherster und erfolg-

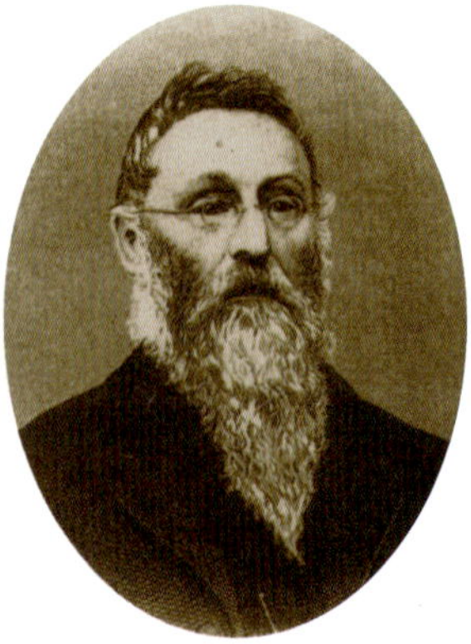

Adolph Lippe (1812-1888)

reichster homöopathischer Verordner seiner Zeit galt: Adolph Graf zur Lippe-Weissenfeld.

Er wurde in See, einem Ort in der Oberlausitz, in der Nähe von Görlitz, der heute östlichsten Stadt Deutschlands, geboren. Am 11.5.1812 kam er als erstes Kind von Ludwig (1781-1860) Graf und Eleonore Auguste (1795-1856) Gräfin zur Lippe-Weissenfeld zur Welt.

Im Anschluss an sein Jurastudium in Berlin wanderte er nach Amerika aus. Adolph Lippe, wie er sich seitdem nannte, studierte an der »*North American Academy of Homoeopathic Medicine*« in Allentown, Pennsylvania, der ersten homöopathischen Lehreinrichtung der Welt, u.a. bei Constantin Hering und William Wesselhoeft. 1839 heiratete er Therese Eichhorn, sie bekam sechs Kinder. 1841, nach dem Abschluss der »*Academy*«, begann er seine erfolgreiche Praxistätigkeit in Pottsville, kurz darauf in Reading, nach einem weiteren Umzug in Carlisle und ab 1850 in Philadelphia.

1860, nachdem seine erste Frau verstorben war, heiratete Adolph Lippe Louise-Augustine d'Arcy. Nach dem Tod seines Vaters im selben Jahr trat er unmittelbar danach eine Deutschlandreise an und besichtigte die homöopathische Poliklinik in Leipzig, eine der ersten ihrer Art. Außerdem traf er sich mit mehreren Homöopathen, u.a. mit Clemens von Bönninghausen in Münster, zum Erfahrungsaustausch.

Nach Amerika zurückgekehrt, setzte er die Praxisarbeit und seine umfangreiche schriftstellerische Tätigkeit fort, die in einer Vielzahl homöopathischer Zeitschriften niedergelegt wurde, die er teilweise selbst mit gründete. Er vertrat die Lehre Hahnemanns konsequent und war kritisch gegenüber seinen homöopathischen Kollegen, die andere Wege gingen. Er veröffentlichte zudem eine Vielzahl von Fallberichten aus seiner eigenen Praxis, die sich durch seine ausführlichen Kommentare, die beispielsweise die Mittelwahl begründen, auszeichnen, und erwies sich als exzellenter Kenner der Materia medica. Zahlreiche wertvolle Beiträge zur Arzneimittellehre stammen von ihm, darunter eine Reihe von eigenen Arzneimittelprüfungen.

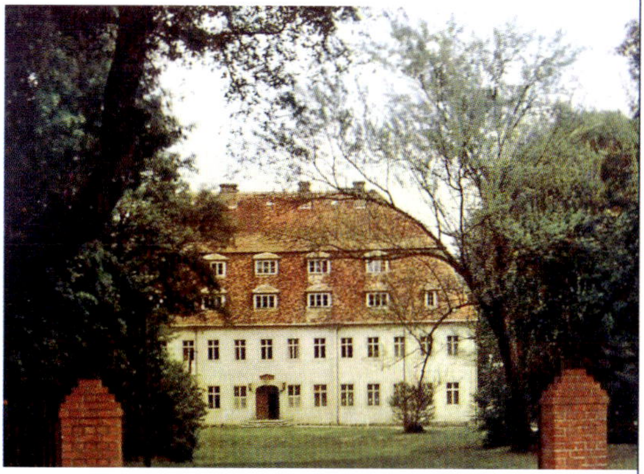

Das Schloss, in dem Adolph Lippe geboren wurde. Aufnahme um 1980

In einer Abhandlung demonstrierte Lippe anschaulich, wie die Verordnung nicht nach den gewöhnlichen Symptomen, die die betreffende Krankheit kennzeichnen, ausgerichtet wird, sondern nach den Symptomen, die diese Kranken von allen anderen an derselben Krankheit Leidenden unterscheiden.

Adolph Lippe war Professor für Materia medica am *»Homoeopathic Medical College of Pennsylvania«* von 1864-1869 und seit 1865 dessen Fakultätspräsident. Dort lehrte er u.a. mit Constantin Hering, mit dem er eine Auseinandersetzung über den Wert der Pathologie führte. 1866 veröffentlichte er das *»Textbook of Materia Medica«*, ein Lehrbuch mit empfohlener Materia Medica für Studenten des besagten College und nach dessen Schließung, 1869, des neu gegründeten *»Hahnemann Medical College«*.

Sein ältester Sohn Constantin (1840-1885), der leider allzu früh verstarb, hatte sich durch die Herausgabe des *»Repertory of the more Characteristic Symptoms of the Materia Medica«* auch in der Homöopathie bekannt gemacht.

Am 23.1.1888 starb Adolph Lippe mit 75 Jahren in Philadelphia, und seine bedeutende Praxis wurde von Dr. James Tyler Kent (1849-1916) weitergeführt.

Was erinnert heute in Görlitz an Adolph Lippe und die Homöopathie?

Adolph Lippes Geburtshaus liegt in See bei Görlitz. Es ist ein Schloss und war der Adelssitz der Familie zur Lippe seit 1811. Das Dorf See, erhielt seinen Namen auf Grund seiner Lage an einem versumpften See, deshalb wurde das Schloss auf einer großen Anzahl von Eichenpfählen errichtet. Die Überreste des Sees sind noch heute hinter dem Schloss vorhanden. Als Grundherren wechselten sich nachweislich seit 1389 bekannte Oberlausitzer Adelshäuser ab, wie die von Schaffgotsch, Nostitz und Gersdorff, welche auf dem damaligen Rittergut wohnten. 1591 wurde das Schloss in See erbaut. Über dem Portal des heutigen Gebäudes steht das Jahr 1783. Ob damals ein Neu- oder ein Umbau erfolgte, ist nicht überliefert.

Nach 1945 diente es nach umfangreichen Baumaßnahmen u.a. lange Zeit als Sanatorium »*Heideland*«. Nach der politischen Wende 1989 kam der Niederschlesische Oberlausitzkreis in den Besitz des Schlosses, und übergab es dem Diakonissenhaus Emmaus der Brüdergemeine in Niesky. Es wurde als Alters- und Pflegeheim genutzt, wurde später verkauft und ist nun in privater Hand.

See liegt nordwestlich von Görlitz, unweit von Niesky, an einer Abzweigung der Bundesstraße 115, Richtung Bautzen. An der stattlichen Kirche von See sind Grabsteine der Familie zur Lippe-Weissenfeld erhalten. Hier sind die Eltern Adolph Lippes, Graf Ludwig und Gräfin Eleonore Auguste, sowie sechs ihrer insgesamt zwölf Kinder (sechs Söhne, sechs Töchter) bestattet.

Davor, liegend, befinden sich weitere Grabplatten der folgenden Generationen der Familie zur Lippe-Weissenfeld. Heute gibt es noch ortsansässige Nachfahren der Familie zur Lippe-Weissenfeld, Frithjof Prinz und Regina Prinzessin zur Lippe-Weissenfeld. Frithjof Prinz zur Lippe-Weissenfeld ist der Urgroß-

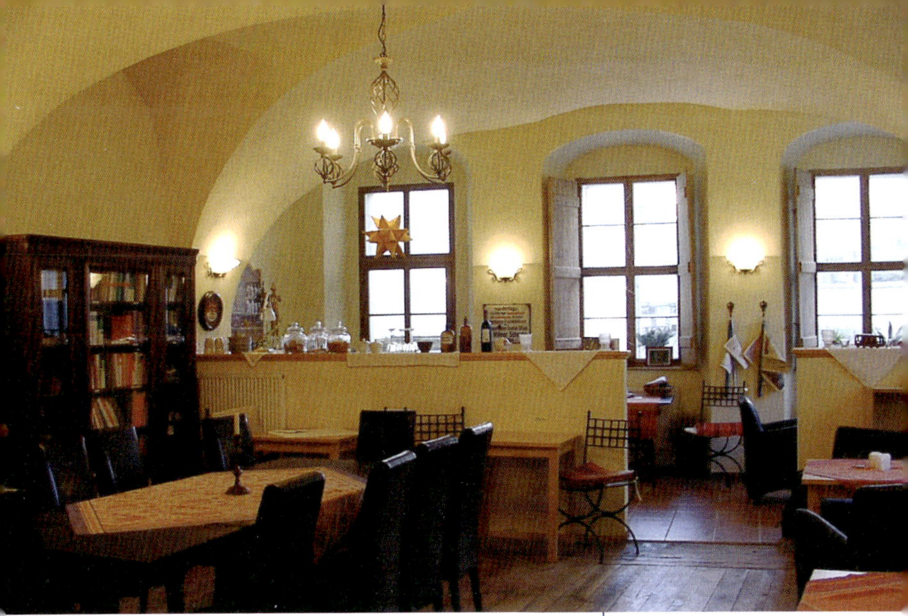

Blick in die Innenräume des »Archeus«

neffe von Adolph Lippe und ein erfolgreicher Diplomingenieur der Landwirtschaft mit einer Liebe zu seinem Beruf, wie er sie von seinem Vater kennen gelernt hat. Georg Prinz zur Lippe, heute namhafter Winzer und Schlossherr in Proschwitz bei Meißen, gehört ebenso zur weitläufigen Verwandtschaft von Adolph Lippe.

Was hat sich in Bezug auf die Homöopathie bis in die heutige Zeit in See und Umgebung hinübergerettet? – Der Weg führt Sie, nicht weit von See, zur eindrucksvollen Stadt Görlitz.

In der historischen Altstadt von Görlitz befindet sich heute das *»Archeus«*, ein Zentrum für Klassische Homöopathie. In seinen Räumen findet man ein Lesecafe´, in dem der Besucher neben gemütlicher Gewölbeatmosphäre auch eine gut bestückte Bibliothek mit homöopathischer Literatur vorfindet, darunter auch Quellenmaterial über Adolph Lippe und dessen Schriften, in die man sich bei Kaffee und Kuchen vertiefen kann. Während der Sommermonate wird das Cafe´ in den Innenhof hinaus erweitert, dessen Kräutergarten einem Klostergarten nachgestaltet ist und der liebevoll dazu einlädt, Kräuter und Pflanzen kennen zu lernen, die bei der Herstellung homöopathischer Arzneimittel verwendet

Blick in den Hof und den Kräutergarten des Homöopathiezentrums »Archeus«

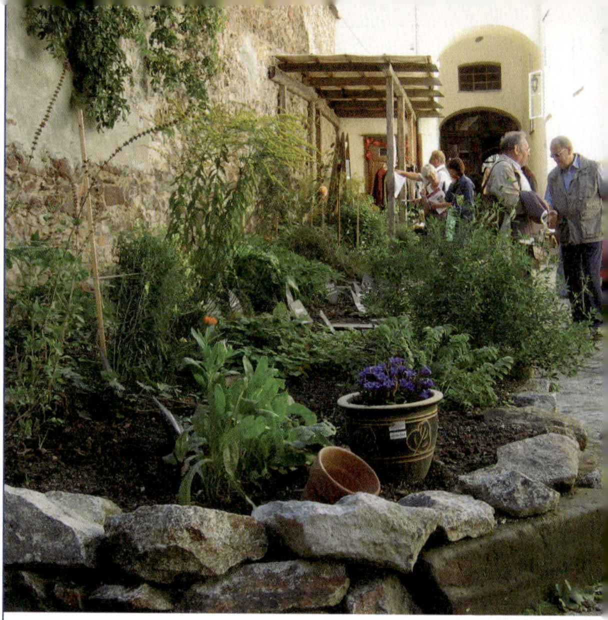

werden. Im Haus kann man auch in romantischer Atmosphäre übernachten.

Seit 2007 ist das *»Archeus«* Sitz des Vereins *»Selbsthilfegruppe – Hilfe durch Homöopathie e.V.«* (SHH), der sich zum Ziel gesetzt hat, Hilfesuchenden mit Rat und Tat beizustehen, um deren Bemühungen zur Verbesserung des eigenen Gesundheitszustandes zu unterstützen. Das Zentrum sowie der Verein bieten regelmäßig Beratungszeiten, Aus- und Weiterbildungen in Klassischer Homöopathie, sowie Gesundheitsberatung bezüglich Ernährungs- und Lebensweise an.

Leben und Werk von Adolph Lippe sind also keineswegs in Vergessenheit geraten, sondern erfahren im *»Archeus«* ihre Würdigung. Die gesicherten homöopathischen Erkenntnisse dieses bedeutenden Mannes haben auch heute noch ihren unverzichtbaren Platz bei der Arbeit der Homöopathen, die sich der Lehre Hahnemanns verpflichtet fühlen nach dessen Mahnspruch *»Machet es nach, aber macht es genau nach!«*

Archeus – Zentrum Klassische Homöopathie Görlitz:
Weberstr.10, 02829 Görlitz
Öffnungszeiten:
Dienstag = Lesetag, 15.30 Uhr bis 18.00 Uhr; Mittwoch & Donnerstag: 15.30 Uhr bis 19.00 Uhr.
Besuche außerhalb dieser Zeiten und Führungen zum Thema Adolph Lippe sind nach Absprache möglich.
Archeus und Verein SHH:
Danielle Nagel,
Tel.: 0175-1667930 (wochentags 8.30-9.30 Uhr); E-Mail: archeus@gmx.de;
Selbsthilfegruppe:
E-Mail: selbsthilfegruppe@web.de
Kräutergarten und A.-Lippe-Übernachtung im Archeus:
Daniela Kratzsch, Tel.: 035829-66391 (wochentags ab 19.30 Uhr);
E-Mail: archeus-kratzsch@gmx.de

Wissens- und Sehenswertes von Görlitz

Görlitz ist die östlichste Stadt Deutschlands. Die Neißestadt an der Grenze zu Polen versteht sich heute als Brückenstadt an der Nahtstelle zwischen dem alten und dem neuen Europa. Der 15. Meridian kreuzt die Stadt und erhebt Görlitz damit zum Zeitgeber für Mitteleuropa.

Im Jahr 1071 als *»villa gorelic«* erstmals urkundlich erwähnt, gehörte die Stadt im Laufe ihrer Geschichte zu Böhmen, Sachsen, Preußen und seit 1945 wieder zu Sachsen. Der Lage am Kreuzungspunkt wichtiger Handelsstraßen – der *»Via regia«* und der *»Salzstraße«* – verdankt Görlitz wirtschaftliche Blütezeiten, welche einst der Stadt und ihren Bürgern Reichtum bescherten.

Heute bilden rund 4.000 Denkmale aus Spätgotik, Renaissance, Barock, Gründerzeit und Jugendstil ein einzigartiges städtebauliches Gesamtkunstwerk. Fachleute sprechen von einem *»Bilderbuch der Städtebaukunst«*, Kenner wie der Vorsitzende der Deutschen Stiftung Denkmalschutz, Prof. Gottfried Kiesow, von der *»schönsten Stadt Deutschlands«*.

Zu den Görlitzer Kostbarkeiten gehört das Heilige Grab – datiert aus dem Jahre 1505, die originalgetreueste Kopie der christlichen Pilgerstätte in Jerusalem, sowie Deutschlands schönstes Jugendstilkaufhaus als Einzeldenkmal, die historischen Tuchmacherhäuser rund um den Untermarkt oder auch die deutschlandweit größte geschlossene Gründerzeitbebauung.

Die Stadt Görlitz war Geburts-, Wohn- bzw. Schaffensort vieler bedeutender Persönlichkeiten wie dem Ratsbauherrn Wendel Roskopf (1480 - 1549). Der Schönhof am Untermarkt ist sein bedeutendstes Bauwerk. Als wohl bekanntester Sohn der Stadt gilt der Philosoph und Mystiker Jacob Böhme (1575 - 1624).

Theater, Naturkundemuseum, die Städtischen Sammlungen für Geschichte und Kultur mit Kulturhistorischem Museum, Schlesisches Museum,

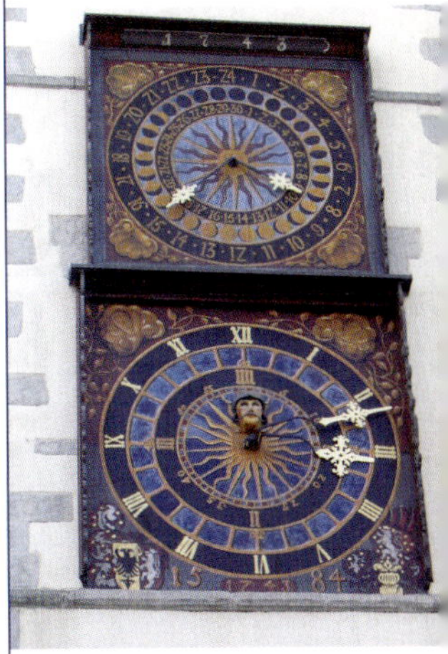

Die Uhren am historischen Rathaus

Zu den schönsten Gebäuden der Görlitzer Altstadt zählt die alte Ratsapotheke, ein Zeugnis für die frühe Beschäftigung mit der Heilkunde und Pharmazie in der Stadt

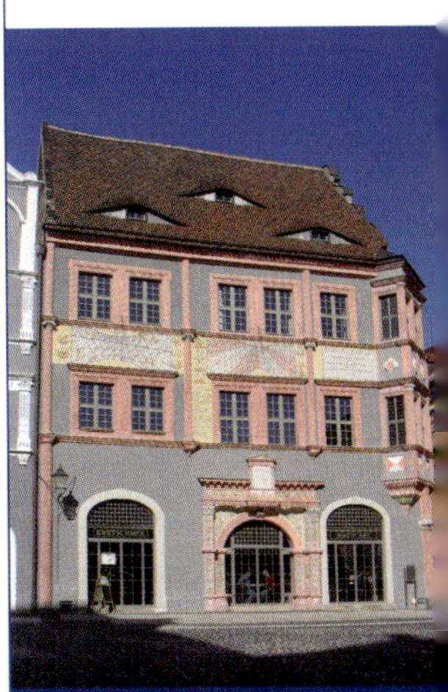

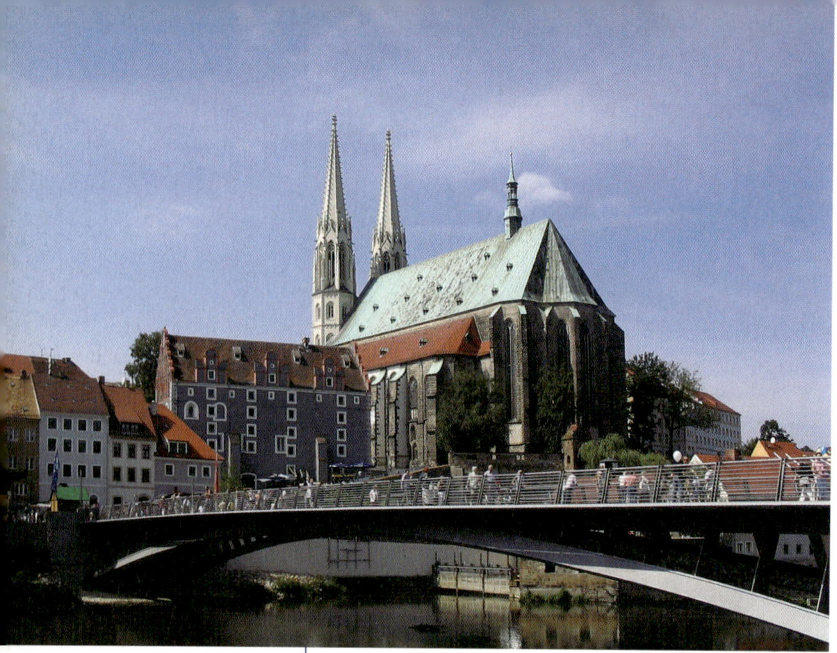

Die Altstadtbrücke über die Neiße, im Hintergrund die Peterskirche

Ratsarchiv und Oberlausitzische Bibliothek der Wissenschaften, die Stadtbibliothek, Brau-Museum, Sternwarte, Kinos, Neiße-Bad und andere Sportstätten halten vielfältige Angebote bereit.

Görlitz heute ist nicht nur eine Stadt mit einer reichen und wechselvollen Geschichte. Sie ist gleichermaßen Standort wichtiger Industrieunternehmen und der IT-Branche.

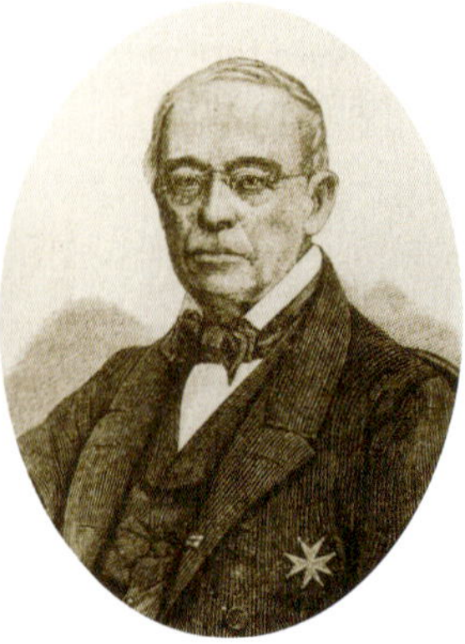

Heinrich August von Gersdorff (1793-1870)

Nicht weit von Görlitz entfernt liegt Herrnhuth in der Oberlausitz, Wirkungsort der Herrnhuther Brüdergemeinde, einer auf dem protestantischen Glauben begründeten Gemeinschaft. Sie entstand während der Gegenreformation zu Beginn des 18. Jahrhunderts, als Glaubensflüchtlinge vor allem aus Böhmen auf dem Gut von Nikolaus Ludwig Graf von Zinzendorf Zuflucht fanden. Die Ausstrahlung dieser neuen Arbeits- und Lebensgemeinschaft erreichte in kürzester Zeit Menschen nicht nur in der Region, sondern weit darüber hinaus. Als Constantin Hering, von 1828 bis 1831 in Surinam weilte, lebte er bei den »*Mährischen Brüdern*«, einer Niederlassung der Herrnhuther in Südamerika. Diese Niederlassung in Paramaribo existiert heute noch, wie zwei österreichische Homöopathen, Robert Müntz und Christian

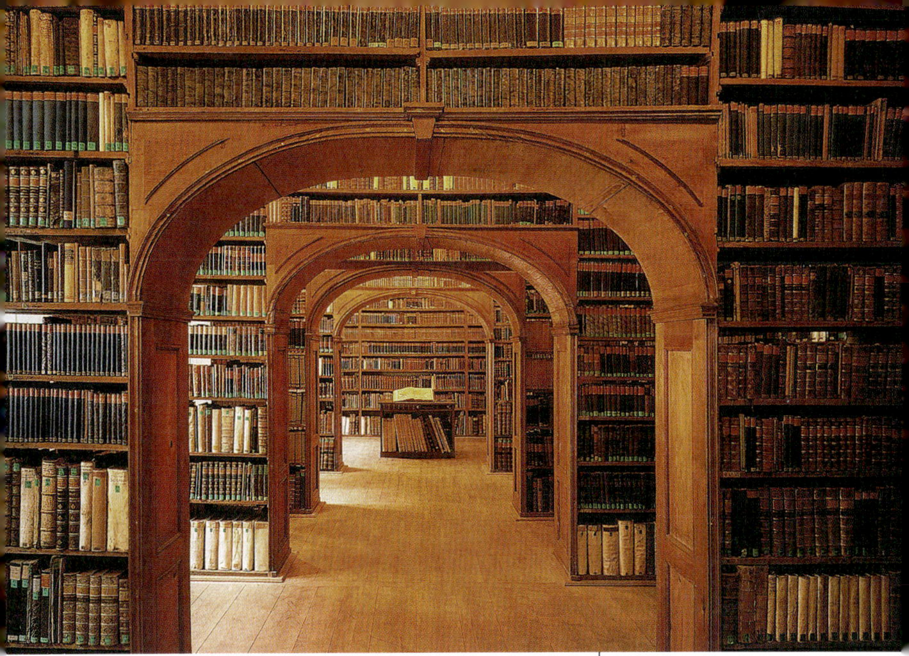

Görlitz verfügt über eine der ältesten und bedeutendsten Bibliotheken in der Region und über ein eigenes Theater

Kurz erfahren konnten, als sie sich auf den Spuren von Constantin Hering bewegten. Sogar die Gräber der *»Mährischen Brüder«* fanden sich noch auf dem alten Friedhof der Missionsstation in Paramaribo.

Außer in Herings Biografie finden sich auch in denen anderer bedeutender Homöopathen Verbindungen zu Herrnhuth und seiner Brüdergemeinde. Es sei hier vor allem auf die Brüder Ernst Ferdinand und Theodor Johannes Rückert verwiesen, die als Söhne eines Pfarrers in Großhennersdorf bei Herrnhuth geboren wurden. Letzter arbeitete bis zu seinem Tod 1885 als Arzt und Homöopath in Herrnhuth.

Ein weiterer bedeutender, in Herrnhuth geborener Homöopath und Hahnemann-Schüler ist Heinrich August von Gersdorff (1793-1870), der wie Adolph Lippe aus einem alten sächsischen Adelsgeschlecht stammt.

Görlitzinformation:
Brüderstr.1, 02829 Görlitz
Tel.: (03581) 47 57-0; Fax: (03581) 47 57-27
Internet: www.goerlitz.de
Touristinformation Herrnhut:
Comeniusstraße 6, 02747 Herrnhut

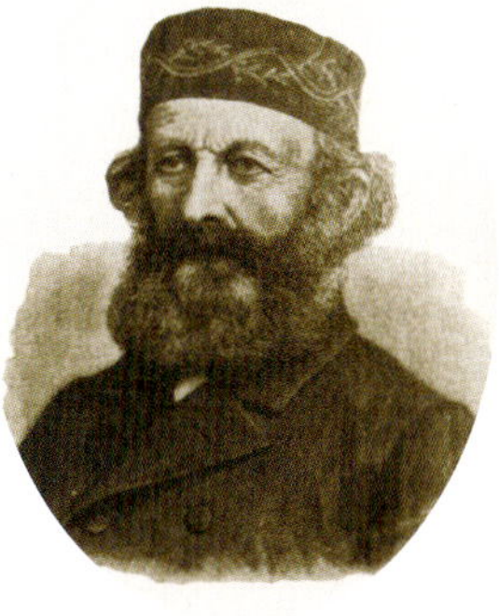

Dr. Theodor Johannes Rückert
(?-1885)

Das Denkmal für Johann Sebastian Bach (1685-1750) vor der Thomaskirche in Leipzig, Ort seines Wirkens als Kantor über siebenundzwanzig Jahre

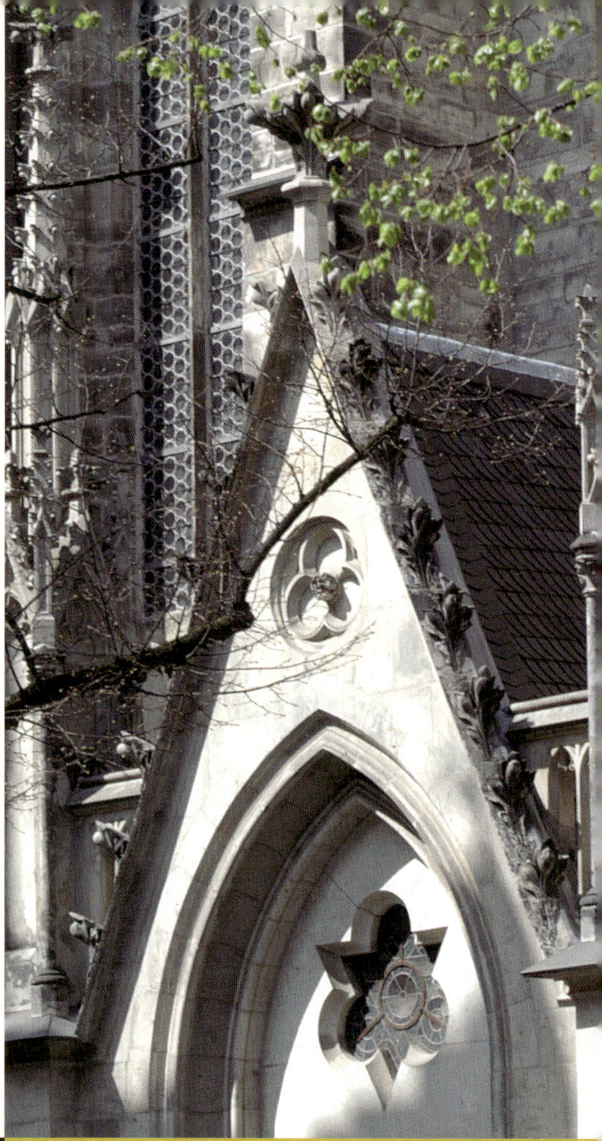

Samuel Hahnemann, Stahlstich nach dem Gemälde von Schoppe (1831)

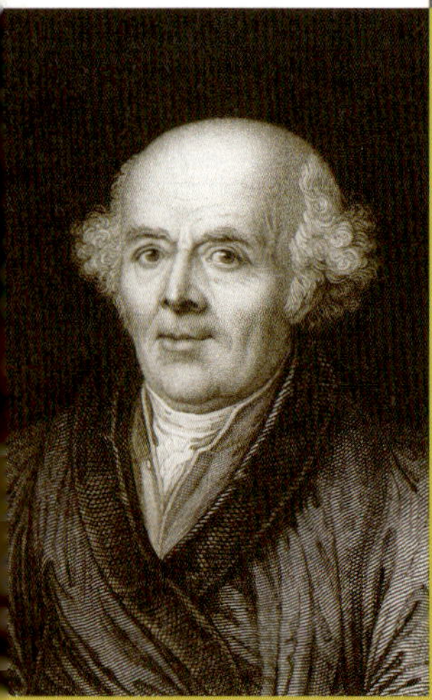

Leipzig

Universitätsstadt und Zentrum der Homöopathie

{Reiseroute 2}

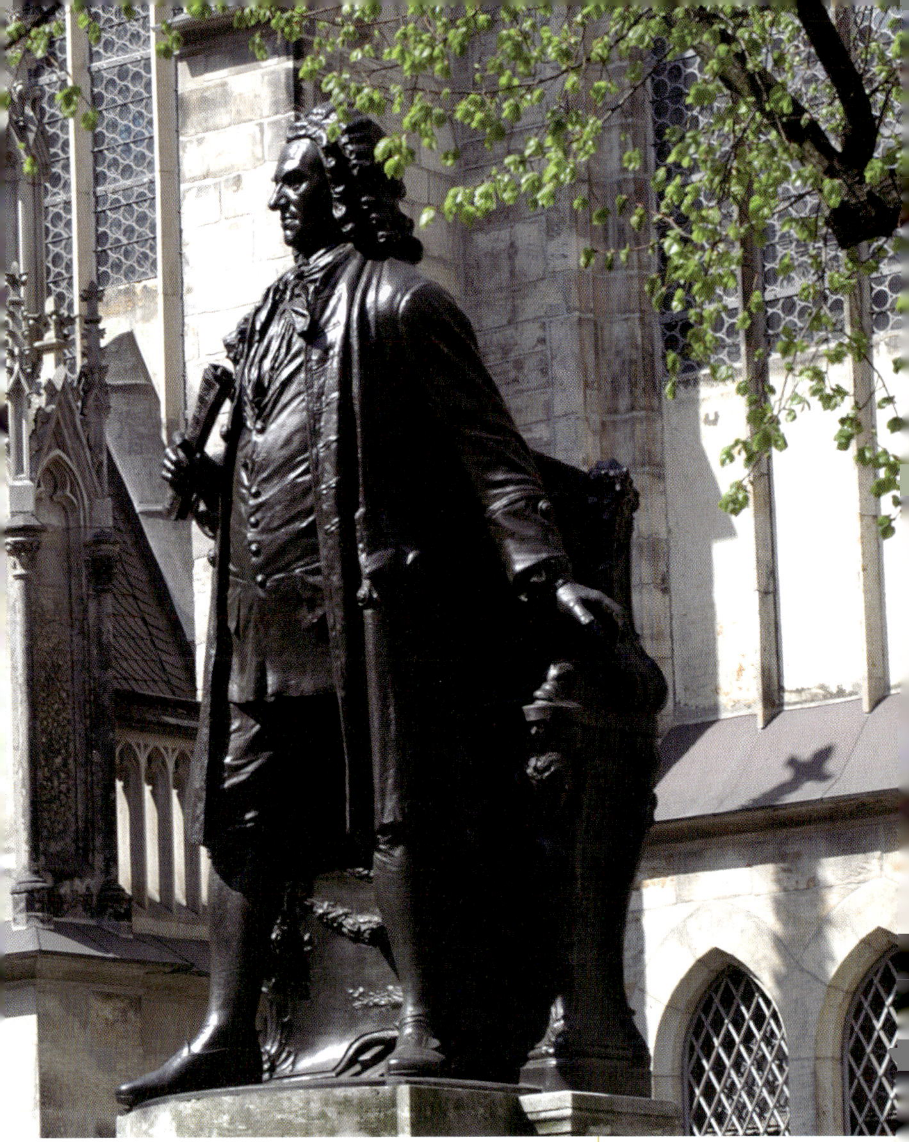

Laut Vermerk der Erlangener Universitätsmatrikel nahm Samuel Hahnemann am 22. Mai 1775 das Studium der Medizin in Leipzig auf. Durch Fürsprache des Meißener Arztes Dr. Poerner war er vom üblichen *»Hörgeld«* befreit worden, musste jedoch seinen Lebensunterhalt durch Übersetzungsarbeiten und Unterricht in deutscher und französischer Sprache bestreiten. Seine erste bekannte Übersetzung erschien 1777 in Leipzig. Sie handelte von physiologischen Versuchen. Eine weitere Übersetzung mit dem Titel *»Versuch über die mineralischen Wasser«*

Die alte Leipziger Universität mit der Paulinerkirche etwa zur Zeit Hahnemanns. 1409 gegründet, zählt die »Alma mater Lipsiensis« zu den ältesten Universitäten Europas.

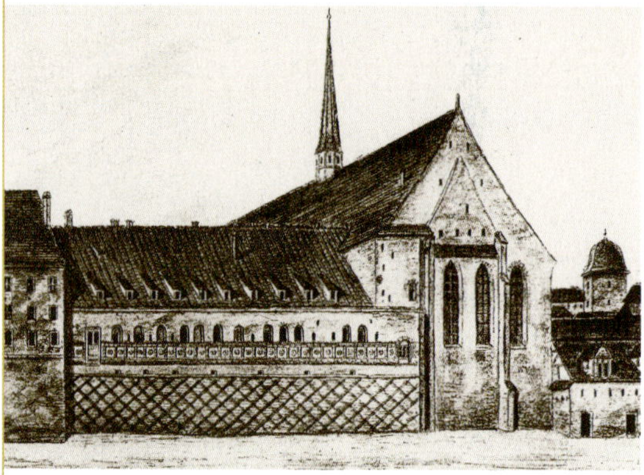

widmete er seinem Gönner Dr. Poerner. Hahnemann besuchte nur die Lehrveranstaltungen, die ihm am zweckmäßigsten erschienen und vertiefte sich ansonsten in die medizinische Fachliteratur. Er vermisste in Leipzig den klinischen Unterricht am Krankenbett und zog aus diesem Grund nur knapp zwei Jahre später und mit abgebrochenem Studium nach Wien, um dort von Josef Freiherr von Quarin zu lernen. Freiherr von Quarin war damals ärztlicher Direktor des *»Spitals der Barmherzigen Brüder«* in Leopoldstadt, Leibarzt Maria Theresias und ab 1754 auch Professor an der Medizinischen Fakultät. Hahnemann bekam bei ihm die Möglichkeit, viel klinisches Wissen zu sammeln. Vier Jahre später, am 1. August 1779, verteidigte er in Erlangen seine medizinische Dissertation mit dem lateinischen Titel *»Conspectus adfectuum spasmodicorum aetiologicus et therapeuticus«* (Betrachtung zur Ätiologie und Therapie der krampfartigen Erkrankungen) und erhielt den Doktortitel.

Am 28. August 1811, 34 Jahre nach seinem ersten Aufenthalt in Leipzig, traf er aus Torgau kommend und mittlerweile ein verheirateter Mann und Familienvater, abermals in der Stadt ein. Leipzig, mit seinen 35.000 Einwohnern war eine bedeutende Universitäts- und Handelsstadt. Hier war er den Stätten der Wissenschaft näher als in Torgau. Die Familie wohnt zunächst am Brühl, bezieht dann ab 1813 eine Wohnung in der Burgstraße im Stadtzentrum. Zunächst versuchte Hahnemann eine sechsmonatige Ausbildung und ein Institut für promovierte Ärzte ins Leben zu rufen, in der er die homöopathische Heillehre unterrichten wollte, aber mit wenig Erfolg. Die Interessenten blieben aus.

Daraufhin wandte er sich an die Medizinische Fakultät und bat um die Erlaubnis, dort unterrichten zu dürfen. Auf Drängen des damaligen Dekans hin verfasste er, obwohl schon promoviert, erneut eine Dissertationsschrift, die er vor einer universitären Öffentlichkeit am 28. Juni 1812 verteidigte. Nicht die Homöopathie war Thema der Schrift, mit der er sich habilitierte, sondern er wählte das Thema *»Historisch-medizinische Abhandlung über die Nieswurz-Therapie in der Antike«*. Hahnemann wies nach, dass *Helleborus* in der Antike für *Nieswurz (Veratrum album)* stand und nicht für die *Christrose*, wie später und bis heute üblich.

Das Publikum war begeistert von seinem Vortrag. Als Responent oder *»Gegenspieler«* im Promotionsverfahren trat sein Sohn Friedrich auf. Im Wintersemester 1812 begann Hahnemann mit seinen Vorlesungen. Nachdem er zunächst über die Geschichte der Medizin las, kündigte er ab 1814 einen Einführungskurs in die Homöopathische Heilmethode mit dem Titel *»Morbus Hominum sanandi«* an. Hier ließ er jetzt seinem Zorn auf die *»heroische Medizin«* in den Vorlesungen freien Lauf.

Sein ungewöhnliches Auftreten wirkte auf seine Schüler bizarr und etliche machten sich über ihn lustig. Sein Erscheinungsbild entsprach nicht dem damaligen Bild eines gelehrten Arztes. Viele Schüler kamen nicht des Themas wegen, sondern um sich zu amüsieren. Einige wenige hörten ihm interessiert zu, waren fasziniert von der neuen Heilkunst und blieben ihm treue Anhänger und Schüler, wie Hartmann, Groß, Franz, Hornburg und Rückert.

Mit diesen führte er homöopathische Arzneimittelprüfungen durch und lud sie auch zu geselligen Runden im Hause Hahnemann ein. Ein Schüler, Franz Hartmann, schrieb zu den Arzneimittelprüfungen: *»Er nahm die Symptome, die wir ihm übergaben, nie auf Treu und Glauben an, sondern ging sie jederzeit noch einmal mit uns durch, um gewiss zu sein, dass wir*

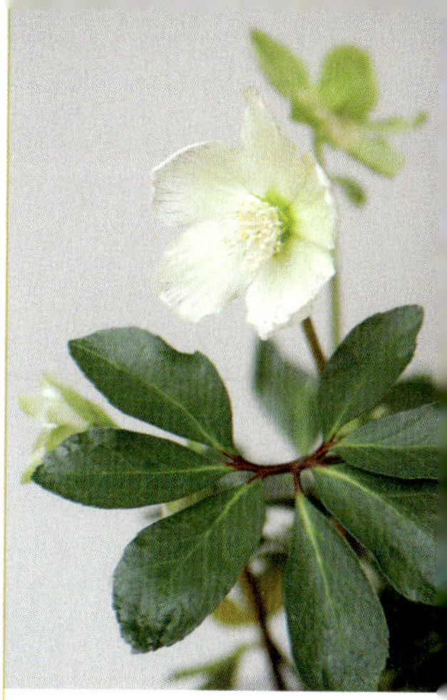

Helleborus niger, die Schnee- oder Christrose, mit der sich Hahnemann in seiner Habilschrift beschäftigte

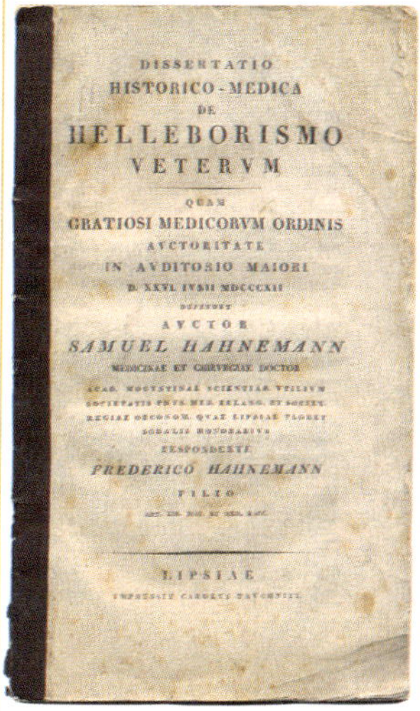

Titelblatt der Schrift, mit der sich Hahnemann im Juni 1812 an der Universität Leipzig habilitierte, in der Ausstellung des Sächsischen Apothekermuseums Leipzig

auch die richtigen Ausdrücke und Bezeichnungen gebraucht, und weder zu viel noch zu wenig gesagt hätten.« Später schlossen sich auch namhafte Ärzte, wie Johann Ernst Stapf (1788-1860) seinen Prüfungen an.

Hahnemann war vor dem bestehenden Krieg aus Torgau geflohen, doch auch hier in Leipzig holte ihn der Krieg wieder ein. Vom 16. bis 18. Oktober 1813 besiegten bei Leipzig die verbündeten Armeen Österreichs, Preußens, Russlands und Schwedens die Truppen Napoleons und leiteten damit das Ende der Herrschaft des Kaisers der Franzosen über Europa ein. In dieser wichtigsten, aber auch blutigsten Schlacht der Befreiungskriege fielen von etwa 400.000 beteiligten Soldaten 130.000. Weitere Zehntausende starben in den folgenden Wochen an den Verwundungen und Krankheiten wie Wundbrand und Typhus. Das in Leipzig anlässlich des 100. Jahrestages der Schlacht errichtete Völkerschlachtdenkmal erinnert noch an das Kriegsgeschehen.

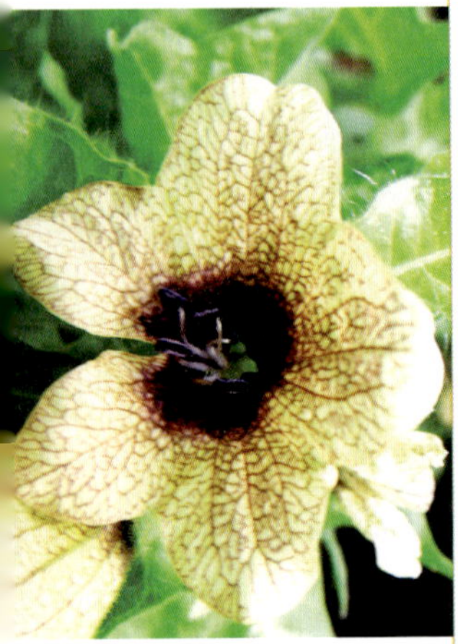

Bilsenkraut (Hyoscyamus niger), und Zaunrübe (Bryonia alba), die von Hahnemann gegen das Nerven- oder Spitalfieber eingesetzten Mittel.

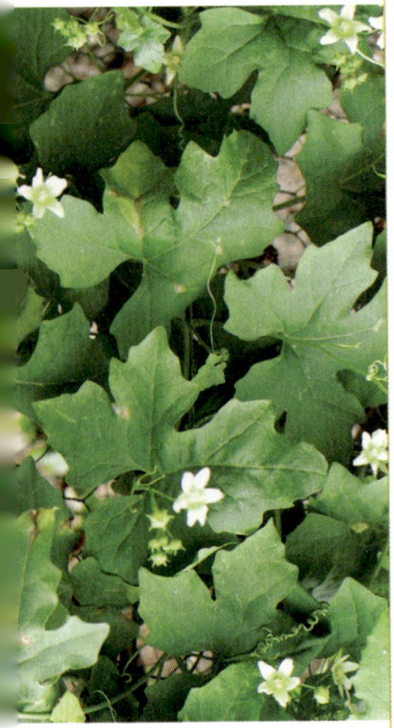

Hahnemann konnte und musste bei der Behandlung der Kriegsfolgen seine medizinischen Kenntnisse erweitern. 1814 erschien ein Artikel von ihm, in dem er für das *»Nerven- und Spitalfieber«*, worunter wohl Typhus zu verstehen ist, das homöopathische Mittel Bryonia alba, sowie bei schweren Fällen Hyoscyamus niger empfahl.

Die Mittelwahl erfolgte nach dem Simileprinzip, weil, so Hahnemann, gegen diese Seuche die traditionellen Mittel wenig bis gar nichts bewirkten. Hahnemanns Behandlungsmethode hatte Erfolg, und er konnte viele Heilungen verzeichnen. So zitiert Professor Jütte in der Biographie Samuel Hahnemanns aus einer alten Quelle: *»...Von den 180 ›Typhus‹-Kranken, die dieser (Hahnemann) in der Stadt selbst und in der Umgebung behandelt habe, sei nur eine alte Person gestorben.«* Die Symptome des *»Deliriums«* im Verlauf der Krankheit, die Hahnemann schilderte, deuten allerdings auch auf Fleckfieber, im Volksmund *»Läusetyphus«*, hin, welches damals noch häufig mit Typhus verwechselt wurde.

Hahnemanns guter Ruf wuchs stetig. Sein Schüler Hartmann schrieb dazu: *»Schon damals, als ich Hahnemanns persönliche Bekanntschaft machte, war* *sein Ruf weit verbreitet, und er vollbrachte Heilung, die ans Unglaubliche grenzte ...«* Hahnemanns Patienten kamen von nah und fern. Manche waren mehrere Tage unterwegs, um sich von ihm behandeln zu lassen. Er macht kaum Hausbesuche, was zur damaligen Zeit ungewöhnlich war.

Zu den wenigen Ausnahmen, doch Hausbesuche zu machen, gehörte sein wohl prominentester Patient, der österreichische Generalfeldmarschall Karl Philipp von Schwarzenberg. Er hatte den Oberbefehl über die verbündeten Armeen in der Leipziger Völkerschlacht, zog als Feldmarschall 1814 siegreich in Paris ein und wurde 1815 Präsident des Hofkriegsrates.

1817 erlitt der gerade 41jährige Schwarzenberg einen Schlaganfall, von dem er sich zuerst gut zu erholen schien, doch 1819 verschlechterte sich sein Zustand. In Habsburg (Österreich) war die Homöopathie zu diesem Zeitpunkt verboten. Doch Schwarzenberg hatte viel Positives von der neuen Heilmethode Homöopathie gehört, und so begann die Behandlung zunächst auf schriftlichem Wege. Sein erstes Mittel und genaueste diätetische Anweisungen erhält er in einem Brief am 25. März 1819. Bald darauf, am 19. April, bezog Schwarzenberg ein Gartenhaus auf der Milchinsel in Leipzig, um sich von Hahnemann weiter homöopathisch behandeln zu lassen. Mit in seinem Gefolge waren die Leibärzte Dr. v. Sax und Dr. Marenzeller.

Fast täglich besucht Hahnemann den kranken Generalfeldmarschall, und während einer Verschlechterung des Gesundheitszustandes Schwarzenbergs wechselt Hahnemann fast täglich die Mittel. Vergebens, Schwarzenberg stirbt am 15. Oktober 1820. Hahnemann durfte der Autopsie beiwohnen, an der die Leibärzte und auch sein Widersacher Johann Christian Clarus beteiligt waren. Der Fürst hatte an einer Vielzahl von schweren organischen Erkrankungen gelitten, hatte außerdem ein vergrößertes Herz und Arterienverkalkungen.

Der Tod Schwarzenbergs schädigte nicht nur Hahnemanns Ansehen, sondern er verlor auch einen Fürsprecher in seinem Rechtsstreit. Am 16. Dezember

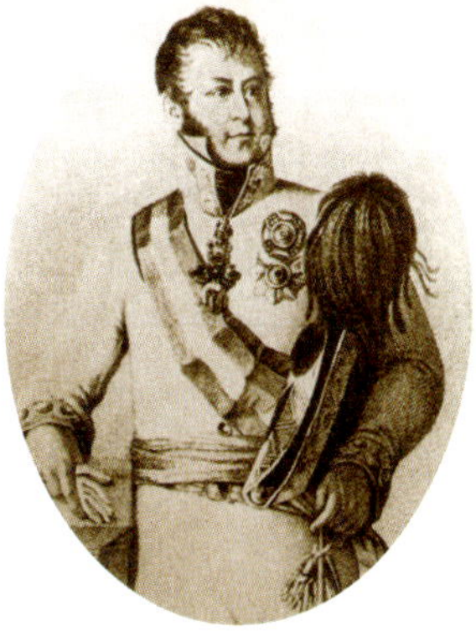

Karl Philipp Fürst von Schwarzenberg (1771-1820), österreichischer Feldmarschall, Oberbefehlshaber der gegen Napoleon in der Schlacht bei Leipzig kämpfenden verbündeten Truppen. Der Sieg in der Schlacht im Oktober 1813 trug ihm die ehrenvolle Bezeichnung »Held von Leipzig« ein

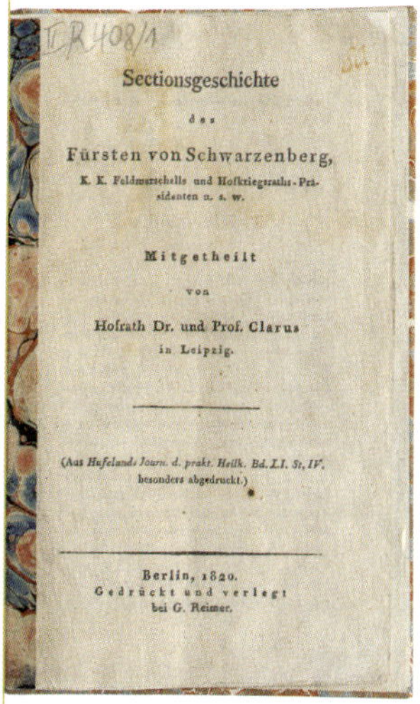

II R 408/1

Sectionsgeschichte

des

Fürsten von Schwarzenberg,

K. K. Feldmarschalls und Hofkriegsraths-Präsidenten u. s. w.

Mitgetheilt

von

Hofrath Dr. und Prof. Clarus

in Leipzig.

(Aus Hufelands Journ. d. prakt. Heilk. Bd. LI. St. IV. besonders abgedruckt.)

Berlin, 1820.

Gedrückt und verlegt

bei G. Reimer.

Bericht über die Sektion des Fürsten von Schwarzenberg. Das Dokument ist als eine Leihgabe des Stadtgeschichtlichen Museums Leipzigs im Sächsischen Apothekermuseum zu sehen

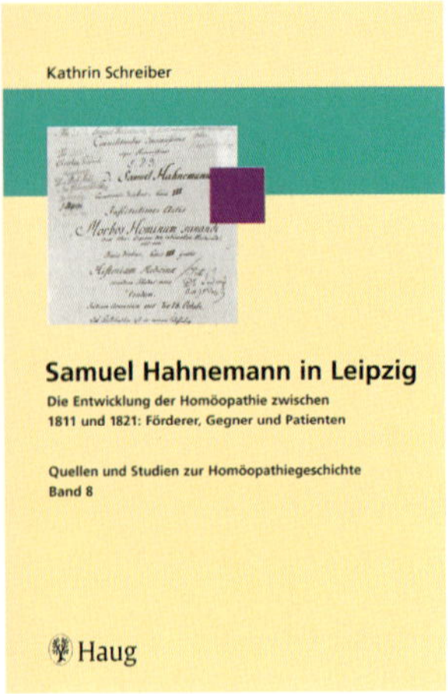

Eine wichtige in den letzten Jahren erschienene Abhandlung zur Leipziger Homöopathiegeschichte von Kathrin Schreiber

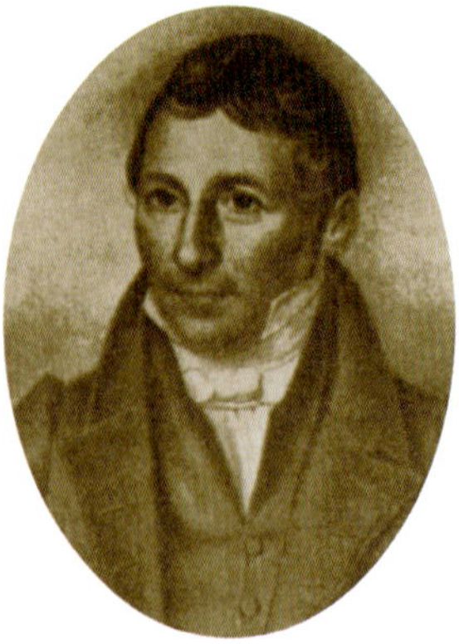

Dr. Moritz Müller, Freund Schweikerts und erster Direktor des Leipziger Homöopathischen Krankenhauses

1819 hatten drei Apotheker Klage gegen Hahnemann eingereicht, er sollte seine Medizin künftig nicht mehr selbst herstellen dürfen. Die Klage, so wurde betont, richte sich nicht gegen die Homöopathie sondern lediglich gegen die permanenten Verstöße Hahnemanns gegen das Verbot der Abgabe von Arzneien durch den Arzt. Am 8. März 1820 wurde das Urteil des Leipziger Dispensierstreits per Magistratsbescheid verkündet. »*Von uns wird Dr. Samuel Hahnemann hirmit...veranlasst, sich bei 20 Thalern Strafe des Ausgebens und der Dispensation aller und jeder Arzneimittel, Einwendens ungeachtet, zu enthalten, zu schärfern Maasregeln keinen Anlaß zu geben und bey verzeichnete Kosten und Vorläge anher zu bezahlen.*«

Hahnemann legte Berufung ein und Anhänger der Homöopathie, zu denen neben Fürst Schwarzenberg weitere prominente Persönlichkeiten, wie Friedrich Wiek, der Vater von Clara Schumann, der Ratsdeputierte Dr. Johann Wilhelm Volkmann, der Professor für Philosophie Friedrich Wilhelm Lindner und die Ärzte Freiherr von Brunnow und Moritz Müller zählten, wandten sich, allerdings erfolglos, an den sächsischen König. Nach dem Tod von Fürst Schwarzenberg erging am 30. November das Urteil. Hahnemann durfte die homöopathischen Mittel nicht mehr selbst herstellen. Hahnemanns wichtigstes Argument in dem Rechtsstreit war, dass die homöopathische Arznei keine Medizin wie jede andere ist und somit nicht unter die bestehende gesetzliche Regelung fallen würde.

Nach dieser Niederlage verläßt Hahnemann Leipzig, um sich im April 1821 in Köthen niederzulassen, wo ihm weiterhin erlaubt wird, die homöopathischen Mittel selbst herzustellen. Doch er sollte ein weiteres Mal nach Leipzig kommen, wenn auch nur kurz.

Anfang 1831 nimmt Hahnemann, noch in Köthen wohnend, den Gedanken wieder auf, ein homöopathisches Krankenhaus zu eröffnen. Er richtete einen Fond ein, und es wurde ein Verein gegründet, der sich später »*Homöopathischer Zentralverein*« nannte. Dieser Verein wird Eigentümer des künftigen homöopathischen Krankenhauses in Leipzig und durfte laut seiner Satzung den Direktor und die Inspektion der Anstalt bestimmen. Zunächst sollte Dr. Schweikert, Arzt und Homöopath in Grimma, die Krankenhausleitung übernehmen. Seine Bitte um Vergütung wurde jedoch vom Zentralverein abgelehnt, der die Tätigkeit des künftigen Klinikleiters als unentgeltlich festschrieb. So übernahm Moritz Müller den Posten des Anstaltsdirektors, legte es jedoch schon nach einem dreiviertel Jahr nieder. Hartmann übernahm das Amt übergangsweise, und am 1. Januar 1834 tritt Schweikert die Stelle des Direktors bis August 1835 an.

Hahnemann besuchte das Krankenhaus nur ein einziges Mal, und zwar im Juni 1834, und stellte fest, dass die Arbeit nicht nach seiner Vorstellung erfolgte und *»Halbhomöopathen«* und *»Halbwisser«* auf Aderlässe und Klistiere nicht verzichtet hatten. Ein früherer Patient Hahnemanns, Carl Heinrich Reclam, hatte ihm schon 1832 berichtet, dass Dr. Moritz Müller bei der Behandlung seiner Tochter Blutegel eingesetzt hatte. Hahnemann lädt nach seinem Besuch im Krankenhaus seine Wut im Leipziger Tageblatt ab. Es ist die Rede von *»Bastard-Homöopathen«*, *»Krypto-Homöopathikern«* und *»allöopathischem After Wesen«* Wie H. Eppenich in seinem Buch *»Die Geschichte der deutschen homöopathischen Krankenhäuser«* schreibt, ernennt sich Hahnemann am 18. Juni 1834 selbst zum Oberaufseher der Leipziger Anstalt und löst am 10. August eigenmächtig den Zentralverein auf. Ein kräftiger Streit entsteht, der erst durch verschiedene Vermittlungsversuche im *»Köthener Vertrag«* mit einem Kompromiss beendet wird.

Ein Hochstapler namens Fickel löste Schweikert ab und leitete die Heilanstalt von Januar bis zum 10. August 1836. Dann springt Hartmann wieder übergangsweise ein und übernimmt erneut die Leitung, bis er 1839 von dem letzten Direktor, dem jungen Arzt Alphons Noack, abgelöst wird. Dieser kann die Anstalt aber nicht mehr retten, und so schließt die Heilanstalt im Oktober 1842. Übrig bleibt eine Poliklinik, die an anderer Stelle weitergeführt wird.

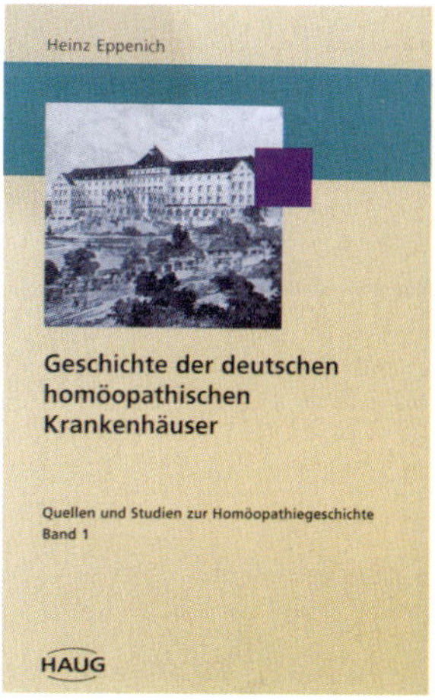

Die erste umfassende Aufarbeitung der Geschichte der homöopathischen Krankenhäuser in Deutschland von Heinz Eppenich

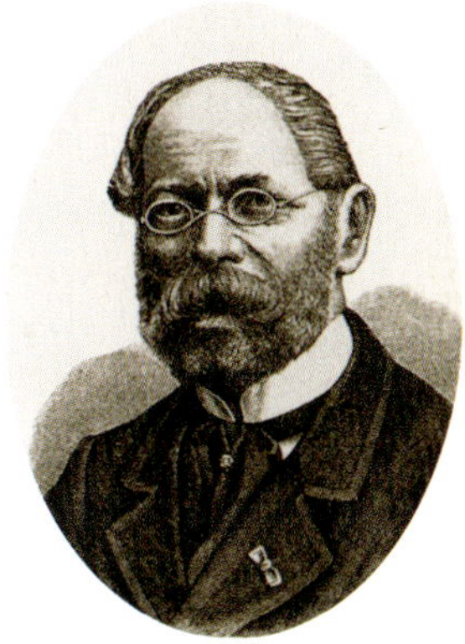

Dr. Alphons Noack, letzter Direktor des Homöopathischen Krankenhauses in der Leipziger Glockenstraße

Hahnemann, bereits in Paris wohnend, nimmt kaum Notiz von der Schließung. So schreibt er nur in einem Brief an seinen Kollegen Bönninghausen: »*... schrieb mir vor 2 Monaten Stapf, dass ein Congreß von 5, 6 Gliedern des Centralvereins aus Leipzig und Magdeburg in Cöthen zu Stande gekommen wäre, der beschlossen habe, das Leipziger kleine Hospital aufzugeben! Soweit haben's die Herren gebracht! Da sieht man die Vortrefflichkeit der Noacks und Trinks. Vorzüglich letzterer hat sich aufgeopfert, um alles Gute zu zerstören.*«

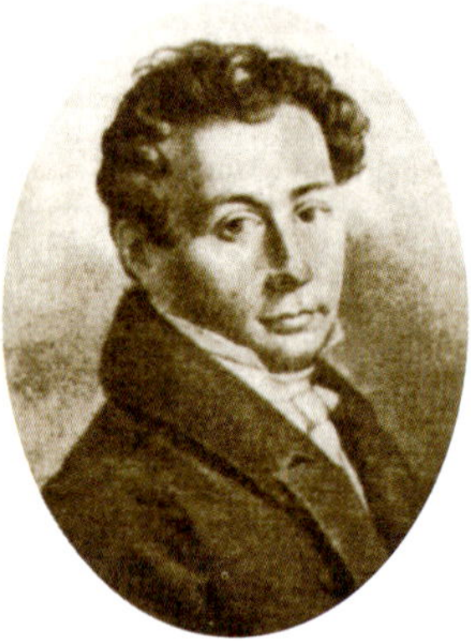

Karl Friedrich Trinks (1800-1868)

Karl Friedrich Trinks, den Hahnemann in seinem Schreiben angreift, ist neben Constantin Hering der wohl wichtigste Homöopath, der seinen Anfang in der Universitätsstadt an der Pleiße nahm. 1800 in Eythra bei Leipzig geboren, studierte er von 1817 bis 1823 Medizin und soll zeitweise einer der Lieblingsschüler des Homöopathiegegners Clarus gewesen sein. Trotzdem wandte er sich, wie Hering, schon während des Studiums der Lehre Hahnemanns zu. Doch »*Hahnemann liebte*«, nach Haehl, »*keinen, der sich nicht in seinen Dienst stellte, sondern offen widersprach*«. Deshalb musste es zu Differenzen mit Trinks kommen, der Hochpotenzen ablehnte und Hahnemann schon 1825 darauf hingewiesen haben soll, dass die Grundzüge der Homöopathie schon bei Paracelsus zu finden seien, worauf der Meister wohl nicht sehr erfreut erwiderte, das sei ihm bisher völlig fremd gewesen. Diese Differenzen hinderten Hahnemann jedoch nicht daran, von Trinks geprüfte und in den mit Hartlaub gemeinsam herausgegebenen »*Annalen der homöopathischen Klinik*« vorgestellte Arzneimittel in seine Materia medica aufzunehmen.

Nach dem Studium und einer längeren Reise hatte sich Trinks in Dresden niedergelassen, wo seine Praxis rasch wuchs. Er behandelte häufig Patienten aus höheren Gesellschaftskreisen, darunter Prinzessin Josephine von Österreich, bekam den Titel eines Medizinalrats verliehen und starb nach 44 Jahren erfolgreicher Praxis und Publikationstätigkeit im Juli 1868 in Dresden.

Vierzig Jahre nachdem Hahnemann Leipzig in Richtung Köthen verlassen hatte, betrat ein anderer Homöopath, der Weltbedeutung erlangen sollte, die Stadt an der Pleiße. 1861 begann der 1839 in Auerbach geborene Carl Emil Willmar Schwabe nach abgeschlossenem Gymnasium und einer Lehre an der Marien-Apotheke in Dresden ein Studium der Pharmazie an der Leipziger Universität. Zwei Jahre später promovierte er. Während seines Studiums wurde er überzeugter Anhänger der Homöopathie, obwohl sich die öffentliche und universitäre Meinung kaum gebessert hatte. Noch 1846 hatte der Leipziger Bezirksarzt Dr. Güntz 432 homöopathische Arzneimittel beschlagnahmen und auf dem Pauliner Kirchhof demonstrativ vergraben lassen.

Der Weg Schwabes nach Studium und Promotion ist kaum glaubhaft und ähnelt eher dem eines *»Selfmademan«* im Land der unbegrenzeten Möglichkeiten als dem eines deutschen Akademikers. In wenigen Jahren schuf er ein Firmenimperium mit Betrieben zur Herstellung homöopathischer und pflanzlicher Arzneimittel, einer Kette von Apotheken und Niederlassungen in den deutschen Staaten und in aller Welt, einem Verlag für medizinische Fachliteratur und einer Druckerei. Die wichtigsten Etappen auf diesem Weg seien hier kurz angeführt:

- Bis 1865 leitete er die Homöopathische Dispensieranstalt der vereinigten Apotheken zu Leipzig, die *»Homöopathische Central-Apotheke Täschner & Co.«*
- 1866 gründete er in der Leipziger *»Centralhalle«* die Firma *»Homöopathische Central-Officin Dr. Willmar Schwabe«*, die homöopathische Mittel herstellte, so wie Hahnemann es beschrieben hatte. Wenige Jahre später zieht die Firma in die kleine Fleischergasse 23-24 um.
- 1866 gründete er einen Verlag, der Fachliteratur sowohl für Ärzte als auch für medizinisch interessierte Laien herausgab. Als Initiator der ersten homöopathischen Poliklinik wurde Dr. Willmar Schwabe auch gesundheits- und sozialpolitisch aktiv.
- 1871 eröffnete er in der ehemaligen *»Centralhalle«*, An der Pleiße 3 b (heute Dittrichring/Ecke Gottschedstraße), eine *»Homöopathische Central-Apotheke*

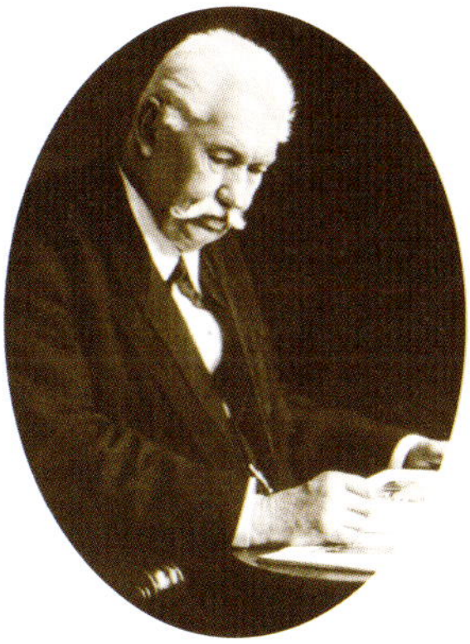

Dr. Carl Emil Willmar Schwabe
(1839 - 1917)

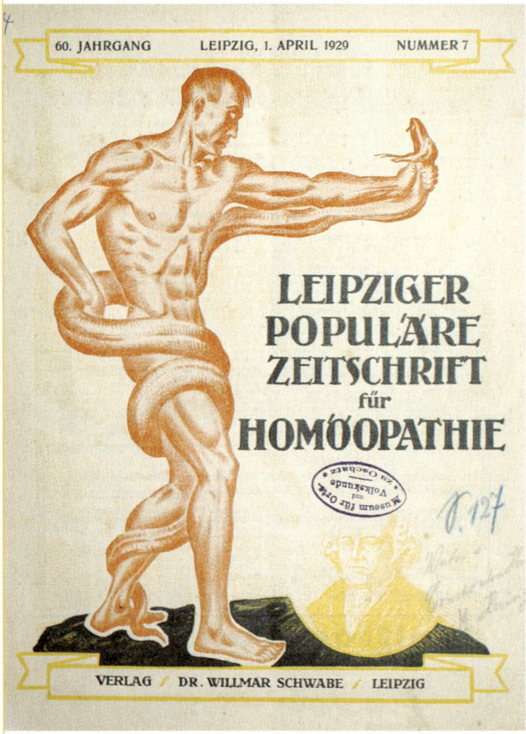

zum Samuel Hahnemann«, in der erstmalig Arzneien auch an Patienten abgegeben wurden. 1878 erwarb er zusätzlich die *»Homöopathische Central-Apotheke«* am Thomaskirchhof 12. Das Gebäude, das heute das Sächsische Apothekenmuseum beherbergt, wurde Sitz und Zentrale seines Firmenimperiums.

■ 1871 gründete Willmar Schwabe in Leipzig eine private Poliklinik, in der Kranke ambulant behandelt und homöopathische Ärzte ausgebildet wurden. Er kaufte 1889 zwei Rittergüter und 1897 das Kurbad Augustusbad bei Radeberg, um diese unentgeltlich als Genesungsstationen zur Verfügung zu stellen. 1905 wurden diese in der *»Dr. Willmar Schwabeschen Heimstätten-Stiftung«* zusammengefasst und der Ortskrankenkasse Leipzig, die er selbst mitbegründet hatte, übereignet.

■ Er fungierte als Herausgeber der schon 1832 gegründeten *»Allgemeinen homöopathische Zeitung«* und der *»Leipziger Populären Zeitschrift für Homöopathie«*, die seinerzeit eine Auflage von 30.000 Exemplaren erreichte, sowie der *»Biochemischen Monatsblätter«*.

■ Durch seine publizistische Arbeit war ihm aufgefallen, dass die Verfasser einzelner homöopathischer Arzneibücher bei der Herstellung mehr und mehr von den Hahnemannschen Originalvorschriften abgewichen waren. Daraufhin schuf er 1872 ein für die Homöopathie sehr wichtiges Standardwerk – die *»Pharmacopoea Homoeopathica Polyglottica«*. Die erste Auflage erschien in drei Sprachen. Die 1901 veröffentlichte 6. Auflage des Werkes erschien als *»Dr. Willmar Schwabes homöopathisches Arzneibuch«*. Noch im Jahr 1872 erfolgte die Umwandlung des Unternehmens in eine rein homöopathische Apotheke. In dem Verlag Schwabe wurden mehr als 200 andere Werke, darunter die von Richard Haehl 1921 herausgegebene sechste Auflage des *»Organon«* und Rudolf Tischners *»Geschichte der Homöopathie«* veröffentlicht.

■ 1882 war ein neuer Umzug nötig, und so zog die Firma bis 1926 in die Querstraße 5.

■ 1891 wurden die beiden ersten inländischen Filialen eröffnet und vier Jahre später ein Depot in Amsterdam, dem noch viele weitere folgen sollten.

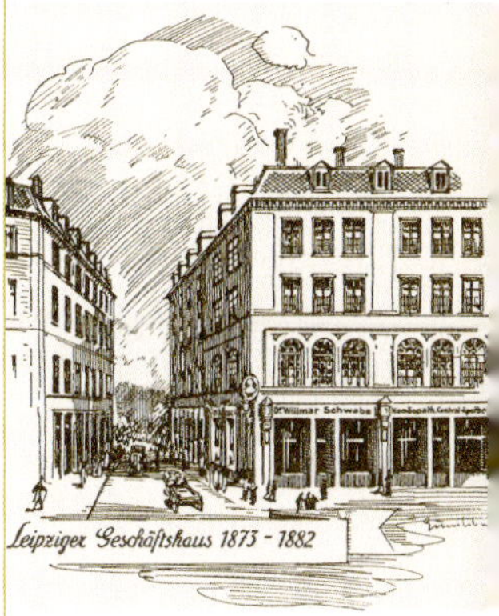
Leipziger Geschäftshaus 1873 - 1882

Die »Homöopathische Central-Apotheke« von Dr. Willmar Schwabe in Leipzig, Thomaskirchhof, die von 1873 bis 1882 betrieben wurde und in dessen Gebäude sich heute das »Apothekenmuseum« befindet.

Der Firmengründer stirbt 1917, und sein Sohn, der Apotheker und Hofrat Willmar Schwabe, der schon 1908 als Teilhaber in die Firma eingetreten war, baute das Werk weiter aus. Die Anzahl seiner Niederlassungen stieg bis 1926 auf mehr als 2500 Filialen weltweit. Es gab nur wenige Länder, die nicht von Schwabes homöopathischen Mitteln beliefert wurden. 60 Jahre nach Firmengründung, am 15. Juni 1926, wurde das neue Fabrikgebäude in der Paunsdorfer Bahnhofstraße (ab 1928 Breitingstraße 22-24), nahe des Leipziger Hauptgüterbahnhofes feierlich eröffnet.

Nach dem Tod des Sohnes des ehemaligen Gründers im Jahr 1935 setzen die beiden Brüder, der Arzt und Apotheker Willmar Schwabe und der Apotheker und Diplomkaufmann Wolfgang Schwabe, in dritter Generation die Tradition des Unternehmens fort. Ab 1940 widmen sie sich neben den homöopathischen Arzneimitteln verstärkt den pflanzlichen Arzneimitteln. So kommt 1943 das erste Weißdornpräparat zur Verbesserung der nachlassenden Herzfunktion auf den Markt.

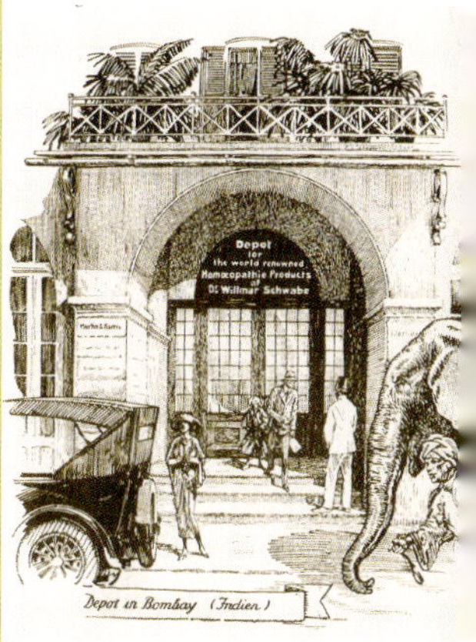
Depot
for
the world renowned
Homoeopathic Products
of
Dr. Willmar Schwabe
Depot in Bombay (Indien)

Bombay, eine der Niederlassungen der Firma im Ausland

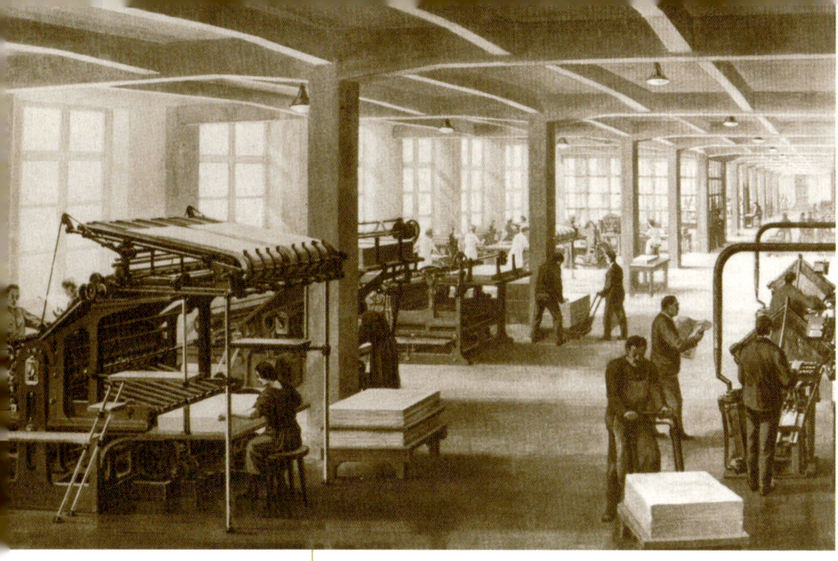

Blick in die Druckerei der Firma Dr. Willmar Schwabe

1946 siedelte die Firma nach Karlsruhe-Durlach um. Der Leipziger Betrieb wurde 1948 verstaatlicht, 1952 in den *»VEB Homöopharm – Dr. Willmar Schwabe«* und 1957 in den *»VEB Leipziger Arzneimittelwerk«* (LAW) umbenannt.

Im Jahre 1961 erfolgt eine deutliche Trennung der Phytopharmaka und der homöopathischen Arzneien. Die Deutsche Homöopathie Union (DHU), wird mit Sitz in Karlsruhe gegründet und übernimmt die Entwicklung, Herstellung und den Vertrieb der Homöopathika. Das Unternehmen Schwabe konzentriert sich fortan stärker auf die Forschung und Entwicklung der Phytopharmaka.

1970 erfolgte in der DDR die Eingliederung des Betriebes in den *»VEB Kombinat Arzneimittelwerke Dresden«*, wo das Leipziger Arzneimittelwerk ab 1978

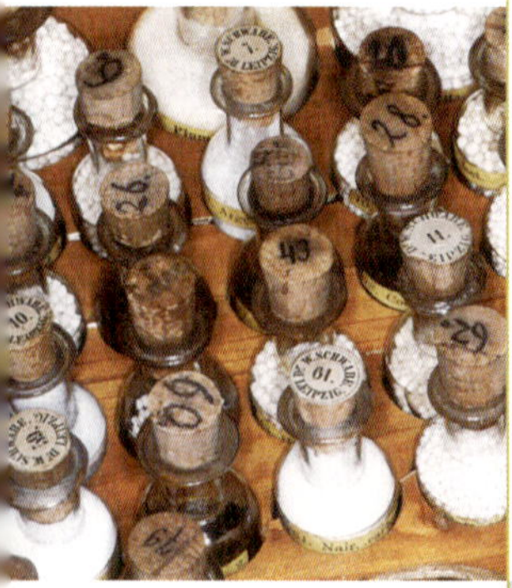

Alte Arzneien der Firma Willmar Schwabe

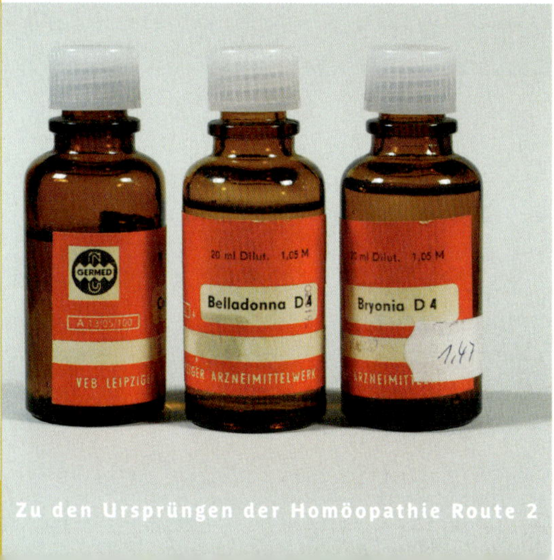

Beispiel für die im VEB Leipziger Arzneimittelwerk hergestellten homöopathischen Mittel.

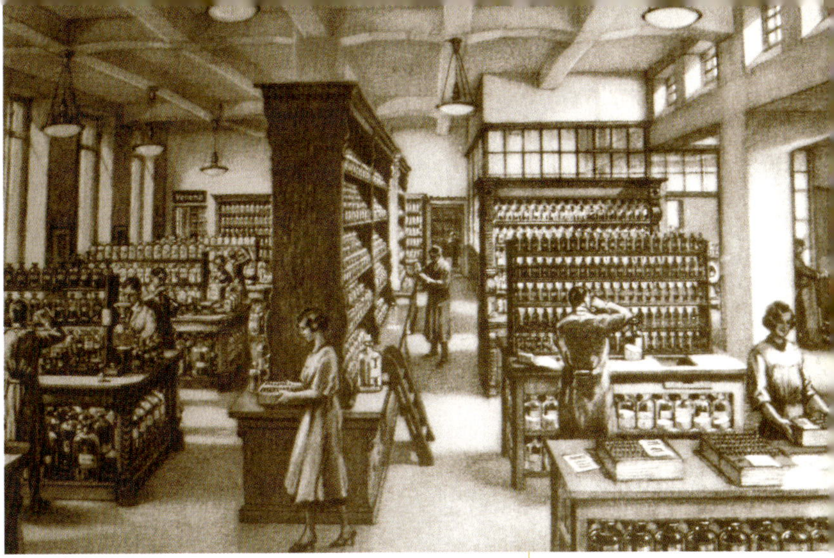

Blick in den Dispensierraum

ein juristisch selbständiger Kombinatsbetrieb wurde. Auch in dieser Zeit wurde im Werk ein Sortiment homöopathischer Arzneimittel hergestellt und vor allem über die Apotheke am Thomas-Kirchhof vertrieben.

Nach der politischen Wende wurde die Firma in der Paunsdorfer Elisabeth-Schumacher-Straße (ehemals Breitingstraße) im Jahre 1990 in die *»Leipziger Arzneimittelwerk GmbH«* umgewandelt, die dann 1992 von der Wyeth-Gruppe übernommen wurde. Im Jahr 2000 schließlich übernahm die Riemser Arzneimittel AG das Leipziger Arzneimittelwerk.

Das 1926 eröffnete neue Betriebsgelände der Firma Willmar Schwabe

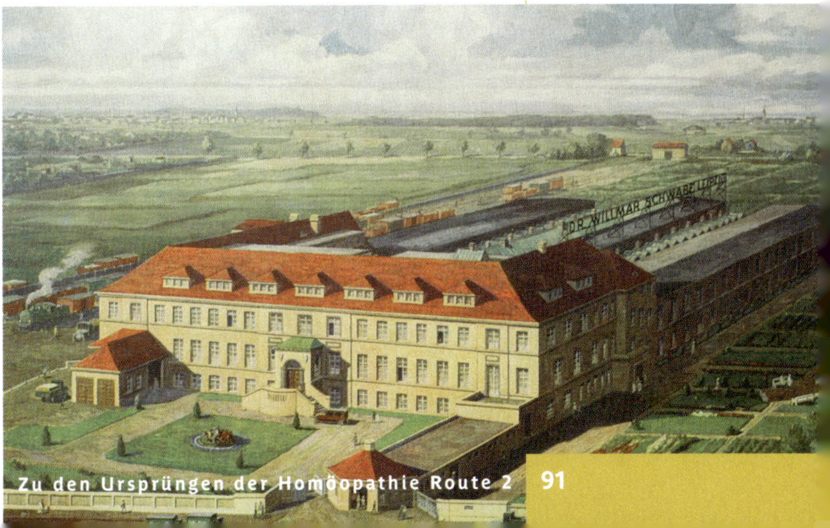

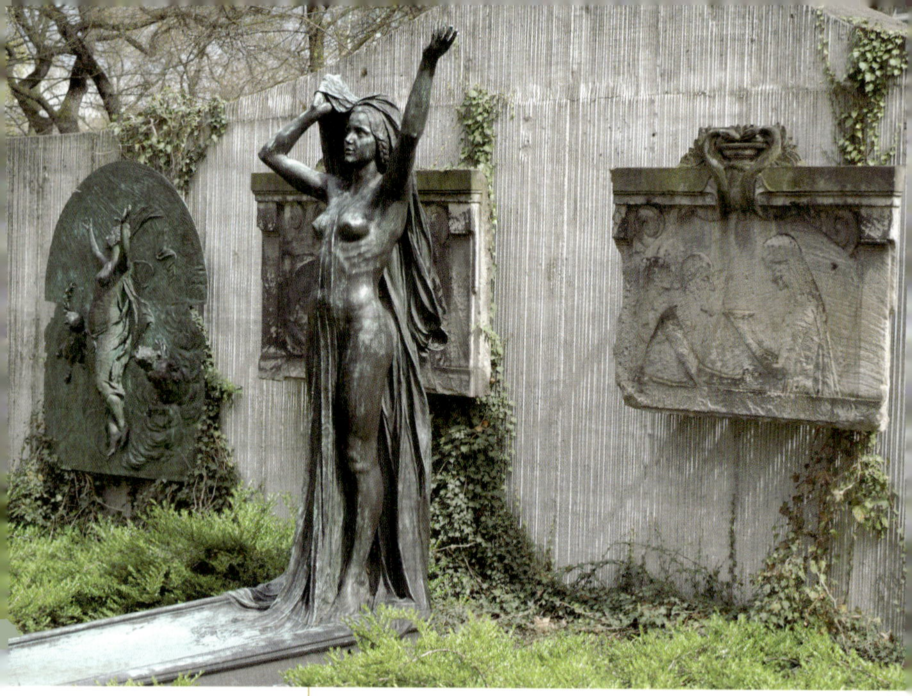

Grabmal Dr. Willmar Schwabes auf dem Alten Johannisfriedhof in Leipzig. Es befindet sich nicht mehr an der ursprünglichen Begräbnisstätte auf dem Neuen Johannisfriedhof, der 1970 geschlossen wurde. 120 der kulturell wertvollsten Grabmäler, darunter das von Schwabe, wurden ausgewählt und auf den heutigen Standort verbracht.

Was erinnert heute in Leipzig an die Vertreter der Homöopathie?

1812 soll Hahnemann im Haus Nr. 452 am *»Brühl«* und danach von 1813 bis 1821 in der Burgstraße, Nr. 139, im *»Pflugkschen Freihaus«* gewohnt haben. Dieses Haus, benannt nach dem früheren Besitzer, Freiherrn von Pflugk, war bereits in dieser Zeit Teil der bekannten Gaststätte *»Thüringer Hof«*.

Die Gaststätte, bis in die heutige Zeit ein Treffpunkt von Studenten und Wissenschaftlern der Leipziger Universität, wurde während des Zweiten Weltkrieges fast vollständig zerstört. 1946/47 wurde das Erdgeschoß provisorisch wieder als Gaststätte eingerichtet, doch der Betrieb konnte nur bis zum Beginn der 90er Jahre aufrechterhalten werden. Dann wurden dringend Baumaßnahmen erforderlich, die dem *»Thüringer Hof«* sein heutiges, für viele, die ihn von früher kannten, zu modernes Gesicht gaben.

In der Gaststätte verkehrten viele berühmte Personen, wie der Dichterfürst Klopstock, der Musiker

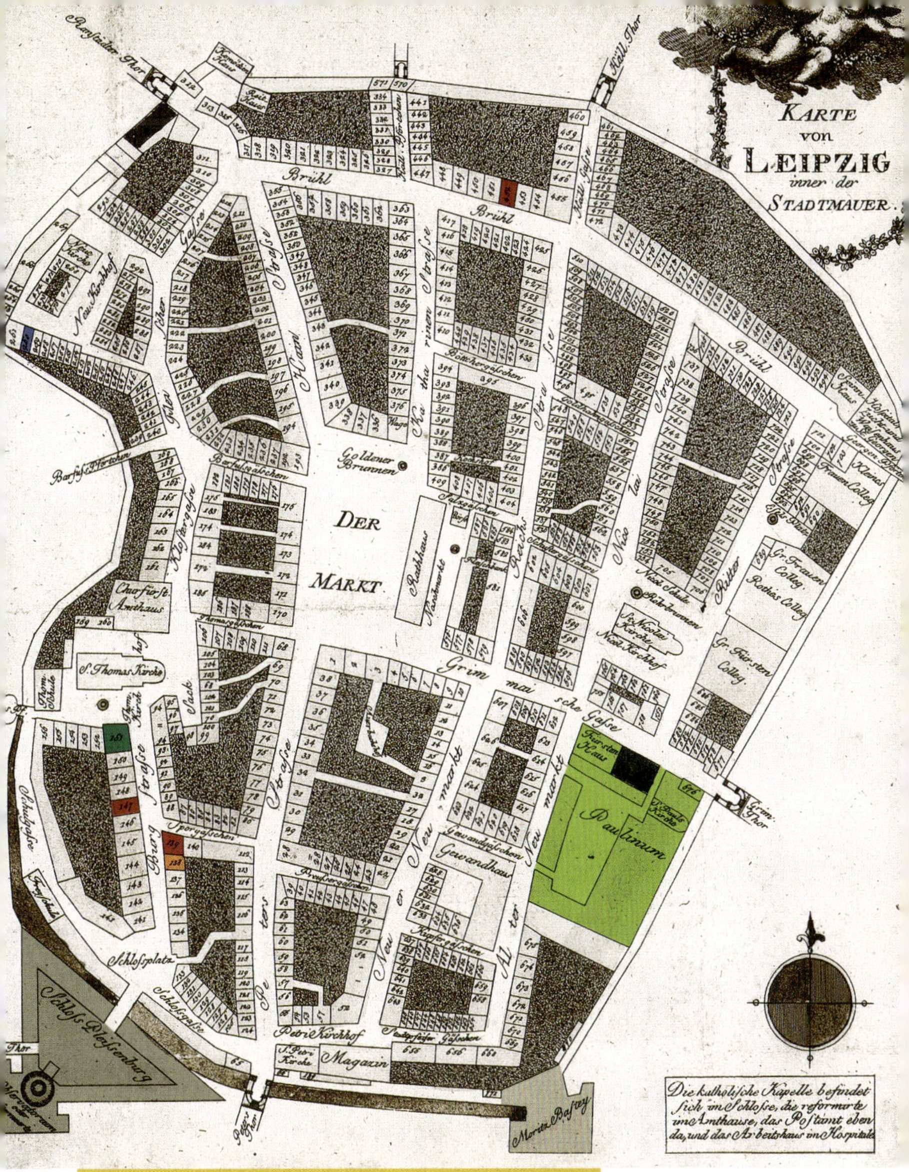

Die vermutlichen Wohnhäuser von Hahnemann am Brühl, Nr. 452, in der Burgstraße, Nr. 139 (»Pflugksches Haus«), und/oder Nr. 147 (»Straubens Haus«)

Der Wohnsitz von Schweikert in der Burgstraße Nr. 138

Die Homöopathische Zentralapotheke und das Geschäftshaus der Firma Willmar Schwabe, Thomaskirchhof 12

Das Gelände des »Paulinums«, mit der Leipziger Universität

Die im 19. Jahrhundert abgerissene Festung Pleißenburg

Die Moritzbastei als letzter Rest der Leipziger Stadtbefestigung und Lazarett nach der Völkerschlacht bei Leipzig 1813

Wohnsitz von Friedrich Hahnemann von 1812 bis 1815, neuer Kirchhof, Nr. 260

Stadtplan von Leipzig 1800 mit Hausnummern, die einen Anhaltspunkt für den Wohnsitz der Homöopathen geben

Der Eingang zum »Thüringer Hof« heute.

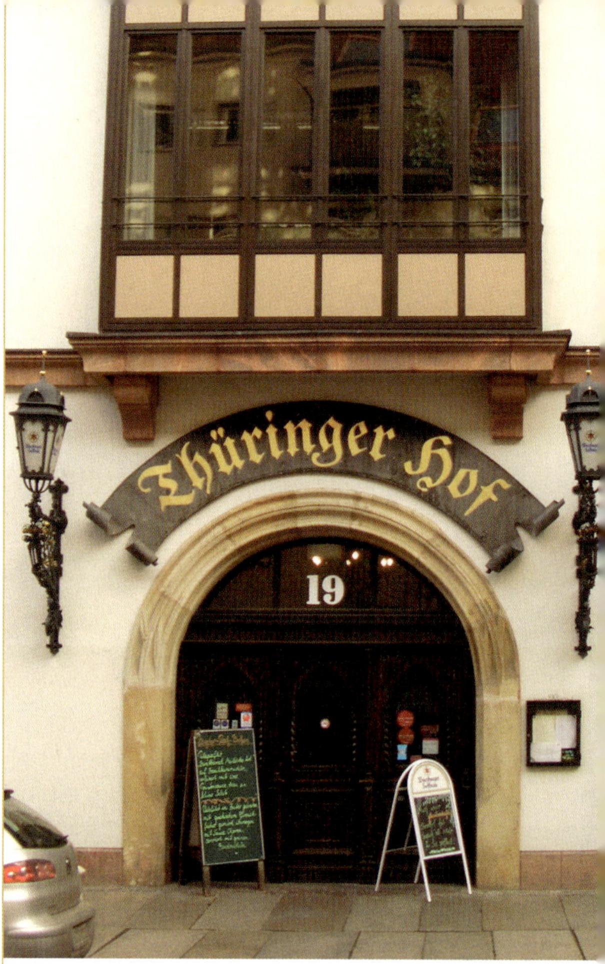

Robert Schumann und mit Sicherheit auch Hahnemann – falls er tatsächlich hier lebte, denn andere Quellen sprechen nicht vom *»Pflugkschen Haus«*, sondern vom *»Straubens Haus«* als seinem Wohnsitz, und es wird auch auf die Hausnummer 147 in der Burgstraße verwiesen.

Am *»23. Tage des 5. Monats im Jahre des Heiles 1851, am Tage des Desiderii, Freitag um 11 Uhr vormittags«* erfolgte an der damaligen *»Promenade«*, am späteren *»Richard-Wagner-Platz«*, die Grundsteinlegung für das Leipziger Hahnemann-Denkmal, dessen Errichtung einige Jahre zuvor nach dem Tod Hahnemanns beschlossen worden war. Ursprünglich für Köthen vorgesehen und maßgeblich von Arthur Lutze und Freiherrn von Sternegg, die beide in Köthen wirk-

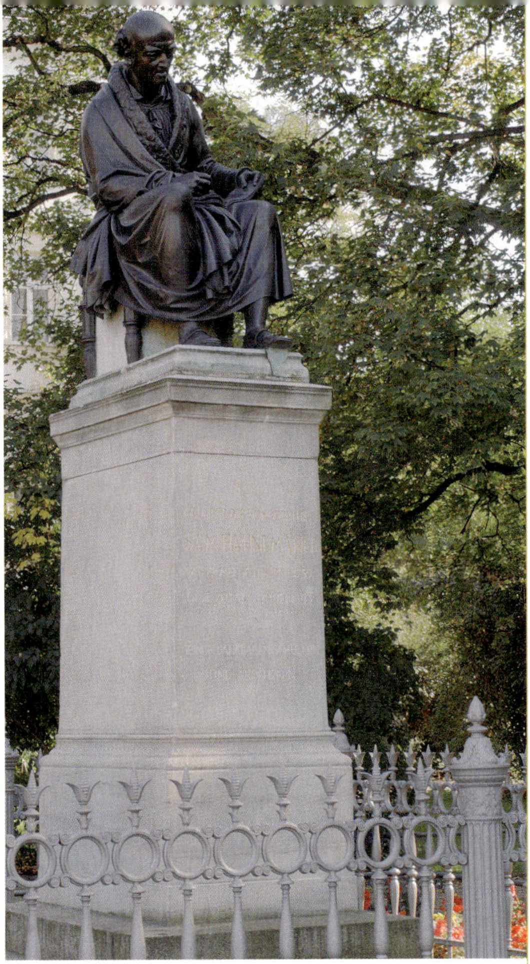

Hahnemann-Denkmal am Stadtring in der Nähe des Brühl. Geschaffen vom Bildhauer Carl Johann Steinhäuser (1813-1879), wurde es 1851 eingeweiht. Bis heute rätselt man, ob die Denkmalerbauer Hahnemann absichtlich der Stadt den Rücken zukehren und ihn in Richtung Köthen blicken liessen.

ten, finanziert, war es letztendlich auf Beschluss des Zentralvereins homöopathischer Ärzte für Leipzig bestimmt worden. Laut vorliegenden Berichten wurden dabei neben anderen Dokumenten in den Denkmalsockel gegeben: Das »*Organon*« und weitere Schriften Hahnemanns, seine »*Selbstverteidigung gegen die Apotheker vom Jahre 1820*«, eine silberne Medaille zu Ehren seines 50jährigen Jubelfestes, ein sächsischer und ein preußischer Taler, »*Rückblicke zur Geschichte der Homöopathie*« von Rummel, die Festschrift zu Ehren von Hahnemann 50-jährigen Doktorjubiläums, ein Schreiben des Stadtrats Kietz, ein Abdruck von Hahnemanns Siegel sowie ein Blatt von der »*Neuen Leipziger Zeitung*« vom 22. Mai 1851. Während einer vom 8. bis 10. August 1851 dauernden Festveranstaltung des Zentralvereins mit Fest-

Sächsisches Apotheken-museum Leipzig
Thomaskirchhof 12,
04109 Leipzig.
Tel.: (0341) 336 52 36
Das Museum ist ganzjährig jeweils Dienstag, Mittwoch, Freitag bis Sonntag 11:00 bis 17:00 Uhr und Donnerstag von 14:00 bis 20:00 Uhr geöffnet.

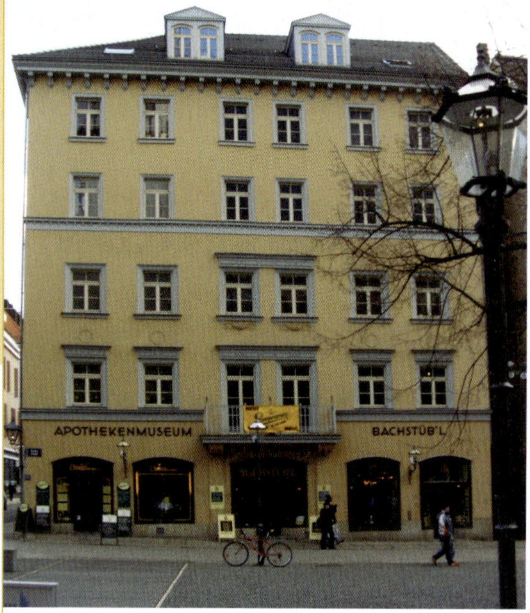

Das »Apothekenmuseum«, das sich im Gebäude der ehemaligen »Homöopathischen Central-Apotheke« befindet.

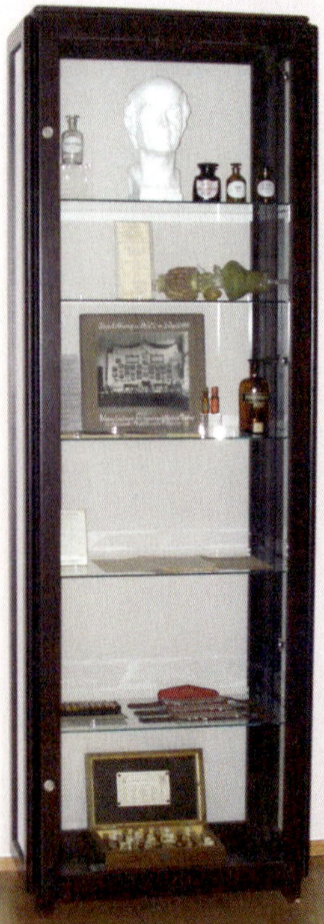

Vitrine im Sächsischen Apothekenmuseum mit Exponaten zu Hahnemann und zur Homöopathie

rede, Festkantate und Niederlegung eines Lorbeerkranzes wurde es feierlich enthüllt.

Die Homöopathische Central-Apotheke am Thomaskirchhof 12 in Leipzig wurde am 31. Dezember 1996 geschlossen. Heute befinden sich in den Räumlichkeiten ein Restaurant im historischen Apotheken-Interieur und das auf Initiative des Sächsischen Apothekerverbandes am 17. Juli 1999 eröffnete Sächsische Apothekenmuseum. Hier findet der Besucher Interessantes zur Geschichte der Apotheken und der Pharmazie.

Das Haus kann auf eine wechselvolle Geschichte zurückblicken. In ihm lebte und arbeitete nicht nur Dr. Willmar Schwabe, sondern es beherbergte auch andere interessante Persönlichkeiten. So lebte hier eine zeitlang der weltbekannte Schriftsteller Karl May. Er soll gegenüber in einem Rauchwarengeschäft in der Burgstraße jenen Pelzmantel gestohlen haben, der ihn hinter Gitter brachte.

Ein Teil der nicht großen Ausstellung, und für Freunde der Homöopathie der wohl interessanteste, ist Samuel Hahnemann und seiner Lehre sowie Willmar Schwabe und seiner Firma gewidmet. In den Vitrinen findet sich eine Vielzahl interessanter

Zeugnisse der Homöopathie, wie Apotheken aus verschiedenen Zeiten und für unterschiedliche Zwecke oder wichtige Dokumente zur Homöopathie, wie Hahnemanns Habilitationsschrift aus dem Jahre 1812.

Eine nicht unwichtige Rolle für die Entwicklung Leipzigs zu einem frühen Zentrum der Homöopathie spielte der Apotheker-und Heilpflanzengarten der 1409 gegründeten Leipziger Universität. Er ist der älteste seiner Art in Deutschland. Seine reichen Bestände an teilweise seltenen Pflanzen dienten nicht nur schon vor Jahrhunderten der Ausbildung von Apothekern und Ärzten an der Leipziger Universität, sondern regten auch die Homöopathen Leipzigs um Hahnemanns zu Arzneimittelprüfungen und zur Mittelherstellung an.

Hervorgegangen ist der Heilpflanzengarten aus dem »*Hortus medicus*« des Paulinerklosters, das sich bis zu seiner Schließung nach der Reformation auf Grund eines Erlasses des sächsischen Kurfürsten Moritz im Jahre 1543 unmittelbar neben der Universität befand. Ein historischer Stich gewährt uns einen Blick auf die Anlage neben der Paulinerkirche, der späteren Universitätskirche. Leider musste der Garten in der Folgezeit der Umgestaltung der Universität und des Leipziger Stadtzentrums weichen. Leipziger Drogisten gründeten deshalb 1936 einen Drogistengarten, aus dem der Botanische Garten für

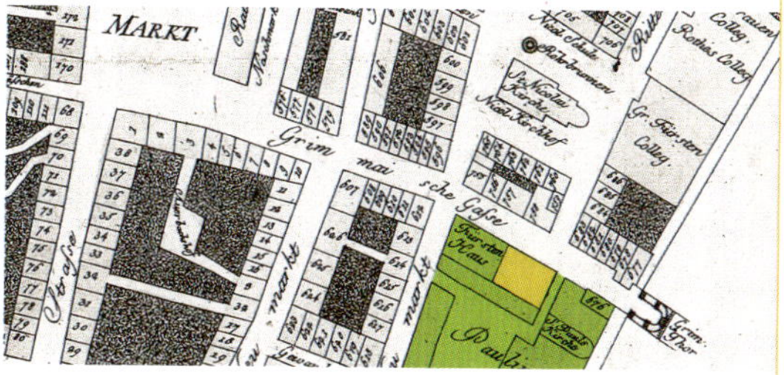

Der alte botanische Garten auf dem Gelände der Leipziger Universität, neben der Paulinerkirche

Arznei- und Gewürzpflanzen am »*Oberholz*« in Großpösna bei Leipzig hervorging. Dieser sehenswerte Garten existiert heute noch, wurde in den letzten Jahren erweitert und hat sich besonders zu einer Anlage entwickelt, die vor allem auch homöopathisch genutzte Pflanzen zeigt.

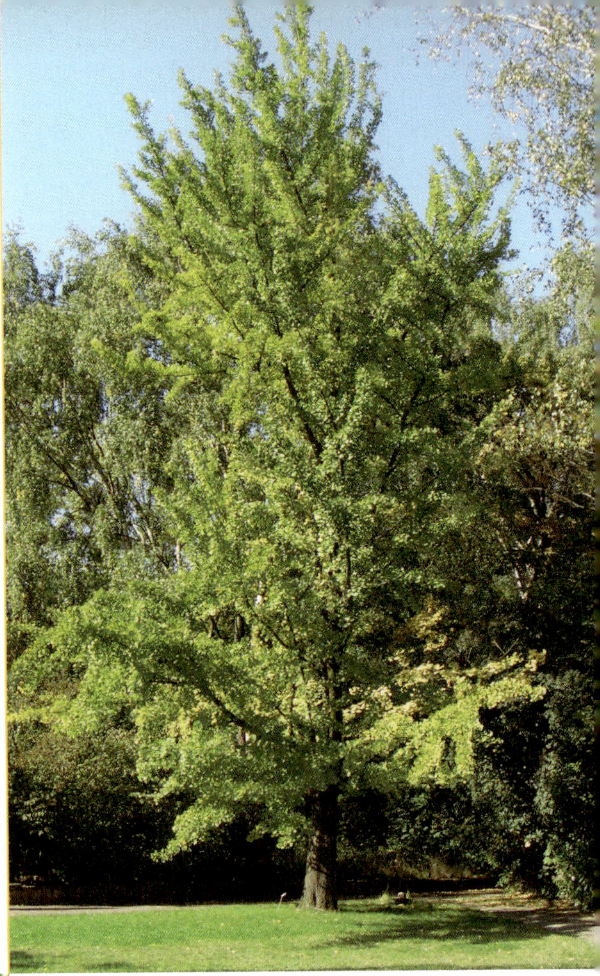

Ein stattlicher Ginkgo biloba im Garten am »Oberholz« in Großpösna bei Leipzig

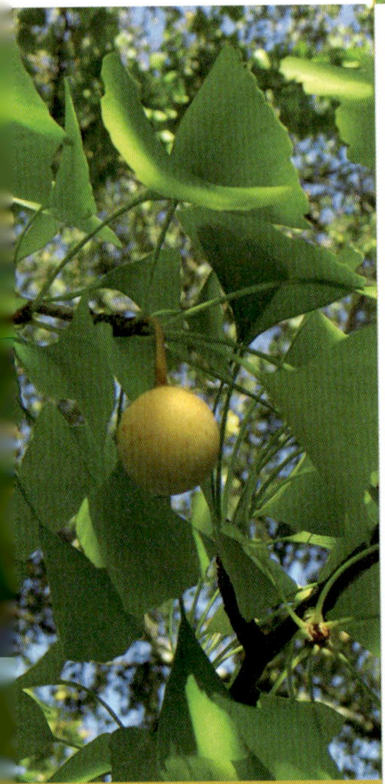

Die Frucht des Ginkgo, die nur an weiblichen Bäumen gedeiht

Ein Ginkgoblatt; ein gleiches mag schon Goethe, den Zeitgenossen Hahnemanns angeregt haben, sein Gedicht über den rätselhaften Baum zu schreiben

Seit Juni 2001 verfügt Leipzig jedoch wieder über einen *»Hortus medicus«* direkt in der Stadtmitte. Mit Unterstützung von Arzneimittelfirmen, vor allem der ehemals in Radebeul bei Dresden beheimateten Firma *»Madaus«*, entstand auf etwa 3000 qm Fläche ein repräsentativer und informativer Apotheker- und Heilpflanzengarten, der vor allem auch eine Vielzahl von seltenen und in der Homöopathie verwendeten Pflanzen zeigt.

Heute wie vor Jahrhunderten dient der *»Hortus medicus«* der Ausbildung von Studenten der Pharmazie und der Medizin. Daneben besitzt er jedoch auch einen großen Wert für andere an der Pflanzenheilkunde und Homöopathie interessierte Besucher. Schautafeln und Vitrinen an den Eingängen informieren über pharmazeutische und botanische Eigen-

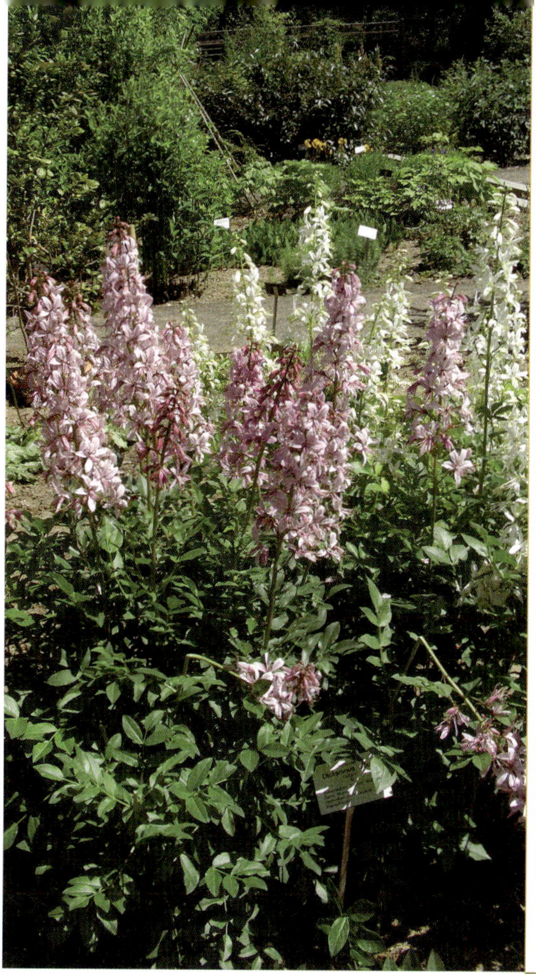

Blick auf ein Beet im Apothekengarten Leipzig mit Diptam (Dictamnus albus). Die Pflanze wurde schon sehr früh von Störck, einem Zeitgenossen von Hahnemann, geprüft und in die Materia medica aufgenommen

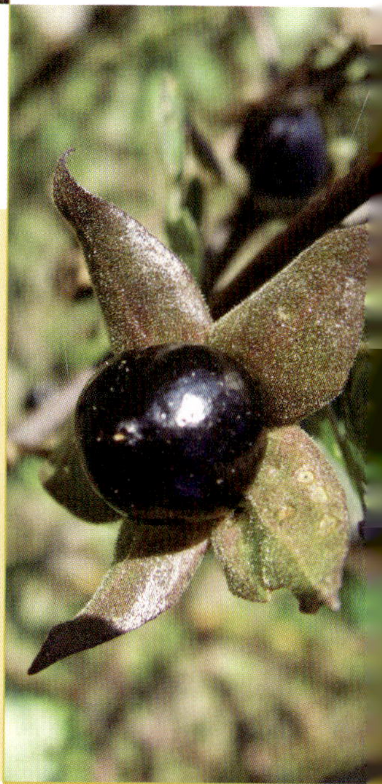

Reife Frucht der Tollkirsche (Atropa belladonna) im Apothekengarten Leipzig. Hahnemann hatte Belladonna an sich und seiner Familie wiederholt geprüft und dabei 390 Symptome registriert.

schaften der Pflanzen, die nach Inhaltsstoffen und Indikationen getrennt auf den Beeten angeordnet wurden.

Botanischer Garten für Arznei- und Gewürzpflanzen am Oberholz in Großpösna

Störmthaler Weg 2, 04463 Großpösna
Tel.: (034297) 412 49
Öffnungszeiten: April und Oktober: Montag bis Freitag 8.00 bis 18.00 Uhr; Mai bis September: Montag bis Freitag 8.00 bis 18.00 Uhr; Wochenende, feiertags 10.00 bis 17.00 Uhr. Eintritt frei

Apothekergarten Leipzig

Linnéstraße 1, 04103 Leipzig,. Tel.: (0341) 97 36 850
Öffnungszeiten: März, April, Oktober: 9.00 bis 18.00 Uhr, Mai bis September: 9.00 bis 20.00 Uhr, November bis Februar: 9.00 bis 16.00 Uhr.

Wissens- und Sehenswertes von Leipzig

Etwa zu der Zeit, als im 16. Jahrhundert der Bauunternehmer Hieronymus Lotter dem Bürgermeister Hieronymus Lotter ein Rathaus errichtete, das sich noch heute als prächtiger Renaissancebau über eine ganze Seite des historischen Marktplatzes erstreckt, äußerten sich zwei Persönlichkeiten völlig verschieden über Leipzig. Der Dichter Hermann von dem Busche nannte es den *»Augapfel der schönen Städte im ganzen Land«*, der Reformator Martin Luther hingegen äußerte: *»Leipzig, du bißt ein böser Wurm«*.

Die Erfahrung, zwei völlig verschiedene Gesichter von Leipzig zu erleben, machte bisher fast jeder, der in die alte Universitäts- und Messestadt kam, um hier sein persönliches und berufliches Glück zu suchen. Wie die Schauspieler in der griechischen Tragödie trägt die Stadt einmal die Maske des Fröhlichen und Guten, ein andermal die Maske des Grimmigen und Bösen.

Auch Hahnemann und andere Vertretern seiner neuen Lehre erlebten auf diese Weise die facettenreiche Stadt. Die glücklichen Momente Hahnemanns nach Arzneimittelprüfungen und Behandlungserfolgen wechselten mit Demütigungen durch die Studenten, den Stadtphysikus Clarus und die Apotheker. Sie trieben ihn letztendlich wieder aus der Stadt hinaus ins kleine Köthen.

Ähnlich verhält es sich mit einem anderen Großen der Homöopathie. Constantin Hering, 1821 bis 1823 Student der Medizin in Leipzig, fand hier die Berufung seines Lebens, als er nach einer gefährlichen Infektion, die er sich beim Sezieren zuzog, durch eigene Erfahrung zur Homöopathie fand. Der Preis war hoch, denn er wurde fortan als Anhänger Hahnemanns gemieden, musste die Universität und Leipzig verlassen und sein Studium in Würzburg fortsetzen. Später ertrug er selbst die Enge Dresdens und Deutschlands nicht mehr und ging wie Tausende andere in die neue Welt.

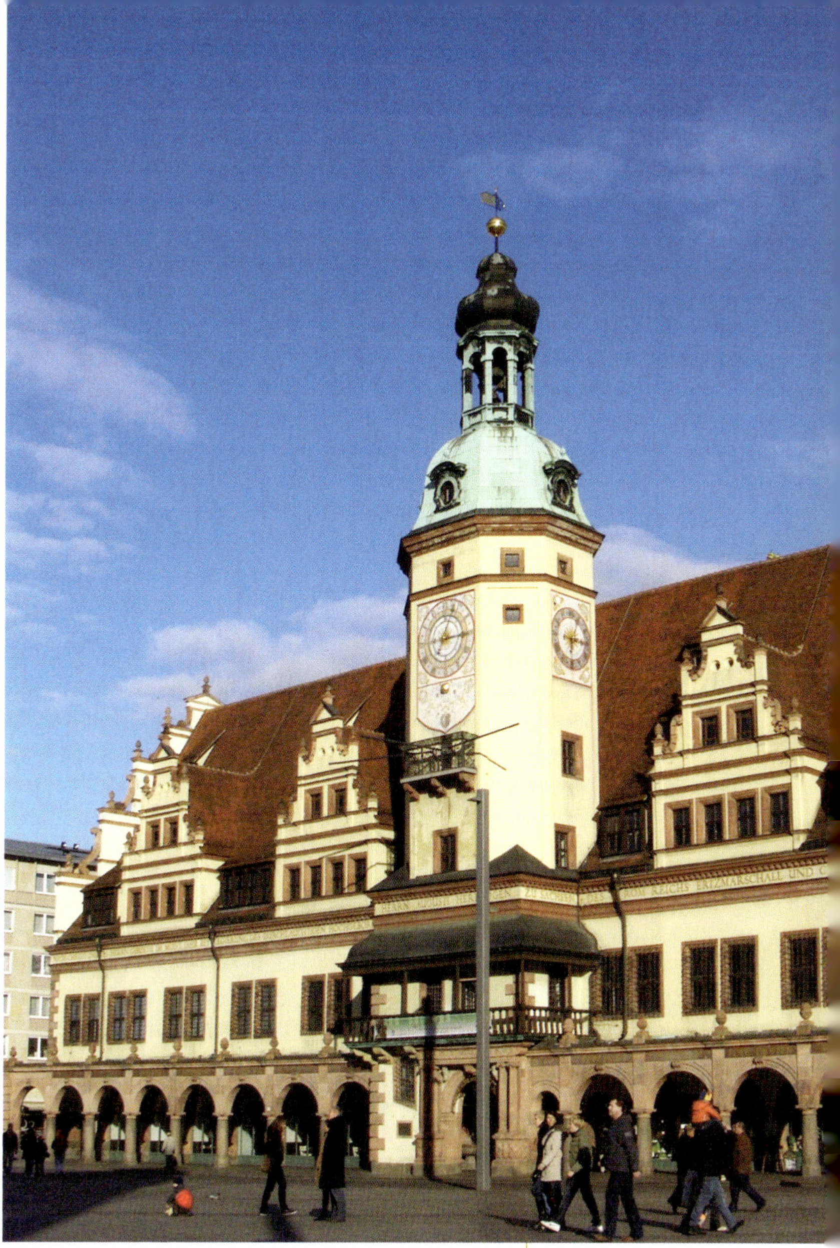

Die vielen Gesichter Leipzigs machen es schwer, die Sehenswürdigkeiten der Stadt zu benennen oder sie gar kennen zu lernen. Bei einem Besuch ginge es uns vermutlich wie seinerzeit Hahnemann und Hering. Wir fänden die Stadt anziehend, wenn wir das aufwändig restaurierte Stadtzentrum mit den schönen Geschäften, Gaststätten und kulturellen

Das Alte Rathaus, erbaut 1556/57 nach Plänen des Baumeisters Hieronymus Lotter. 1905, als das Neue Rathaus errichtet worden war, hätte man es beinahe abgerissen. Nur die Stimme des damaligen Vorstehers Dr. Junck verhinderte es. Heute beherbergt das beeindruckende Gebäude das Stadtgeschichtliche Museum Leipzigs.

Einrichtungen sähen, hingegen fänden wir sie hässlich, höchstens noch interessant, wenn wir durch die Außenbezirke, wie den Leipziger Osten führen und plötzlich mit Verfall und Spekulantentum konfrontiert würden.

Dem Thema können wir nur gerecht werden, wenn wir uns auf das Wenige orientieren, was das zwanzigste Jahrhundert mit Krieg und Nachkriegszeit vom alten Leipzig der Hahnemann-Zeit übrig gelassen hat:

Ausgangspunkt des kleinen Stadtrundgangs soll die Burgstraße sein, durch ihre zentrale Lage und die Nähe zur Universität ließen sich hier etliche Homöopathen wie Hahnemann, Schweikert und später Schwabe nieder. Die alte Festung Pleißenburg, die an der Stelle des heutigen Neuen Rathauses stand und im 19. Jahrhundert niedergerissen wurde, hat der Straße ihren Namen gegeben. Von der Pleißenburg blieb nur noch die *»Moritzbastei«* übrig, Teil der Befestigungsanlage und nach der Schlacht von Leipzig 1813 Lazarett und damit Ort des Elends und Sterbens. Heute sind die Gewölbe ein beliebter Treffpunkt der Leipziger Studenten.

Die Gebäude der alten, 1409 gegründeten Universität, die Hahnemann und andere von der Burgstraße aus so bequem erreichen konnten, gibt es heute nicht mehr. Im zweiten Weltkrieg weitestgehend zerstört, fiel ihr Rest zusammen mit der Universitätskirche endgültig 1968 einem politisch und kulturell sinnlosen Umgestaltungsplan zum Opfer.

Wenn man in die andere Richtung geht, bietet sich ein Blick auf den Turm der Thomaskirche am Ende der Burgstraße.

In einem Umkreis von kaum mehr als einhundert Metern befinden sich hier die schönsten alten Gaststätten Leipzigs, wie *»Bartel's Hof«*, *»Zill's Tunnel«*, der *»Paulaner«*, der *»Coffe-Baum«* und der schon erwähnte *»Thüringer Hof«*. Vom Begründer der Homöopathie selbst wissen wir allerdings aus den Erinnerungen seiner Schüler wie Franz Hartmann, dass er sich am liebsten zu Hause im Kreis der Familie oder Gleichgesinnter aufhielt, heftig Tabak rauchend

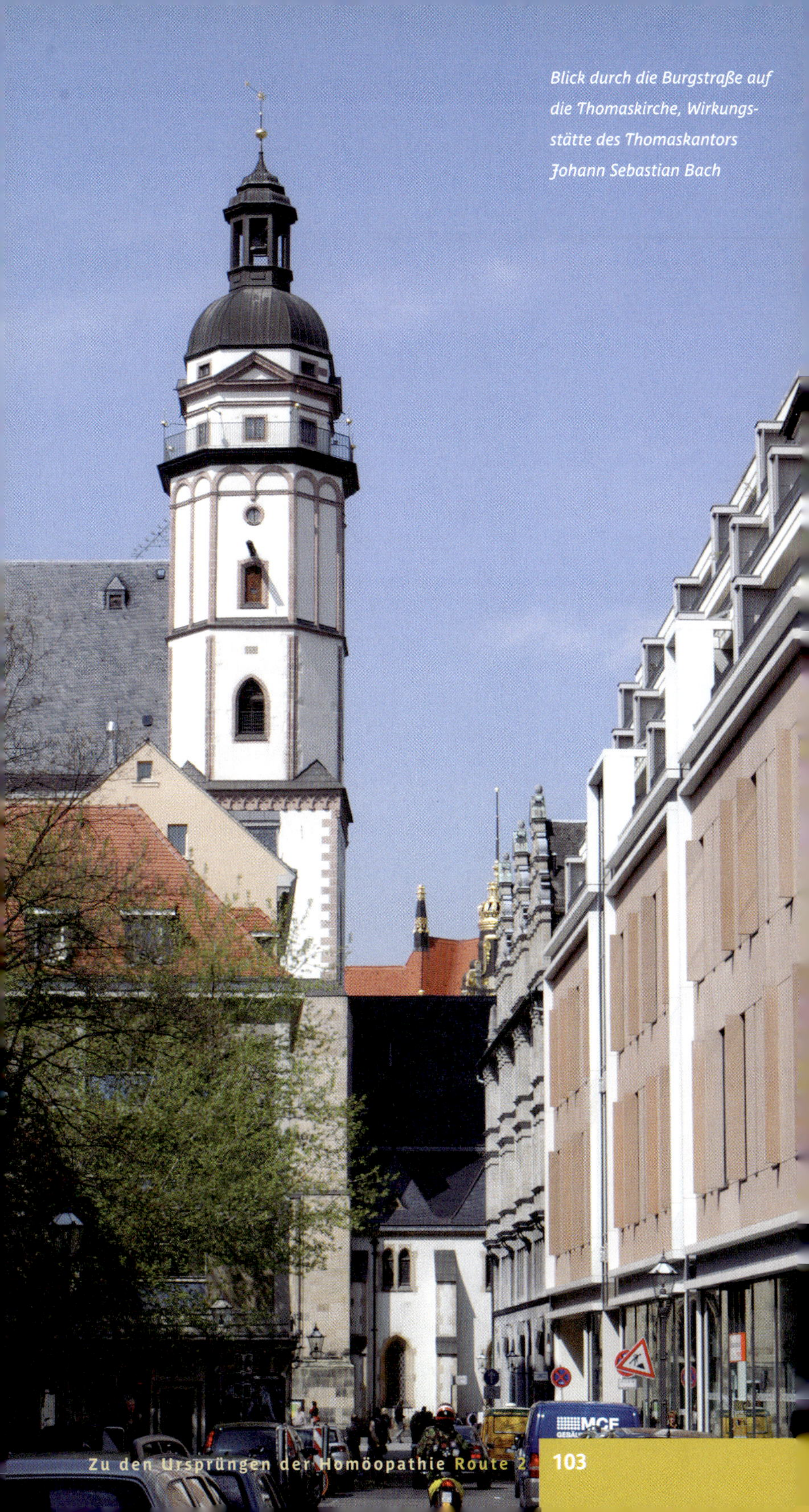

Blick durch die Burgstraße auf die Thomaskirche, Wirkungsstätte des Thomaskantors Johann Sebastian Bach

Die von 1482 bis 1496 als spätgotische Hallenkirche erbaute Thomaskirche. Am 22. Mai 1723 traf hier Johann Sebastian Bach, von Köthen kommend, mit Familie und vier Wagen Gepäck ein und trat seine Stelle als Kantor des berühmten Thomanerchores an, der zu dieser Zeit bereits auf eine hundertjährige Tradition zurückblicken konnte. – Ein Jahrhundert später verläßt Hahnemann mit Familie und immerhin elf Wagen Gepäck in Richtung Köthen die Stadt.

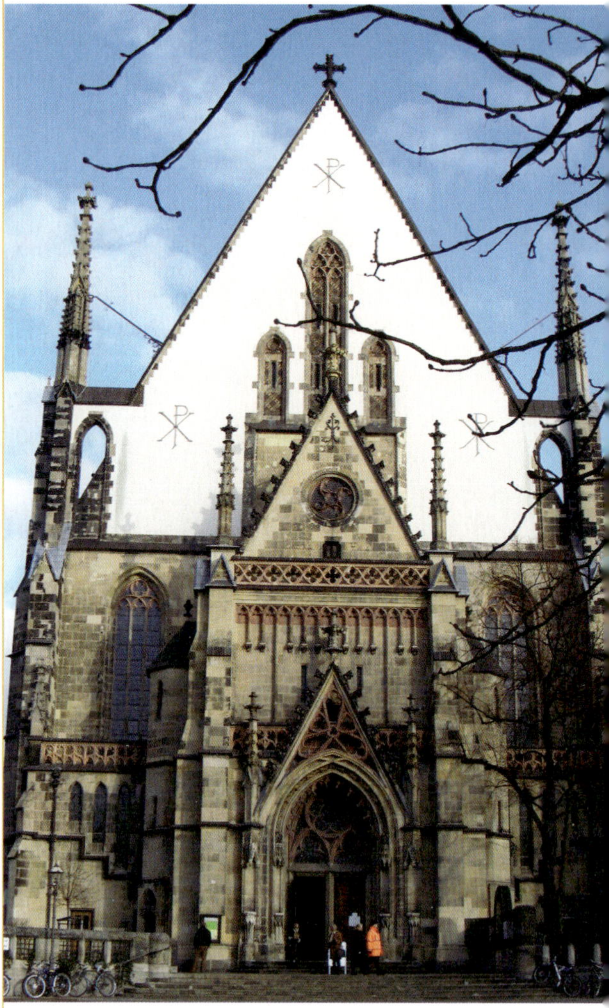

und Gose, das obergärige Leipziger Weißbier trinkend. Ausschweifigere Genüsse verhinderte wohl die ständige Geldnot, die Hahnemann und seine vielköpfige Familie auch nach Leipzig begleitete. Die Vorliebe für Gose nahm Hahnemann später sogar nach Köthen mit, und man könnte fast einem boshaften zeitgenössischen Schriftsteller recht geben, der über die Leipziger Gewohnheiten schrieb: *»Es scheint fast so, als hätten sie seinerzeit an Geldmangel oder an einer Magenkrankheit gelitten, dass ihnen selbst das harmlose Vergnügen, eine Bratwurst und eine Gose zu verzehren, in solch verklärendem Lichte erschienen ist«.*

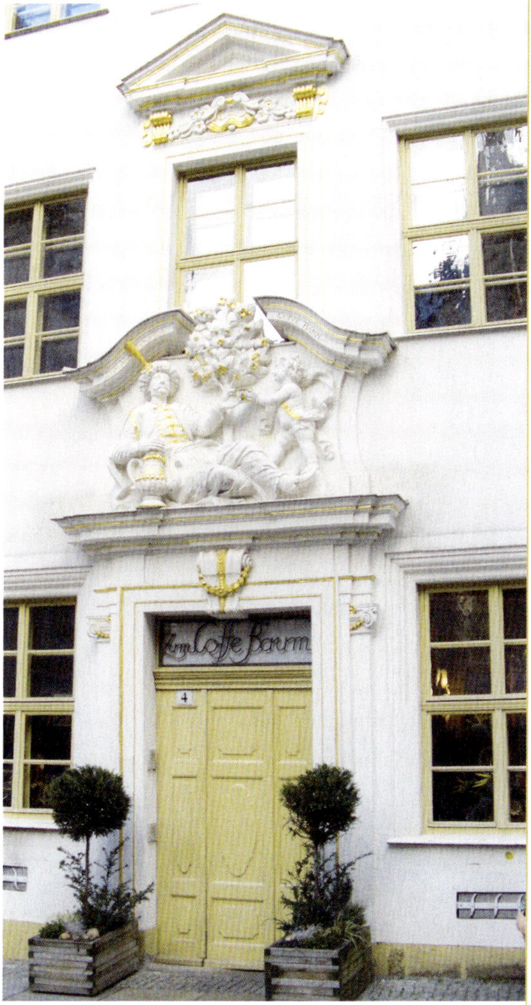

Eingang zum historischen »Coffe Baum«. Die Barockplastik mit dem Türken und dem Putto ist seit 1725 das Wahrzeichen der historischen Gaststätte.

Eine der ältesten und schönsten Gaststätten, *»Zum Coffe Baum«* in der Kleinen Fleischergasse, hat sein ursprüngliches Gesicht bewahrt, und der Mohr mit Putto über dem Eingang begrüßen seit 1725 die Gäste. Man kann sicher sein, dass nicht nur der Thomaskantor Bach, Liszt und die Dichter Gottsched, Lessing und Goethe hier weilten, sondern auch Hahnemann – trotz seiner Warnungen vor zu vielem Kaffee, dem Getränk, das man dort 1711 zum ersten Mal in Deutschland – oder doch zumindest in Sachsen – ausgeschenkt hat. Wendet man sich nach rechts, gelangt man durch die Barfußgasse auf die Hainstraße

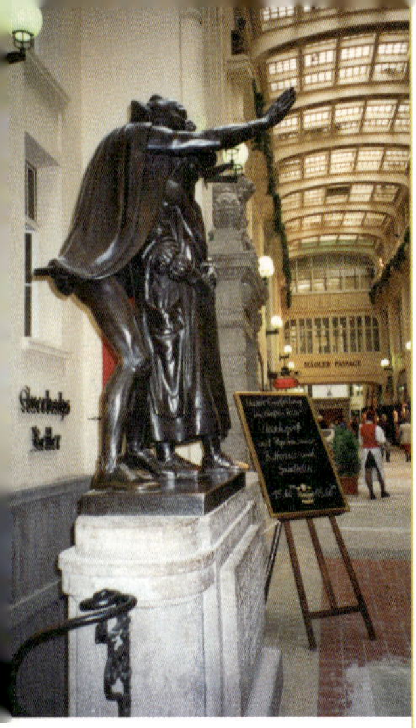

Faust Und Mephisto am Eingang zur historischen Gaststätte »Auerbachs Keller« in der Mädler-Passage

Die »Alte Handelsbörse« auf dem Naschmarkt, davor das Goethe-Denkmal

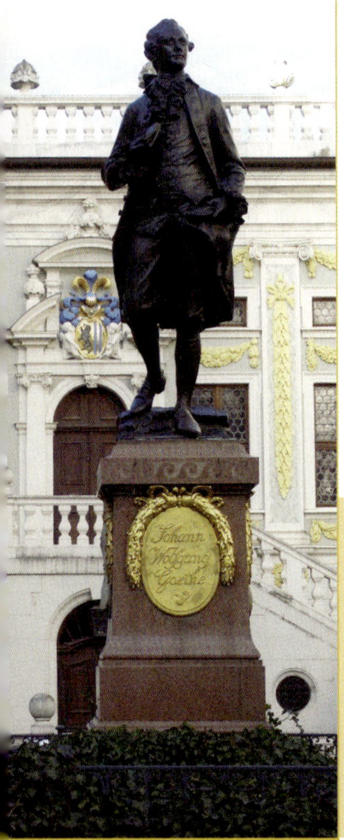

und den Markt. Wie schon erwähnt, wird der Platz von dem Alten Rathaus beherrscht. Dahinter befindet sich auf dem *»Naschmarkt«* das erste und schönste Barockgebäude, die 1687 erbaute *»Alte Handelsbörse«*. Davor erhebt sich das Denkmal von Johann Wolfgang von Goethe, der im gleichen Alter wie Hahnemann ein Studium an der *»Alma mater Lipsiensis«* aufnahm. Allerdings studierte er die Rechte, was ihn jedoch nicht davor bewahrte, die Bekanntschaft mit der Medizin seiner Zeit zu machen. Im Juni 1768 erlitt er in Leipzig einen lebensgefährlichen Blutsturz, über dessen Ursachen bis heute keine Klarheit herrscht. Die Vermutungen reichen von einer tuberkulösen Kaverne, die sich öffnete, bis hin zu einem Magengeschwür. Goethe selbst vermutet andere Ursachen, wenn er dazu vermerkt: *»Durch eine unglückliche Diät verdarb ich mir die Kräfte der Verdauung; das schwere Merseburger Bier verdüsterte mein Gehirn, der Kaffee paralysierte meine Eingeweide«*. Trotzdem lässt ihn der Bildhauer, der das Denkmal vor der Handelsbörse schuf, leichten Schrittes in Richtung von *»Auerbachs Keller«* gehen, der wohl berühmtesten historischen Gaststätte der Universitäts- und Messestadt und der letzten Station unseres kleinen Stadtrundgangs durch das alte Leipzig der Zeit Hahnemanns, Herings, Hartmanns, Rückerts, Trinks, Müllers, Schweikerts und wie sie alle hießen, die Homöopathen des 19. Jahrhunderts. Wie Doctor Faustus, der mit Mephisto in der prächtigen *»Mädler-Passage«* am Eingang zu *»Auerbachs Keller«* steht, hielten sie sich eine zeitlang in der Stadt mit den zwei Gesichtern auf, wohl auf der ewigen Suche nach dem, *»was die Welt im Innersten zusammenhält«*.

Leipzig Tourist Service e.V.
Richard-Wagner-Straße 1, 04109 Leipzig
Tel.: (0341) 71 04-260/265; Fax (0341) 71 04-271/276
Internet: www.lts-leipzig.de
Öffnungszeiten: Montag bis Freitag 10.00 bis 18.00 Uhr, Samstag/Sonntag 9.00 bis 16.00 Uhr, Feiertage 10.00 bis 16.00 Uhr

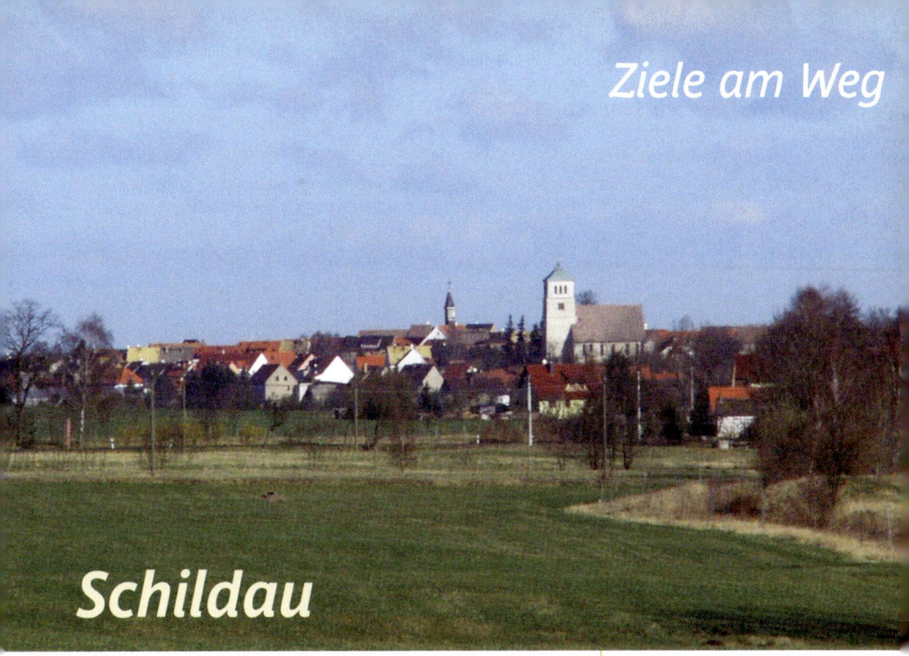

Schildau

Blick auf das Panorama von Schildau

Hahnemann als Gutsbesitzer und die Streiche der Schildbürger

Schildau liegt nur 13 km von Torgau entfernt. Für 8000 Taler erwarb am 28. April 1804 ein *»Herr Doctor Samuel Hahnemann, Medicinae Practicus albier, sonst in Eilenburg und dessen Frau Ehegenoßin, Frau Johanna Henriette Leopoldine geb. Küchler«* ein Bauerngut in Schildau. Das stattliche Gut, bestehend aus dem Hauptgebäude, einem Brau- und Malzhaus mit Wagenschuppen, einem Seitengebäude, bestehend aus Kuh- und Schafstall, Durchfahrt und Backhaus sowie Stallungen, Scheune und Obstgarten wurde am 26. Juni 1804 übergeben. Neben dem umfangreichen Inventar wie Back- und Braugeräten, einem Rennschlitten, drei Gespannen und Ackergeräten gehörten dazu auch 2 Pferde, 4 Zugochsen, 4 Kühe, ein Kalb, 28 Schafe, 3 Zuchtgänse und Hühner, sowie ca. 40 Hektar Landbesitz. Bis zur Übergabe blieb die Familie Hahnemann in Eilenburg. 100 Taler waren bereits angezahlt, 3900 Taler wurden bei der Übernahme gezahlt und die Zahlung von 4000 Talern wurde für Dezember 1804 vereinbart.

Am 18. Juli 1804 klagte der Verkäufer Johann Christian Reiche gegen Hahnemann wegen Beleidigung. Hahnemann widersprach und legte seine Erklärung durch einen Eid ab. Am 31. Juli 1804 aber verklagte Hahnemann wiederum den Verkäufer und vier weitere Schildauer, da sie, auf den von ihm erworbenen Feldern Kartoffeln und Kraut angebaut hatten. Der Prozess zog sich noch bis 1807 hin. Am 6. November 1806 sollte Hahnemann zu einem Schwörungstermin nach Schildau kommen, aber am 3. November schrieb er an den Schildauer Landrat: *»Die immer noch ſtündlich zu erwartenden Durchmärsche und Einquartierungen von Kayserl. Französischen und anderen Truppen machen es auch mir als Besitzer eines ansehnlichen Haußes am hießigen Ort und Vater und Versorger einer sehr zahlreichen Familie zu ganz besonderer Pflicht, dass ich mich auch nicht einen Augen-*

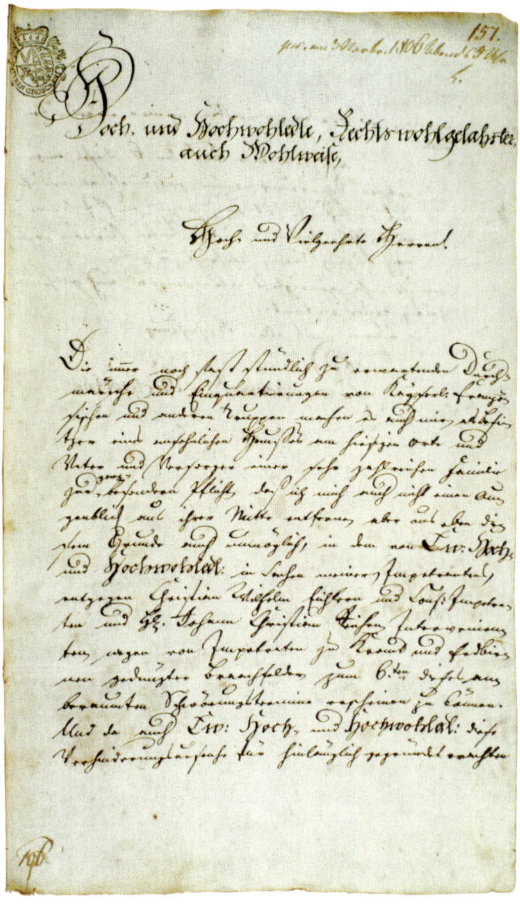
Hoch- und Hochwohledle, Hochwohlgelahrte, auch Wohlweise,

Hoch- und Vielgeehrte Herren!

Brief Hahnemanns an den Landrat der Stadt Schildau, den Rechtsstreit betreffend

blick aus Ihrer Mitte entfernen, aber aus eben diesem Grunde auch unmöglich, in den vom Ev. Hoch- und Hochwohledl. In Sachsen meiner Inpetrentens entgegen Christian Wilhelm Eichlern und Cons. Impetrentens und H. Johann Christian Rechen Interwenienten wegen von Impetranten zu Kraut und Erdbirnen gedüngten Brachfelder zum 6ten dieses anberaumten Schwörungstermine erscheinen zu können...«

In dem halben Jahr, in dem die Familie in Schildau wohnte, hatte Hahnemann laut den Krankenjournalen D5 nur 92 Konsultationen, ca. 90% der Patienten kamen aus Schildau. Dies ist vermutlich der Grund, weshalb das Gut nach kurzer Zeit wieder verkauft wurde. Bereits am 24. November 1804 bekam Hahnemann 1000 Taler von dem *»Käufer Herr Adv. Christian Salomo Zieger«* und am 31. Dezember wurde der Kaufvertrag unterschrieben. Hahnemann hatte das Gut in Schildau für 8500 Taler verkauft und das *»Glühmannische Freyhaus auf der Pfarrgaße zu Torgau«* mit seiner Familie kurz nach Weihnachten bezogen, dessen Vorbesitzer der Käufer des Gutes, Herr Adv. Christian Salomon, war. Ein Tausch hatte stattgefunden.

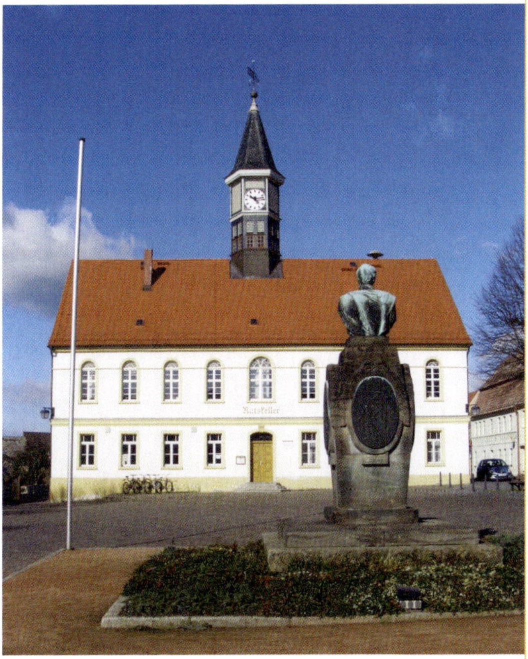

Das um 1770 erbaute Rathaus von Schildau, das an der Stelle des durch die Schildbürgerstreiche legendär gewordenen dreieckigen und fensterlosen Vorläufers entstand. Davor das Gneisenau-Denkmal.

Markt 6 in Schildau, das vermutlich von Hahnemann 1804 erworbene Haus

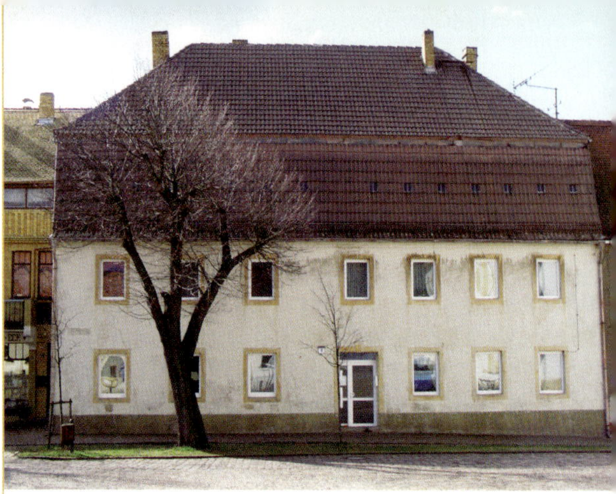

Was erinnert in Schildau heute an Hahnemann und die Homöopathie?

Dank der Archivarbeit Dr. Herzogs vom Geschichtsverein Torgau kann heute mit großer Sicherheit gesagt werden, dass es sich bei dem von Hahnemann 1804 erworbenen Gehöft *»am Markte zwischen dem Preilischen Freyguthe und Mstr. Christian Ernst Leuschings Hauße«* um das heutige Haus Markt 6 in Schildau handelt. Teilweise sind auch noch die erwähnten alten Nebengebäude erhalten.

Blick in die Räume des »Schildbürgermuseums«

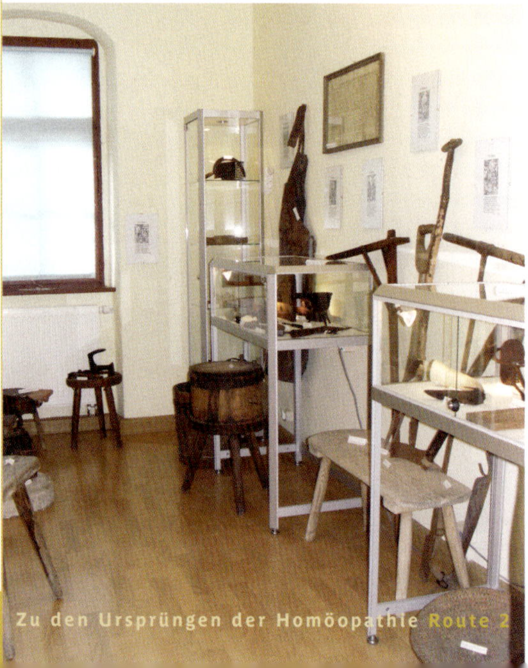

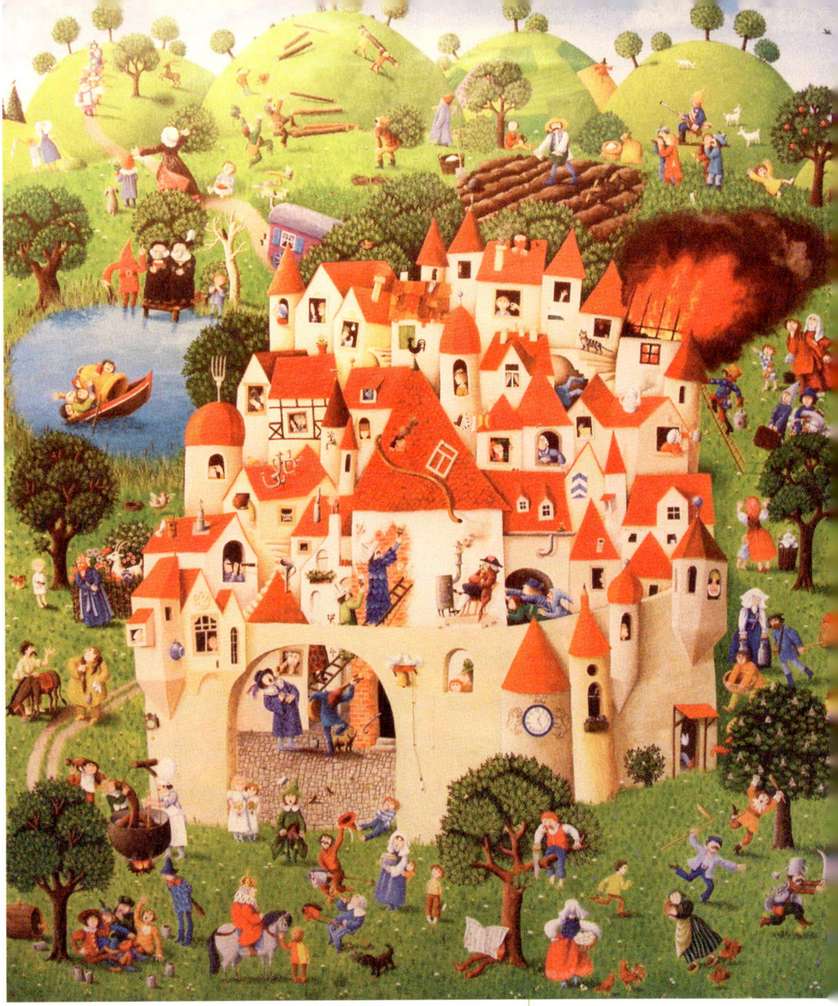

Plakat »Die Stadt Schildau« von Annegret Fuchshuber. © Beltz-Verlagsgruppe.

Wissens- und Sehenswertes von Schildau

Schon beim Namen der Stadt denkt man die weltberühmten Schildbürgerstreiche. Man erinnert sich vielleicht an die Geschichte vom Rathaus ohne Fenster, an die Glocke, die in Kriegszeiten im Teich versenkt wurde oder an die Kuh, die man mit einem Strick um den Hals auf die Mauer ziehen wollte, damit sie dort das Gras abfräße. Über diese und weitere Streiche, über die Lebensgewohnheiten zur Zeit der Schildbürger und über die unzähligen Bücher, deren *»Urfassung«* mit ihren 45 *»klassischen Streichen«* bereits 1598 erschienen war, kann sich der Besucher im liebevoll und informativ gestalteten Schildbürgermuseum aufklären lassen.

Auf dem Schildbürgerwanderweg finden Sie an historischen Orten zwölf aufgestellte Bildtafeln, welche die Geschichten der Schildbürger zeigen.

Schildau ist weiter bekannt als die Geburtstadt von Neidhardt von Gneisenau (1760- 1831). Gneisenau, ein Zeitgenosse Hahnemanns, war neben Freiherrn von und zum Stein und Scharnhorst einer der Reformer des preußischen Heeres nach der Niederlage von Jena und Auerstedt im Oktober 1806. Als General und Stabschef der preußischen Armee war er maßgeblich an den Siegen über die französischen Truppen unter Kaiser Napoleon I. 1813 bis 1815 beteiligt. 1814 wurde er in den Grafenstand erhoben, später in den Staatsrat des Königreichs Preußen gewählt und zum Gouverneur von Berlin ernannt. 1831, in seinem Todesjahr, war er Generalfeldmarschall und Oberbefehlshaber über vier preußische Armeekorps. Er starb am 23. August in Posen an der Cholera. Seit 1952 trägt die Stadt Schildau den Beinamen »*Gneisenaustadt*«.

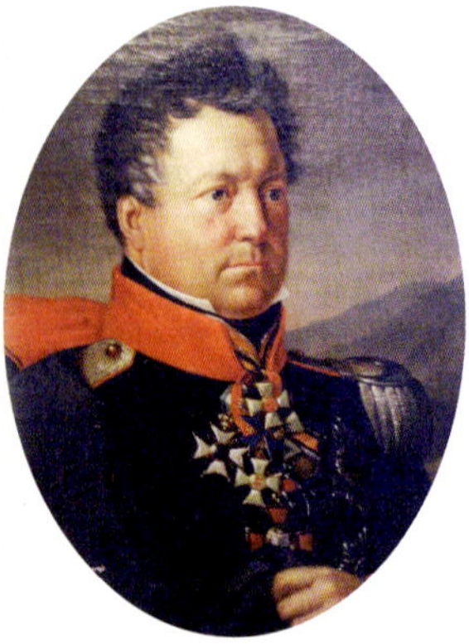

Neidhardt von Gneisenau (1760-1831). Gemälde im »Gneisenau-Museum« in Schildau

Museum der Schildbürger und Gneisenau-Museum des Geschichtsvereins Schildau e.V.

Marktstraße 14, 04889 Gneisenaustadt Schildau
Tel./Fax: (034221) 62 231; Internet: www.schildbuerger.de
Öffnungszeiten: Dienstag bis Freitag: 10.00 bis 12.00 Uhr und 13.00 bis 16.00 Uhr; Samstag und Sonntag: 13.30 bis 16.00 Uhr

Fremdenverkehrsamt Schildau

Bahnhofstraße 17, 04889 Gneisenaustadt Schildau
Tel.: (034221) 50 731,
E-mail: fremdenverkehrsamt@stadtverwaltung-schildau.de

Lass den Schwächling
angstvoll zagen!
Wer um Hohes kämpft,
muss wagen.
Leben gilt es oder Tod!
Lass die Wogen
donnernd branden,
nur bleib immer,
magst Du landen oder
scheitern selbst Pilot!

(Leitspruch des preußischen Generals Graf Neidhardt von Gneisenau)

Machern

Abendstimmung am Schloßteich in Machern

Hahnemann, die Freimaurer und der Giftsumach

Von Juni bis August 1801 wohnt die Familie Hahnemann in Machern, *»vier Stunden von Leipzig und zwei Stunden von Wurzen entfernt«* (Haehl). Der genaue Wohnsitz konnte bisher nicht ermittelt werden, doch aus den Aufzeichnungen Hahnemanns kann man schließen, dass er trotz der Kürze des Aufenthaltes im Ort mit seiner Familie nicht nur zur Miete wohnte,

Die Pyramide im Park zu Machern

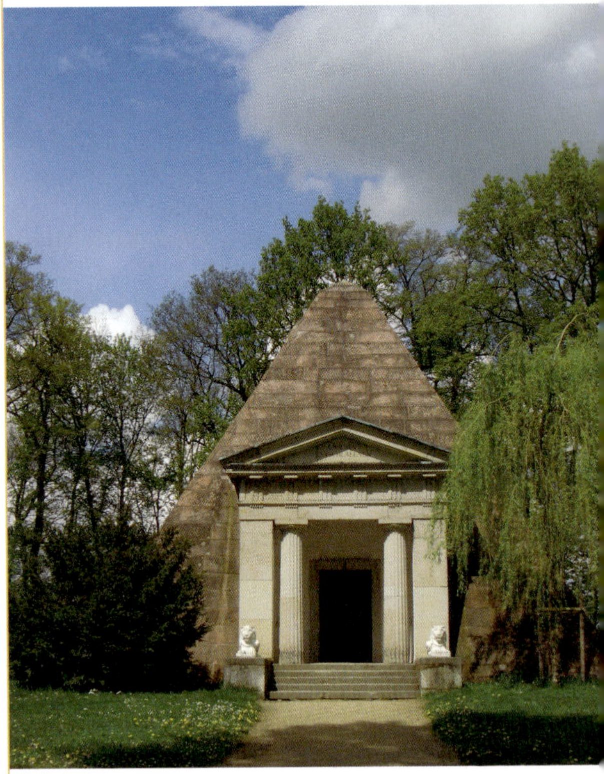

sondern ein Haus erworben hatte. Schon aus Eilenburg, der nächsten Station seines rastlosen Umherziehens, schreibt er am 18.9.1791: »*Weisen Sie mir doch einen Käufer zu dem modernen, niedlichen und bequemen Wohnhause in Machern zu, wo aber die übrigen Bequemlichkeiten des Lebens freilich alle fehlen, welches mich von da vertrieb. So fehlte mirs auch da an naher und entfernter Landpraxis nicht. Aber hier ists doch weit ärger damit.*«

Auf die Frage, warum es ihn mit seiner Familie ausgerechnet nach Machern zog, gibt es ebenfalls keine schlüssige Antwort. Dies führte und führt immer wieder zu Spekulationen, die nicht einer gewissen Logik entbehren, aber letztendlich doch keinen Beweis für die Gründe seiner vermutlich spontanen Entscheidung für Machern liefern. Dies trifft vor allem auch auf die Vermutung zu, Hahnemann habe den Ort als Wohnsitz gewählt, da es um den Grafen Carl Heinrich von Lindenau, Herr auf Schloß Machern, eine Loge der Freimaurer gegeben habe, zu der sich Hahnemann zugehörig fühlte. Als Indiz für diese Vermutung dient vor allem die im Park befindliche Pyramide, im Jahre 1792 vermutlich als Begräbnisstätte für die Familie von Lindenau angelegt.

Die Form der Pyramide aber steht als ein Symbol für die Freimaurer und auch die *»Illuminaten«*, deren Bewegung in den Jahren, als das Bauwerk im Macherner Park entstand, in einigen deutschen Ländern wie Bayern verboten und ihre Anhänger verfolgt wurden.

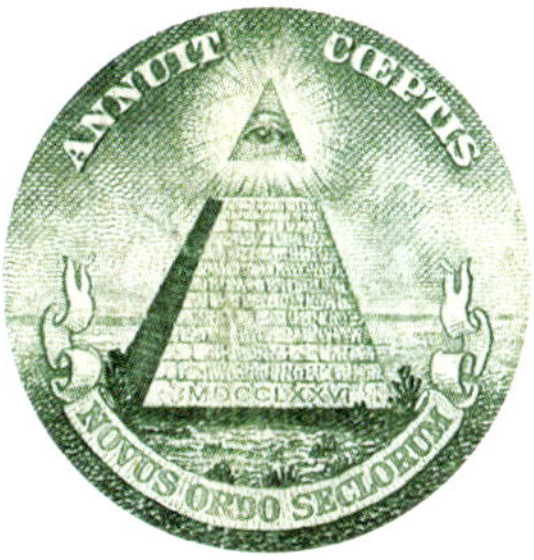

Das Symbol der Pyramide auf dem 1-$-Schein dient heute wieder dazu, auf eine angebliche »Verschwörung der Freimaurer und Illuminaten« zu verweisen.

Für die Vermutung spricht neben der Symbolik an Bauwerken im Park zu Machern, dass Hahnemann selbst seit seinem 22. Lebensjahr Mitglied der Freimaurer-Loge *»St. Andreas zu den drei Seeblättern«* war. Während seines Aufenthaltes in Hermannstadt/Siebenbürgen 1777 wurde er, so ist überliefert, vom Baron Samuel von Bruckenthal, bei dem er als Hausarzt und Bibliothekar angestellt war, in diese Loge eingeführt. Den Freimaurern bleibt Hahnemann sein Leben lang verbunden. In seiner Leipziger Zeit findet sich 1817 sein Name als *»Meister«* der Loge *»Minerva zu den drei Palmen«*. Es ist zu vermuten, dass er diesen höheren maurerischen Grad in eben dieser Leipziger Zeit zwischen 1811 und 1821 erworben hat. Das Umherziehen in den Jahren bis zur Jahrhundertwende dürfte einem stärkerem Engagement für die Freimaurer eher entgegengestanden haben. Es ist jedoch nicht auszuschließen, dass dadurch die Wahl für Machern beeinflusst wurde, zumal der Graf von Lindenau auf Schloß Machern ebenfalls als den Freimaurern zugehörig bezeichnet wird. 1802, kurz nach Hahnemanns Umzug nach Eilenburg, verlässt auch der Graf 1802 den Stammsitz der Lindenaus und zieht mit seiner Frau auf das neu erworbene Gut Klein-Glienicke bei Potsdam. Auch durch diese zeitliche Übereinstimmung wird auf Gemeinsamkeiten zwischen Hahnemann und von Lindenau im Sinne der Freimaurer geschlossen.

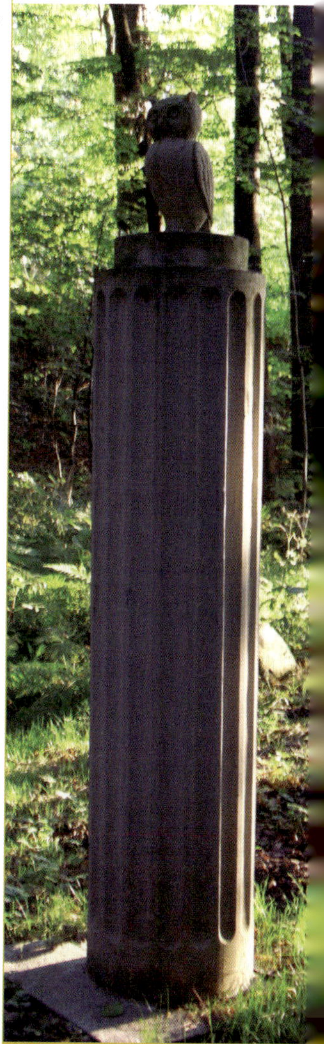

Ein weiterer Umstand könnte jedoch ebenfalls für den Entschluß Hahnemanns, sich für einige Zeit in Machern niederzulassen, entscheidend gewesen sein. Der letzte Reichsgraf auf Machern, Carl Heinrich

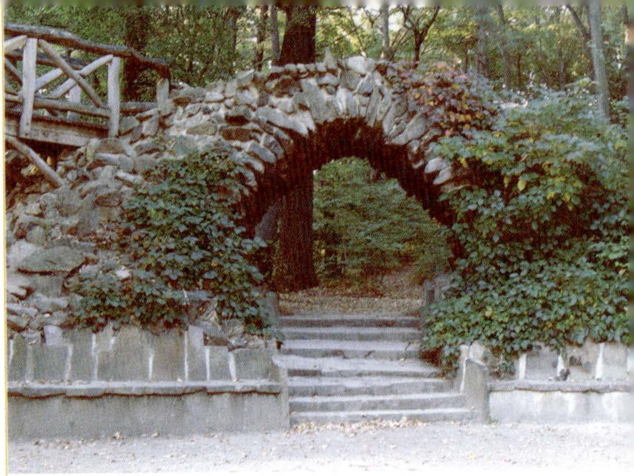

Der Giftsumach (Rhus radicans) im Park des Schlosses Machern. Es wird berichtet, dass es noch derselbe sein soll, der Hahnemanns Interesse erweckte und den er später zur Arzneimittelprüfung verwendete

Der Giftsumach im Macherner Park aus der Nähe. Die Blatt und Blütenform weist eindeutig darauf hin, dass es sich um den Kletternden oder Wurzelsumach (Rhus radicans) handelt, der von Hahnemann noch vor dem Giftefeu (Rhus toxicodendron) geprüft wurde

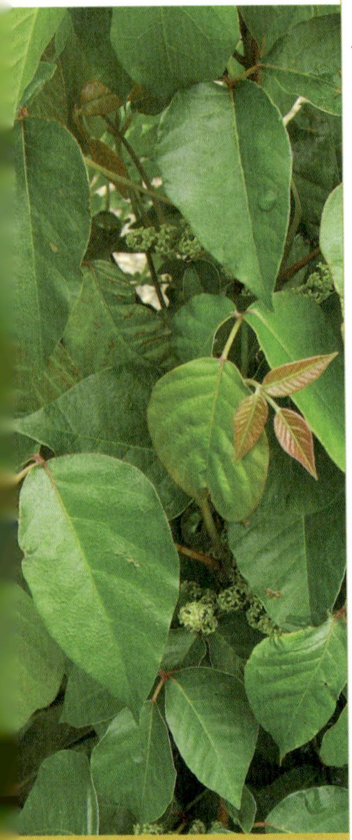

August von Lindenau, war durch seine zahlreichen Reisen ins Ausland so inspiriert, dass er 1782-1785 eine Gartenanlage im englischen Stil anlegen ließ. Der berühmte Macherner Landschaftsgarten mit den vielen interessanten Parkbauten, Pflanzungen und Statuen, den er unter der Leitung von E. W. Glasewald anlegen ließ, zählte zu den stimmungsvollsten Landschaftsgärten des späten 18. Jahrhunderts. Hier manifestierte sich das sentimental-romantische Naturgefühl einer Epoche, für die die Kulturgeschichte den treffenden Begriff »*Zeitalter der Empfindsamkeit*« geprägt hat.

Der Macherner Schlosspark wurde mit zahlreichen in- und ausländischen Gewächsen bepflanzt. Von Anfang an wurden mehrere Gewässer in die Planung des Parks mit einbezogen, und man war bestrebt, die Schönheit des Parkes durch ein vielfältiges Angebot an botanischen Raritäten zu erhöhen, die das homöopathische Interesse Hahnemanns geweckt haben dürften. Von einer Pflanze aus dem Schlosspark Macherns wissen wir, dass sie in den Jahren danach als ein wichtiges von Hahnemann geprüftes Mittel in der »*Materia medica*« auftaucht.

Schon in den ersten Schriften über den Park wird diese Pflanze, der Giftsumach, erwähnt. (P.C.G. Andrae 1796 in »*Machern. Für Freunde der Natur und Gartenkunst*«). Der Giftsumach ist in Südkanada und in den USA beheimatet.

Die intensivere Beschäftigung mit dem Giftsumach fällt in die Leipziger Zeit der Jahre 1811 bis 1821. Die erste Begegnung mit der Pflanze hatte er jedoch mit großer Wahrscheinlichkeit im Schlosspark zu Machern. Dafür spricht auch, dass er sich in den ersten Arzneimittelprüfungen zunächst nicht mit dem heute verwendeten Rhus toxicodendron beschäftigte, sondern mit dem Kletternden oder Wurzelsumach, dem Rhus radicans, in seiner amerikanischen Heimat bekannt als *»Poison ivyn«*. Hahnemann prüfte dieses Mittel an sich selbst und neun weiteren Probanden aus dem Kreis seiner Leipziger Arzneimittelprüfer und sammelte dabei 575 Symptome.

Der homöopathisch aufbereitete Giftsumach gilt als Polychrest, d.h. als eines in der Praxis oft repertorisiertes und empfohlenes Mittel.

Die Tradition als früher Heilpflanzengarten und die günstigen örtlichen Bedingungen bewogen den Apotheker und Homöopathen Dr. Willmar Schwabe (1839-1917) aus Leipzig, in Machern einen Teegarten zur Arzneipflanzengewinnung anzulegen, der noch von seinen Nachfolgern bis in die jüngste Zeit betrieben wurde. Der Teegarten, auch Giftgarten oder Pflanzgarten genannt, wurde bis zum 31.12.1975 vom Leipziger Arzneimittelwerk LAW (Dr. Schwabes Nachfolgeeinrichtung zu DDR-Zeiten) genutzt.

Hier wurde geerntet und die Pflanzenteile zur Herstellung von homöopathischen Arzneien an das Leipziger Arzneimittelwerk weitergegeben.

Wissens- und Sehenswertes von Machern

Den Mittelpunkt des weiträumigen Landschaftsparkes bildet das Schloß. Sein Ursprung reicht in das 16. Jahrhundert zurück. Es wurde als Wasserschloß errichtet und im Laufe der Jahrhunderte immer wieder um- und ausgebaut.

Nach dem dreißigjährigen Krieg erhielt es seine jetzige Gestalt als dreiflügelige Barockanlage. Für den Bau der ersten deutschen Ferneisenbahn im Jahre 1833 wurden wasserführende Schichten im Erdreich durchtrennt und der Grundwasserspiegel

Rhus in den »Homöopathischen Reimregeln« von Dr. Ernst Gardemin:

Rhus ist ein Mittel, welches fast
Für alles und für jedes passt.
Es gibt kein Glied und kein Organ,
Wo Rhus nicht manchmal helfen kann.

Das erste, wo an Rhus wir denken, das ist: Verstauchen und Verrenken – Und zwar im allerweit'sten Sinn, wo's irgendwie nur weist drauf hin:

Fand etwa mal ein Unfall statt, Den man schon längst vergessen hat, von dem man jahrelang nichts spürt, bis später er zu Schmerzen führt.

Und folgerichtig denken wir auch gleich an Rheumatismus hier, sei's steifer Hals, verstauchter Fuß, sei's Hexenschuß – stets hilft uns Rhus.

Auf etwas muß man Wert noch legen: Durch Wärme besser und Bewegen.

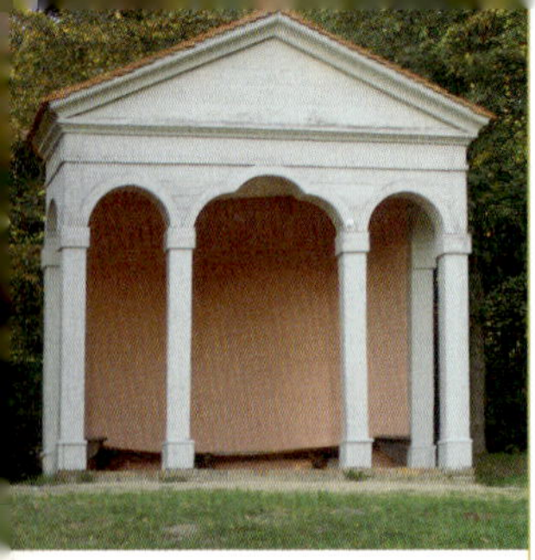

Der Hygieia-Tempel und der Turm der »Ritterburg« im Schlosspark zu Machern

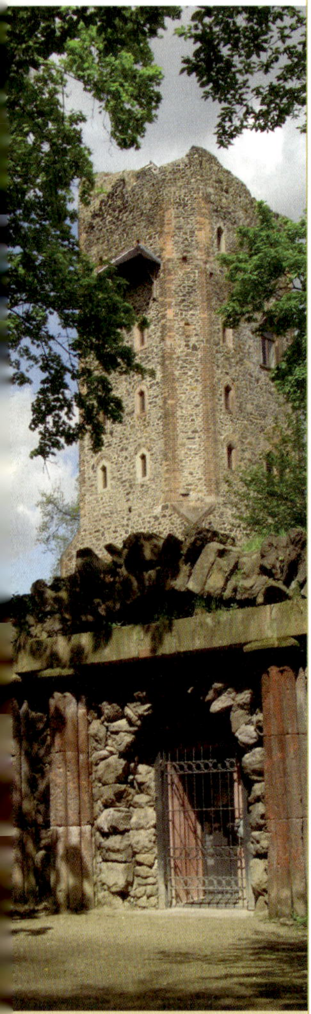

Schloß Machern, Schlossplatz 1, 04827 Machern, Tel.: (034292) 72 058

sank, was zur Folge hatte, dass die Wasserflächen um das Schloß herum austrockneten. Im Dreißigjährigen Krieg zerstört, wurde es später wieder aufgebaut. Heute wird die Ritterstube und ihr historisches Ambiente für Trauungen genutzt. Außerdem befindet sich in diesem schönen Gemäuer ein Restaurant, wo Festlichkeiten, wie Hochzeitsfeiern, durchgeführt werden können. Dem kulturinteressierten Besucher bietet das Schloß interessante Wand- und Deckenmalereien, unter anderem die in der Ritterstube bei Restaurierungsarbeiten 1988-1992 zum Vorschein gekommenen vier Bilder der Evangelisten an der Gewölbedecke. Zu sehen sind Matthäus, Johannes, Markus und Lukas.

Im weiträumigen Park von Machern ist nicht nur eine große Pflanzenvielfalt zu bewundern, sondern auch etliche Bauten und Denkmäler. Erwähnt seien vor allem neben der Pyramide die von dem Gartenarchitekten E.W. Glasewald entworfenen Gartengebäude im Park.

Eine weitere Sehenswürdigkeit im Park ist der Hygieia-Tempel. Er diente ehemals als Brunnenhaus und war Hygieia, der griechischen Göttin der Gesundheit geweiht. Die verfallene künstliche Ruine *»Wilhelms Ruh«* sollte symbolisch die Vergänglichkeit zum Ausdruck bringen.

Die Ritterburg, die Ende des 18. Jahrhunderts dem ehemaligen Schlossherrn als Privatmuseum diente, liegt im Nordosten der Parkanlage. Die damalige Sammlung umfasste Objekte aus dem 16. bis 18. Jahrhundert. Leider wurden die letzten Reste der Ausstellung im Jahre 1950 durch einen Brand zerstört. Der Turm hat eine stattliche Höhe von 26 Metern. Der Besucher betritt durch die künstlich gemauerte Felswand den Eingang zur Burg. Bei Führungen kann die Burg auch durch einen 36 Meter langen unterirdischen Gang betreten werden. Seit 1986 wurde die Ritterburg restauriert und 2003 waren die Arbeiten weitestgehend abgeschlossen. Die Turmräume wurden erneut für Ausstellungszwecke eingerichtet und das obere Kaminzimmer, der *»Rittersaal«* kann heute von Gruppen bis zu 15 Personen für Veranstaltungen genutzt werden.

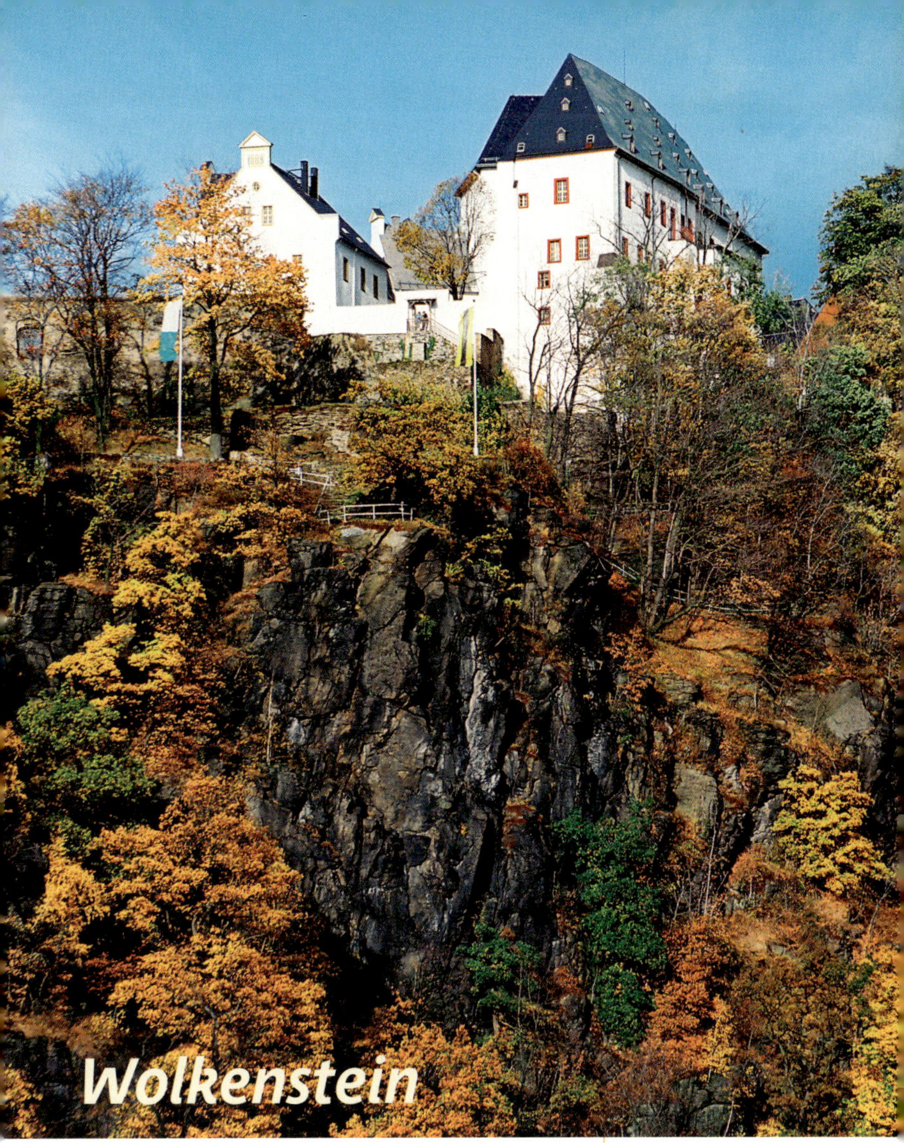

Wolkenstein

und Friedrich, der Sohn Hahnemanns

Wolkenstein, die alte Stadt an der »Silberstraße« vom Tal der Zschopau aus

»Hoch über dem Tal des Flusses Zschopau thront auf einem Gneisfelsen Schloß Wolkenstein, das Wahrzeichen der alten Bergstadt an der Silberstraße im Erzgebirge. Der Stein, der bis in die Wolken zu ragen scheint, verbildlicht die Bedeutung des Ortsnamens. Die Kleinstadt Wolkenstein fügt sich allmählich ansteigend unmittelbar an den Schloßbereich an.«

So oder ähnlich beginnen heute alle Beschreibungen des Ortes, der nur 4500 Einwohner zählt, aber bereits im Jahr 1323 das Stadtrecht erhielt und es bis heute behalten hat. Das alte Wolkenstein mit Teilen der alten Stadtmauer, dem Mühltor, den alten Gassen und dem Marktplatz mit der alten Löwenapotheke versetzt uns in die Zeit der Wende vom 18. zum 19. Jahrhundert, als nicht nur Städte wie Meißen, Leipzig und Köthen zum Schauplatz der ersten stürmischen Jahre der Geburt der Homöopathie wurden, sondern sich ein Teil der Ereignisse auch im Städtchen Wolkenstein abspielte.

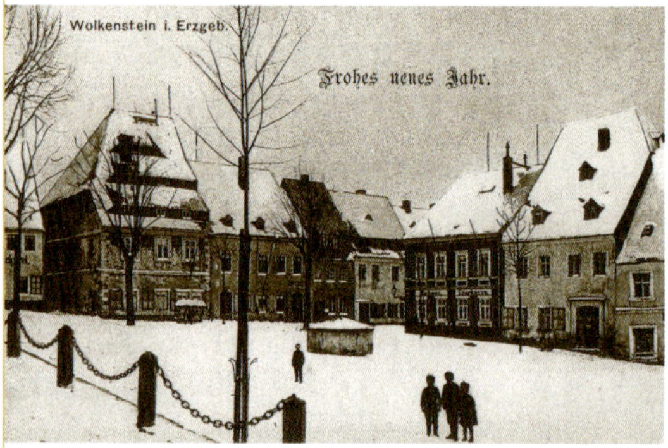

Der historische Marktplatz von Wolkenstein, im Hintergrund rechts die »Löwenapotheke«. Historische Aufnahme von 1905.

Begeben wir uns in das Jahr 1816, als sich auf dem Marktplatz vor der alten Löwenapotheke ein erstaunliches Geschehen darbot. Der damalige Besitzer der Apotheke, Doktor Friedrich Hahnemann, nahm eine seiner Behandlungen vor, die ihn weit und breit bekannt machten, die Patienten von weit her anreisen und Stunden oder gar Tage auf den kleinen buckligen Mann warten ließen, bis er, angetan mit einem orientalischen Kaftan, das Haar und den Bart lang herabwallend, endlich erschien.

An diesem Tag, so wird berichtet, sei ein junges Mädchen bei Friedrich Hahnemann zur Behandlung erschienen, das von Geburt an blind gewesen sei. Mitten auf dem Platz, wo die Besucher die Pferdewagen abstellten, habe der für seine unkonventionellen Methoden bekannte, teils verehrte, teils gehaßte Doktor das Mädchen gezwungen, so lange in die Sonne zu blicken, bis es, zunächst noch schwach, dann immer deutlicher, erste Umrisse der Gebäude und Menschen sehen konnte. Nach einer anschließenden homöopathischen Kur habe das Mädchen wieder völlig normal sehen können.

Wer ist dieser Friedrich Hahnemann, wie kam er nach Wolkenstein?

Wie unschwer aus dem Namen zu entnehmen ist, handelte es sich um den Sohn des Begründers der Homöopathie, Samuel Hahnemann. Der Sohn Friedrich wurde am 30. November 1785 in Dresden, einem der mehr als zwanzig Aufenthaltsorte der immer umherziehenden und ständig wachsenden Familie Hahnemann geboren.

Wenn einer der großen Hahnemann-Biographen, Herbert Fritsche, schreibt: *»Die Kinder schlagen mehr oder minder fehl«*, so trifft das auf den Sohn in besonderem Maße zu. Durch die *»englische Krankheit«* schief gewachsen und bucklig, geschädigt vermutlich auch durch den Unfall mit dem Planwagen bei Langensalza in Thüringen, bei dem sein kleiner Bruder Ernst zu Tode kam, stand er von Kindheit an unter dem väterlichen Leistungsdruck. Nach dem Besuch des Gymnasiums in Torgau studierte er in Leipzig Medizin und Philosophie und promovierte auf Drängen des Vaters bereits im Alter von vierundzwanzig Jahren zum *»Doktor der Philosophie, Magister der freien Künste und Doktor der Medizin und Chirurgie«*.

Nach der Promotion lehrte er zunächst neben der praktischen ärztlichen Tätigkeit an der Universität von Leipzig Arzneimittelkunde und Gerichtsmedizin. Das unergründlich Geheimnisvolle zog ihn von jeher an.

1814 heiratete er, erwarb kurz darauf die Apotheke in Wolkenstein/Erzgebirge und wirkte dort von Beginn an mit großem Erfolg als Arzt und Apotheker. Fast schien es so, als habe er die faustische Unrast des Vaters nicht geerbt und sei gewillt, für seine Familie einen ruhigen Ort und für sich selbst ein sicheres berufliches Auskommen zu suchen. Doch dem war nicht so. Jedes Jahr in Wolkenstein brachte ihn ein Stück näher an den Rand des Abgrundes. War es anfangs nur sein Äußeres, das auffiel, aber von seiner großen Patientenschar toleriert, ja sogar gemocht wurde, waren es bald die Eigenarten seiner Therapien, die selbst Homöopathen aufhorchen liessen. Es wird berichtet, daß er selbst die Arzneimittel mit starker Giftwirkung in der Urtinktur oder sehr niedrigen Potenzen verabreichte. Ob er dabei in bewußter Opposition zum Vater, der inzwischen ein großes Stück des Weges hin zu den Hochpotenzen gegangen war, oder in festem Glauben an das Simileprinzip handelte, das ja auch im grobstofflichen Bereich wirken kann, ist ungewiß.

Er heilte eine ständig wachsende Zahl von Kranken nicht nur in Wolkenstein, sondern auch an anderen Orten in der Umgebung. Wenn er ausfuhr, war die halbe Stadt auf den Beinen, um dem Ereignis beizuwohnen. Im offenen vierspännigen Wagen, aufrecht stehend, die Peitsche in der Hand, mit wehenden Kleidern, Bart und Haaren verließ er Wolkenstein und brauste die steile Straße hinab zur Zschopau. War es der ungeheure Zulauf zur Praxis, der seine Gegner in der Ärzte- und Apothekerschaft anfangs zur Zurückhaltung mahnte, so ermunterte sie nun, zu Beginn des Jahres 1817, seine sichtbar werdende geistige Verwirrung aktiv zu werden. Wie dem Vater in Leipzig versuchte man auch in Wolkenstein dem Sohn mittels der Dispensierordnung die Existenzgrundlage zu entziehen. Aber Friedrich Hahnemann war nicht nur Arzt, sondern besaß auch eine Apotheke, und die Herstellung der homöopathischen Arzneien war somit rechtens.

Doch Friedrich Hahnemann hatte sowohl die Unrast wie das aufbrausende Temperament seines Vaters mitbekommen und war, trotzdem er sich im Recht glaubte, nicht bereit, den anberaumten Gerichtstermin wahrzunehmen und sich zu verteidigen. 1817 verließ er über Nacht seinen Besitz und die Familie in Wolkenstein. Bevor er Deutschland für immer verließ, versuchte er in Halle oder Berlin Fuß zu fassen. 1817 hielt er an der Universität Halle ein Seminar über Geschlechtskrankheiten, stieß jedoch auf Ablehnung bei den dortigen Medizinprofessoren, was ihn bewog, die Stadt im folgenden Frühjahr zu verlassen. Die nächsten Lebenszeichen von

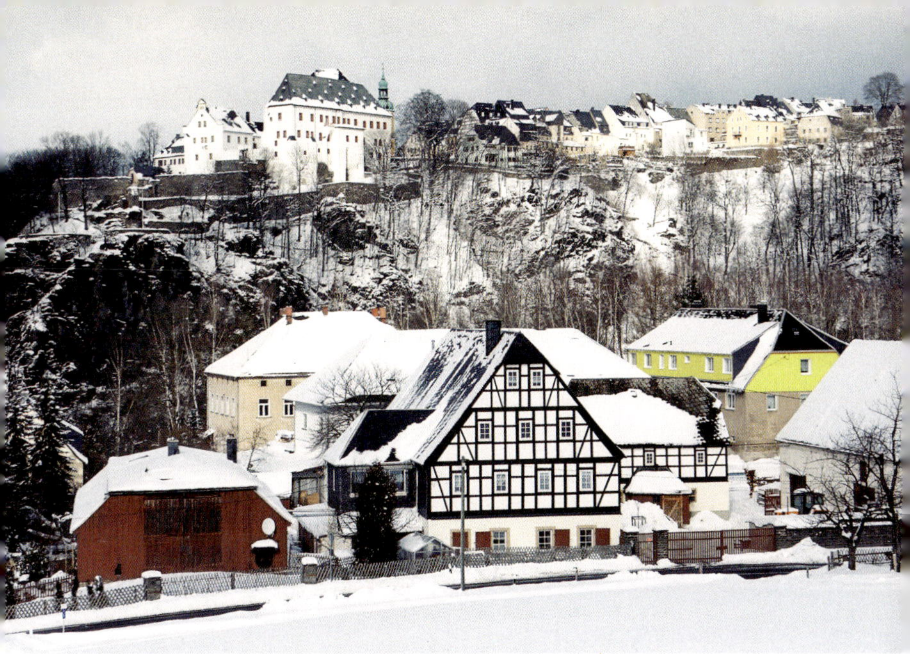

Blick auf das hoch auf dem Berg gelegene Schloß Wolkenstein. Die steile Straße hinab in das Zschopautal fuhr Friedrich Hahnemann seinerzeit im offenen Wagen

ihm stammen aus den Jahren 1818 bis 1820. In dieser Zeit hielt er sich zunächst in Holland, dann in England auf. 1823 soll er längere Zeit in Dublin/Irland geweilt und praktiziert haben. Mehrfach kündigte er in Briefen an den Vater und die Schwestern in Köthen Besuche an, die er dann jedoch unterließ. Die letzte Nachricht erhielt Samuel Hahnemann nach eigenen Angaben 1822 aus Teneriffa, wo sich Friedrich auf der Durchreise mit unbekanntem Ziel aufhielt.

Die legendäre Heilung des blinden Mädchens und andere Begebenheiten um Friedrich Hahnemann erzählte man sich sogar im Tausende Meilen entfernten Amerika. In einer Runde von Homöopathen, die sich regelmäßig in Philadelphia im Haus von Dr. Constantin Hering traf, wurden solche Nachrichten aus der früheren Heimat zum besten gegeben. Hering selbst bedauerte es, Friedrich Hahnemann niemals getroffen zu haben, obwohl sie beide etwa um die gleiche Zeit die unerträgliche Enge Deutschlands hinter sich ließen und sich der Neuen Welt zugewandt hatten. Immer war er auf der Suche nach Informationen über ihn. Mehrmals glaubte er, ihm sehr nahe gewesen zu sein. Von anderen Homöopathen, wie William Wesselhoeft, war ihm berichtet worden, daß es zu Beginn der 1830er Jahre im

Städtchen Ludlowville im Staat New York einen Arzt gegeben habe, der sich als der Sohn des Erfinders der Homöopathie ausgab, klein und bucklig gewesen sei und seine Patienten mit kleinen weißen Kügelchen behandelt habe. Ähnliches wurde aus St. Louis am Mississippi berichtetet, wo während der Cholera-epidemie in den Jahren 1831/32 ebenfalls ein kleiner, langhaariger, buckliger Mann in orientalischer Kleidung aufgetaucht sei und kleine Kügelchen an die Kranken verteilte. Viele der so Behandelten seien gesund geworden. Eine Bezahlung lehnte er ab, forderte aber die Geheilten auf, ihm zu folgen und die Pflege anderer Kranker zu übernehmen. Seine Spur verlor sich dann in den Weiten des mittleren Westens der USA.

Constantin Hering war der erste, der versuchte, das kurze wilde Leben Friedrichs, sein Verhältnis zum alles überragenden und erdrückenden Vater und sein tragisches Ende zu ergründen. Viele folgten, doch keiner vermochte es so eindringlich darzustellen wie der Hahnemann-Biograph Herbert Fritsche, der zu Friedrich, den Sohn Hahnemanns, abschließend schreibt: *»Der Sohn ist als Brandopfer dahingegeben, und kein Engel hat es verhindert. Friedrich Hahnemann mußte zu Ende leben, was sein Vater ihm an Dämonie mitgab. Der freiwillig Heimat- und freiwillig Besitzlose, der die Cholerakranken heilt, indem er seine einzige Erbschaft verschenkt: die Similearznei – welch seltsames Bild im großen Schauspiel der Homöopathie! Amerika ist kein Land für erste Entdecker. Nicht nach Kolumbus ist es benannt, sondern nach Amerigo. Nicht Friedrich Hahnemann kann ihm die Homöopathie bringen, sondern erst Constantin Hering.«*

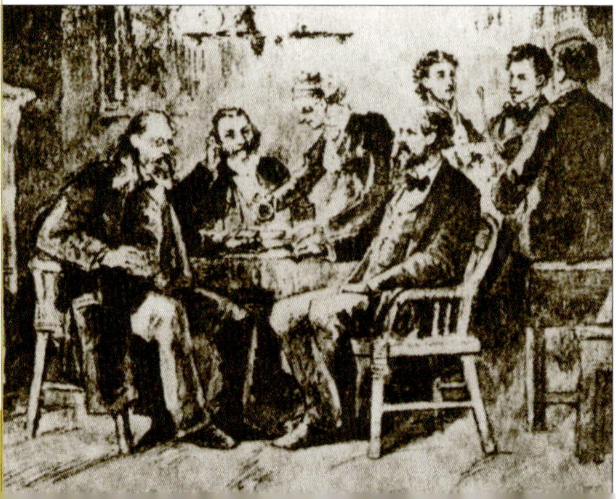

Die Gesprächsrunde im Hause Hering. von links: Constantin Hering, August Koch (Arzt), Frau Hering, Dr. Oswald Seidensticker (Professor), Melitta Hering (Dr. Knerrs Frau), Dr. C. B. Knerr, Hermann Faber (Künstler)

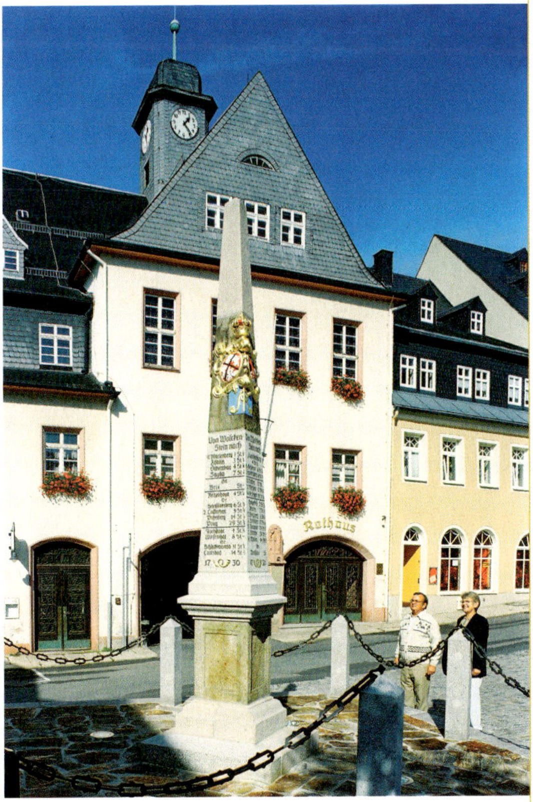

Der historische Marktplatz von Wolkenstein mit Rathaus und Postmeilensäule

Wolkenstein und Friedrich Hahnemann – was ist heute zu sehen?

Die Bergstadt an der Silberstraße hatte das Glück, von den Zerstörungen des Weltkrieges verschont zu bleiben. Der alte Stadtkern ist vollständig erhalten geblieben. Eines der schönsten Gebäude, die den historischen Markt umgeben, ist die Löwenapotheke, die ehemalige Wirkungsstätte von Friedrich Hahnemann in den Jahren 1814 bis 1817.

Neben dem Wirken Friedrich Hahnemanns in Wolkenstein besitzen der Ort und die Umgebung einen weiteren wichtigen Bezug zur Homöopathie. Die Berge um Wolkenstein bergen Schätze, die seit Jahrhunderten in der Naturheilkunde und in jüngster Zeit auch in der Homöopathie Verwendung

Die Löwenapotheke auf dem Marktplatz von Wolkenstein, die auf eine 200-jährige Geschichte zurückblicken kann, im heutigen Zustand

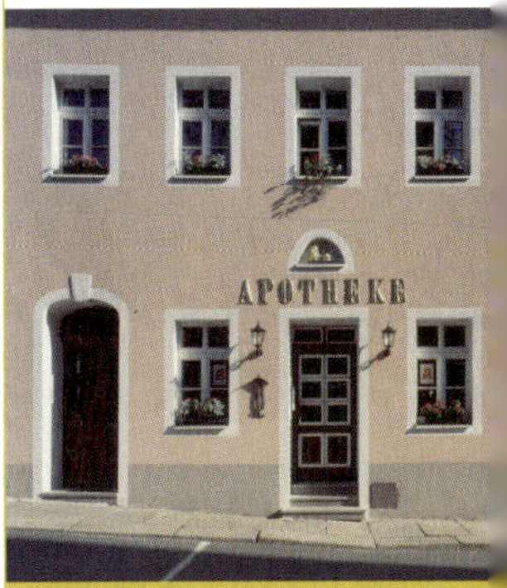

Bergleute in historischer Tracht bei einem Aufzug im Zentrum Wolkensteins.

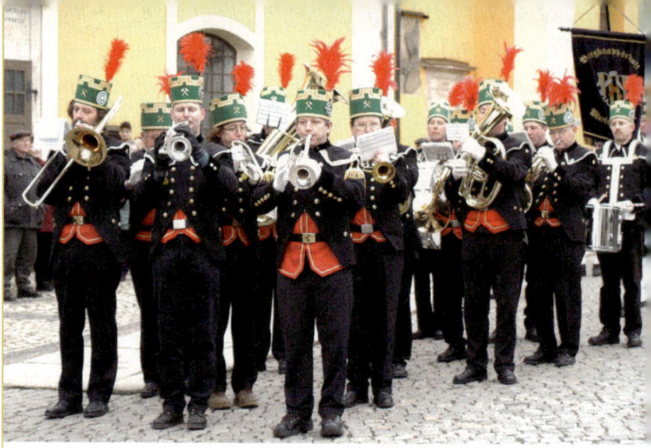

finden. Das nahe gelegene Wiesenbad ist einer der wichtigsten Fundorte für Amethyste, mit denen man schon in alter Zeit Leiden wie die Trunksucht zu heilen suchte. Auch Silber, Bergkristall, Fluorite, Arsen und eine Vielzahl anderer seltener Erze und Minerale sind seit jeher Ausgangsstoffe für die Homöopathie. Viele der schönsten Funde zeigt das Museum im Schloß in seiner Ausstellung *»Land der Amethyste«*.

In den letzten Jahren setzte sich im Kreis der Homöopathen zunehmend die Erkenntnis durch, daß Amethyste und andere Edelsteine wichtige Ausgangsstoffe für homöopathische Arzneimittel sein können.

Amethyst, gefunden bei Wolkenstein.

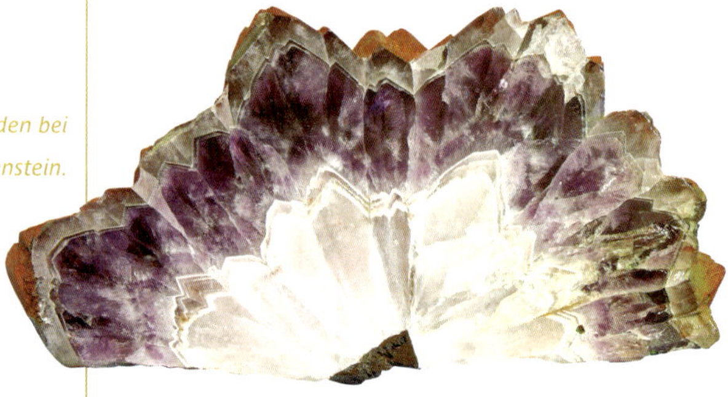

Wolkenstein und seine Umgebung sind darüber hinaus bekannt für die Heilwirkung ihrer warmen Quellen. Warmbad, ein Ortsteil Wolkensteins, verfügt über die wärmste Heilquelle und das älteste Bad Sachsens. Die Landschaft und andere Ausflugsziele, wie die alten Bergbaustädte Marienberg und Annaberg-Buchholz lassen Wolkenstein zusätzlich zu einem lohnenden Ausflugsziel auf den Spuren der Homöopathie werden.

Gästebüro Wolkenstein
Im Schloß, 09429 Wolkenstein
Te./Fax: 037369/87123/24
eMail: info@stadt-wolkenstein.de

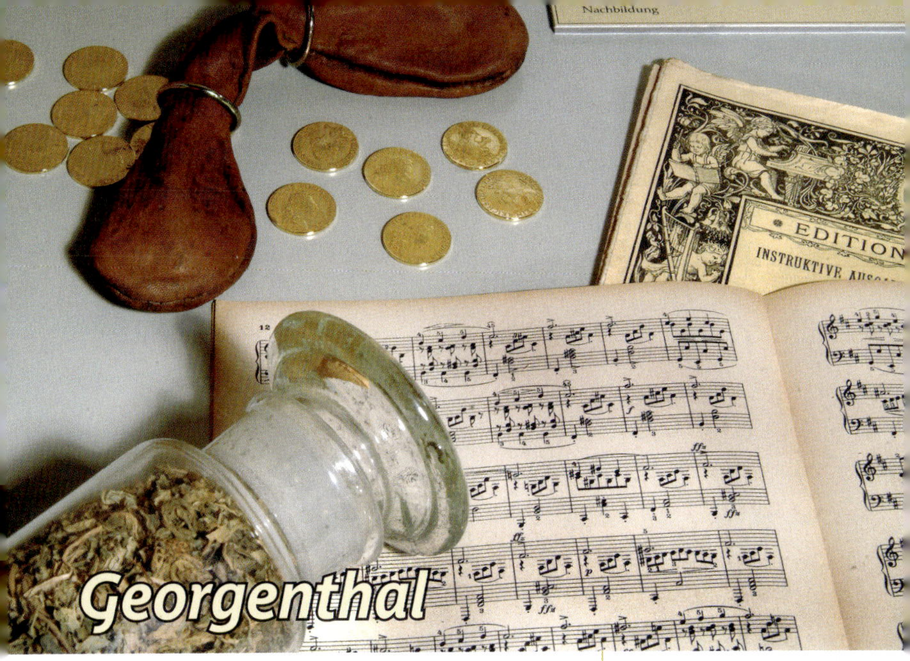

Georgenthal

Geld, Musik und Arznei – drei Dinge, welche die Behandlung von Klockenbring bestimmten

Hahnemann und der Fall Klockenbring

Am 6. Februar 1792 erscheint von Hahnemanns Freund, dem Verleger Rudolf Zacharias Becker, ein Artikel über die geplante Gründung einer *»Genesungs-Anstalt für irrsinnige Personen aus vermögenden Häusern, unter der Leitung eines menschenfreundlichen Arztes«*. Dieser Arzt ist Samuel Hahnemann, der 1792 im Jagd- und Sommerschloß der Herzöge von Sachsen-Gotha in Georgenthal die erste homöopathische Anstalt für psychisch Kranke, eine *»Hülfsanstalt für verwirrte Standespersonen«* gründet. Erster und einziger Patient ist der Kanzleisekretär Klockenbring aus Hannover, den Hahnemann über viele Monate lang, Tag und Nacht, behandelt. Sein Lohn dafür sind 1000 Taler, eine sehr große Summe in der damaligen Zeit.

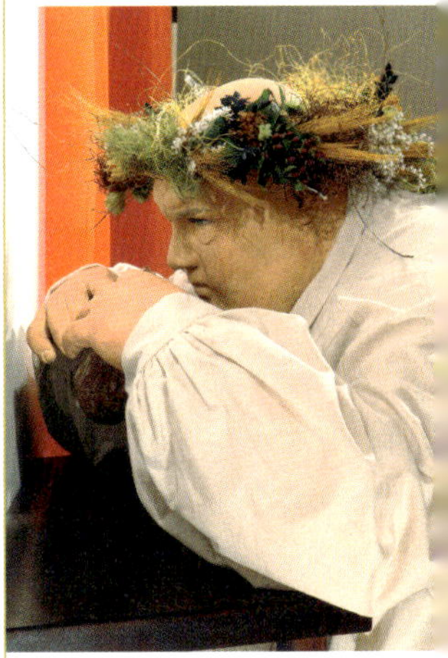

Klockenbring als »Freßsack« im Museum Georgenthal

Die Behandlung beginnt im Sommer 1792. In der ersten Zeit der Behandlung Klockenbrings verhält sich Hahnemann rein beobachtend, und ihm drängt sich ein ursprünglich musikalischer Begriff auf, der der Verstimmung. Er wird später in seinem Denken eine Hauptrolle spielen. Dem Arzt zeigt sich eine Vielzahl von Schauspielereien. Mal erklärt Klockenbring ihm mit drohender Miene Kapitalstrafen

Der Schauspieler Andreas Jung in der Doppelrolle als »Verrückter Arzt« und »Wahnsinniger« in dem von ihm verfassten Stück »Hahnemann und Klockenbring« bei Auftritten in Meißen und Torgau 2007/2008.

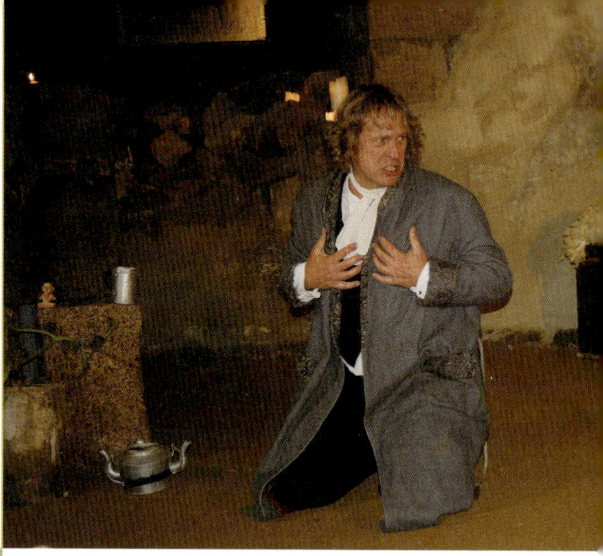

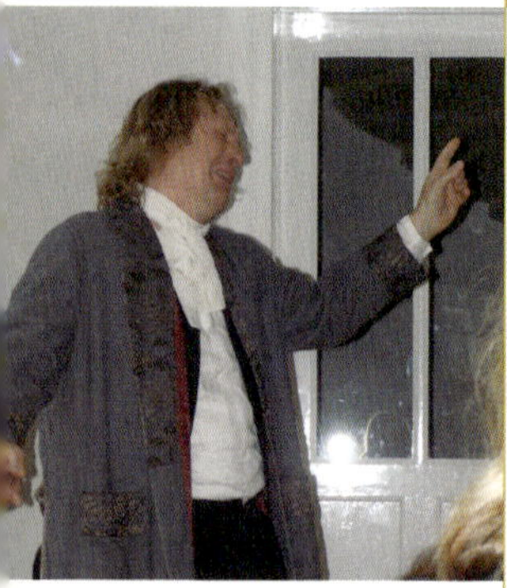

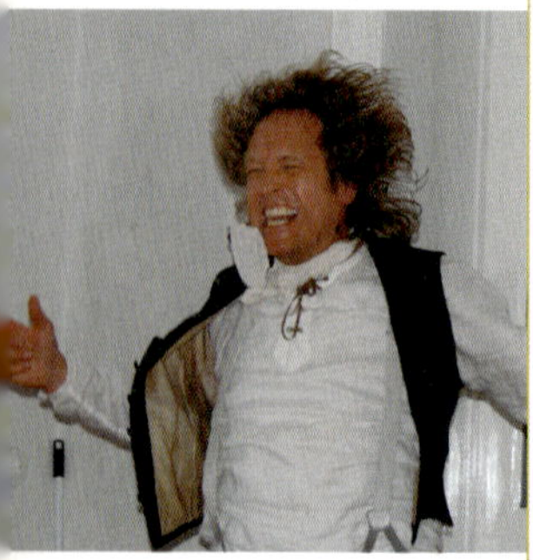

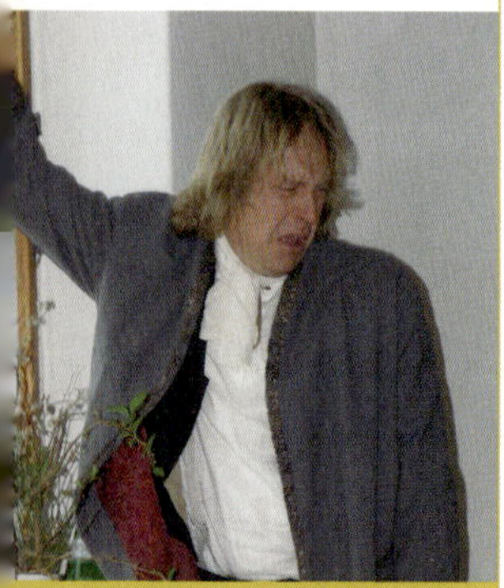

für Verbrecher, mal zitiert er Texte in hebräischer Sprache, pfeift Gassenlieder, wälzt sich im Gras, oder fällt weinend und schluchzend vor die Füße seiner Wächter. Anfangs läuft und brüllt er meistens die Nächte hindurch. Obwohl Klockenbring keinen Kalender besitzt, so nennt er dennoch auf Befragen hin das genaue Datum und sogar die richtige Stunde mit erstaunenswürdiger Genauigkeit. Manchmal verlangt Klockenbring nach Schreibzeug und übergibt das Geschriebene Hahnemann. Klockenbring hat den Hang zu reimen. Bevorzugte Themen sind Besserung der Sitten und Pöbelvorurteile, er komponierte dazu Melodien und sang sie vielfältig zum Klavier, welches er mit großer Fertigkeit spielte.

Allmählich, *»durch die Macht der Arznei«* kehrt Klockenbring zur Vernunft und zur völligen Genesung zurück. Die Arzneien, die Hahnemann Klokkenbring verabreicht, sind schon nach homöopathischen Gesichtspunkten gewählt, aber noch ist die Homöopathie nicht geboren.

Klockenbring wird von seiner Ehefrau nach einem dreiviertel Jahr Behandlung und gelungener Heilung wieder abgeholt. Der sonderbare Heilungsfall spricht sich herum, aber weitere Kranke bleiben aus, und der Herzog möchte wieder über sein Schloss verfügen. Henriette Hahnemann hatte am 29. Juli 1792 Zwillinge entbunden und die größer gewordene Familie bricht am 1. Juli 1793 in das 25 Kilometer entfernte Dorf Molschleben auf.

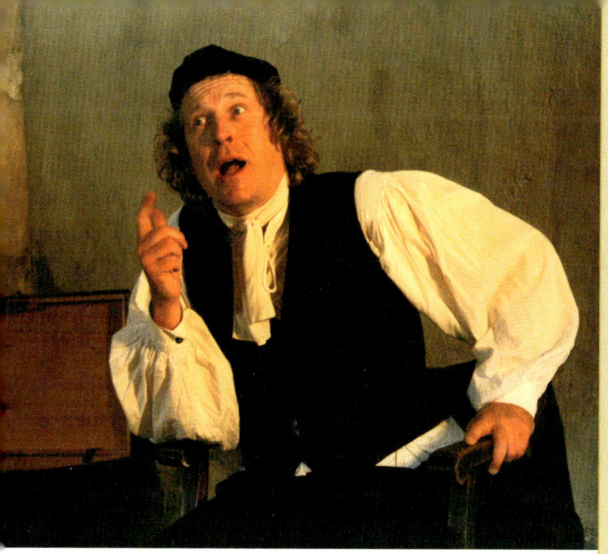

Was erinnert heute in Georgenthal an Hahnemann und seinen Patienten Klockenbring?

Das ehemalige Jagd- und Sommerschloss Georgenthal existiert noch. Versehen mit einer Gedenktafel ist es das einzige Zeugnis für den Aufenthalt Hahnemanns, seiner Familie und des berühmten Patienten Klockenbring in Georgenthal. In dem schlichten Gebäude befindet sich heute ein Pflegeheim. Es erweckte bislang noch nicht das Interesse der Nachkommen seiner früheren Besitzer.

Eine Gruppe von Freunden der Homöopathie gründete vor einigen Jahren den *»Georgenthaler Hahnemann-Verein e.V.«* Ihm ist es zu danken, dass im *»Lohmühlenmuseum«* eine sehenswerte und interessante Dauerausstellung zur Homöopathie und ihrem Begründer, der in Georgenthal in den Jahren 1792/93 wirkte, gestaltet werden konnte. Als *»Labyrinth«* angelegt, versinnbildlicht die Ausstellung den verschlungenen und schwierigen Weg zu einer neuen Therapie, die sich gegen die Auffassungen der Medizin ihrer Zeit in jenen Georgenthaler Jahren herauszubilden begann. 2003 und 2005 führte der Verein vielbeachtete Homöopathietage durch.

Hahnemann über den Patienten Klockenbring:

»... Fast übermenschliche Arbeiten im Polizeifache, in welchem er groß war, anhaltendes Sitzen, eben so anhaltendes Nachdenken, und eine allzu nahrhafte Kost hatten schon fünf Jahre vor dem lauten Ausbruche der Verstandesverwirrung seinen Körper eine Missstimmung beigebracht, welche allmählig in oft beleidigende Wunderlichkeit und unerträgliche Launen ausartete; wie viel der feurige Wein hierzu beigetragen, laß ich unbestimmt ... Im Winter von 1791 bis 1792 brach der fürchterliche Wahnsinn aus, der die fast halbjährige, sorgfältige Behandlung eines der größten Aerzte unseres Zeitalters, des Leibarztes Wichmann in Hannover, durchaus verspottete. Er langte bei mir zu Ausgang des Junis in einer traurigen Verfassung an, von drei starken Männern begleitet. Sein schwammiger, in gesunden Tagen etwas ungelenker Körper zeigt jetzt eine bewundernswürdige Geschwindigkeit, Geschmeidigkeit und Gelenkheit in allen Bewegungen. Sein Gesicht war mit großen, rothblauen Erhabenheiten besetzt, schmutzig und im höchsten Ausdrucke von Geistesverwirrung. Lächeln und Zähneknirschen, Unbesonnenheit und Frechheit, Zaghaftigkeit und Trotz, kindischer Aberwitz und unermäßlicher Stolz, Begierden ohne Bedürfniß – eine solche Mischung von Zügen gaben das Gemälde dazu«.

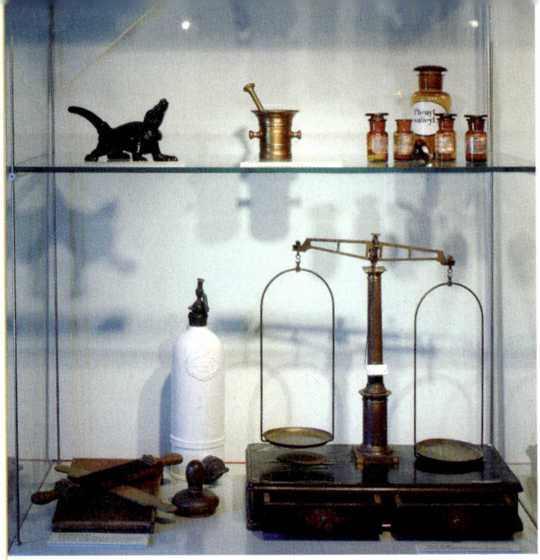

Vitrine mit medizinischen Geräten der Heilkunde der Hahnemann-Zeit

Wissens- und Sehenswertes von Gotha und Georgenthal

Die ehemalige Residenzstadt des Herzogtums Sachsen-Coburg-Gotha liegt am Nordrand des Thüringer Waldes. Weit über die Grenzen Deutschlands hinaus ist das *»Schloss Friedenstein«* bekannt, das Wahrzeichen von Gotha. Es beherbergt einmalige Sehenswürdigkeiten, wie das 1775 errichtete *»Ekhoftheater«*, das erste stehende Hoftheater Deutschlands. Herzog Ernst I. von Gotha richtete im Schloss eine Kunstkammer ein und begründete damit die später so bedeutenden Sammlungen zu den Künsten und Naturwissenschaften, die 1879 in den eigens dafür gebauten musealen Zweckbau, in das südlich vom Schloss gelegene *»Herzogliche Museum«* zogen. Heute befindet sich hier das größte Naturkundemuseum Thüringens mit umfangreichen geologischen, paläantologischen und zoologischen Sammlungen.

Am Schloss erstreckt sich der älteste Englische Garten auf dem europäischen Kontinent. In ihm befinden sich die kulturhistorisch bedeutsame *»Orangerie«*, das *»Winterpalais«* und das *»Prinzenpalais«*. Entlang einer Wasserkunst gelangt man in die historische Altstadt und zum Markt mit dem Rathaus.

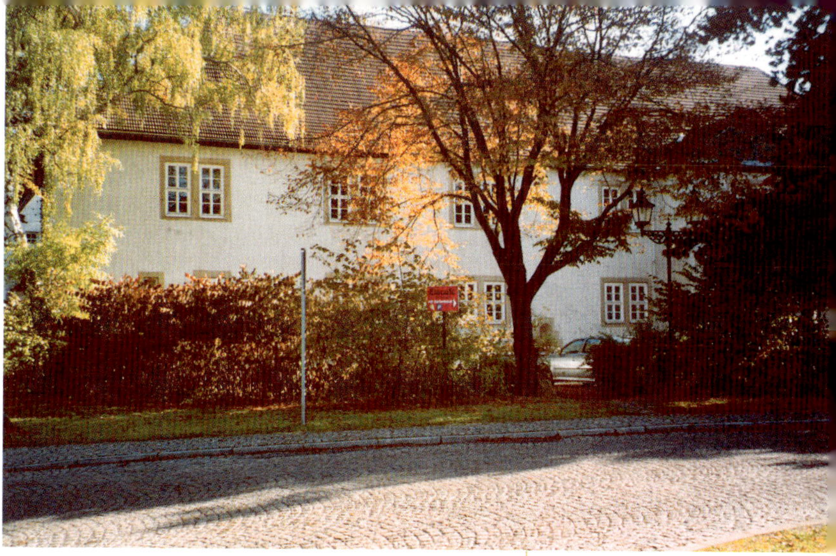

Zwei große Kirchen fallen in Gotha auf, die Stadtkirche St. Margarethe und die gotische Augustinerkirche mit ihrer barocken Ausstattung, in der auch Martin Luther predigte. An die Kirche schließt sich das älteste Augustinerkloster Thüringens an, das 1258 gegründet wurde.

Der Ursprung Georgenthals, heute ein Stadtteil von Gotha, ist ein im 12. Jahrhundert erbautes Zisterzienserkloster, welches im Frühjahr 1525 von einem aufständischen Bauernheer geplündert und zerstört wurde. Ab 1600 veranlaßte Herzog Ernst der Fromme von Sachsen-Gotha den Umbau eines der ehemaligen Klostergebäude zum *»Schloss Georgenthal«*. Es wurde als Sommerresidenz und Jagdschloß genutzt.

Außer dem Schloss, der ehemaligen Wirkungsstätte Hahnemanns, existieren weitere Sehenswürdigkeiten in Georgenthal. Im Ortszentrum befindet sich der Hof des ehemaligen Zisterzienserklosters aus dem 12. Jahrhundert. Am noch erhaltenen *»Kornhaus«*, einem der wenigen noch erhaltenen Gebäude aus der frühen Zeit der Klostergründungen, ist eine beeindruckende Steinrosette zu besichtigen. Ebenfalls erhalten geblieben sind die Teiche zur Betreibung der klösterlichen Fischzucht. Die Hexenverfolgung, die das Herzogtum zwischen 1646 und 1711 heimsuchte, hat ihre Spuren in dem als Kerker dienenden *»Hexenturm«* hinterlassen.

Das ehemalige »Schloß Georgenthal« und die Gedenktafel, die an den Aufenthalt von Samuel Hahnemann erinnert

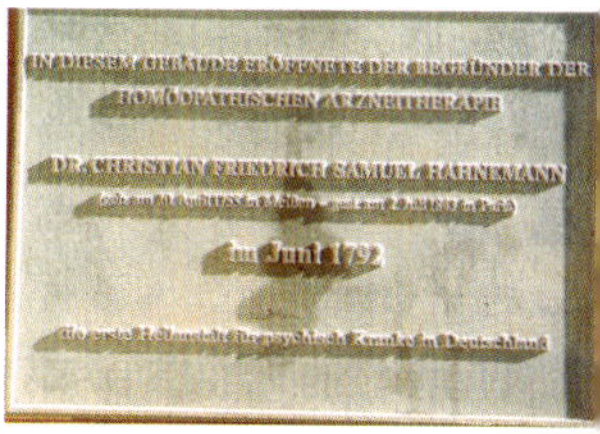

Touristinformation Gotha/ Gothaer Land
Hauptmarkt 33, 99867 Gotha
Tel.: (03621) 50 78 57 12
E-Mail: tt-info@gotha.de

Georgenthaler Hahnemann-Verein
Ansprechpartnerinnen:
Alexandra Ripken
ja.ripken@t-online.de
Susanne Unangst
susanne.unangst@steiner-pluesch.de

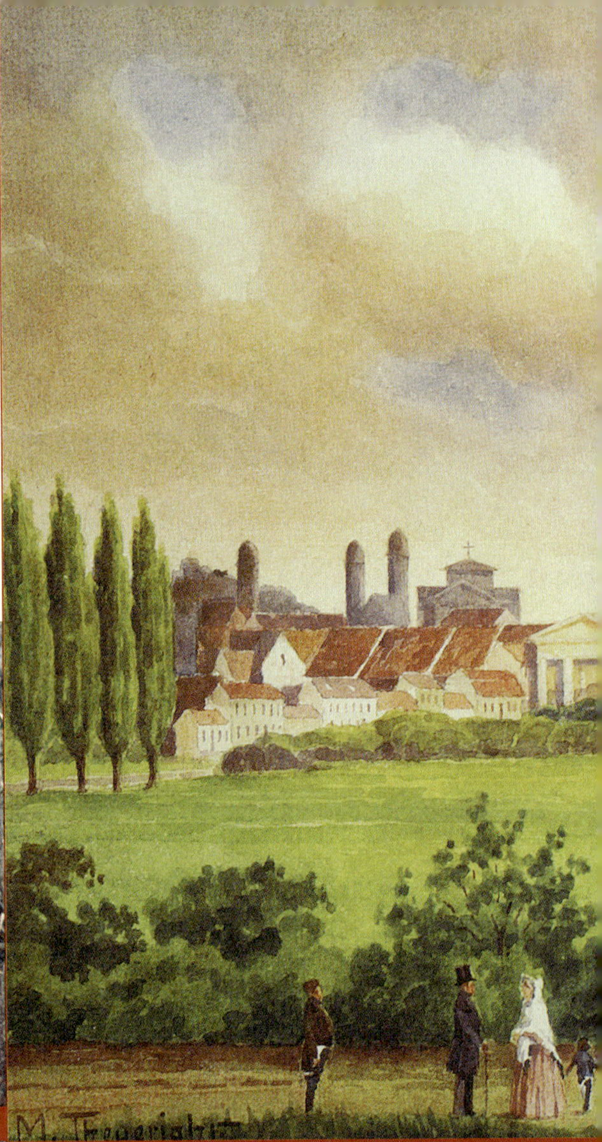

Blick auf das Köthen des 19. Jahrhunderts. Aus »Ansichten von Alt-Cöthen und seiner Umgebung«. Aquarell von Martin Theuerjahr nach einem Stahlstich um 1850

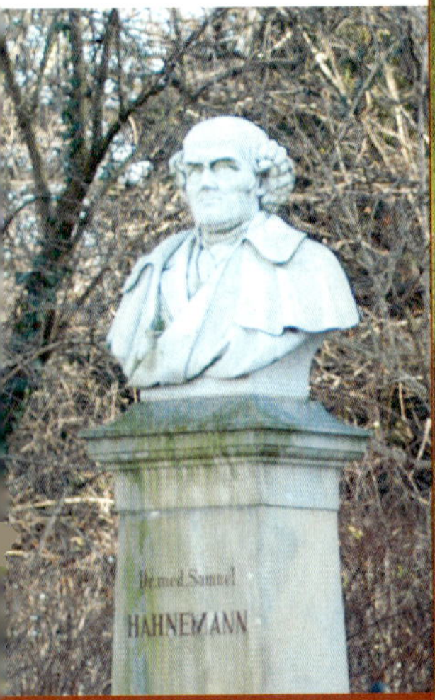

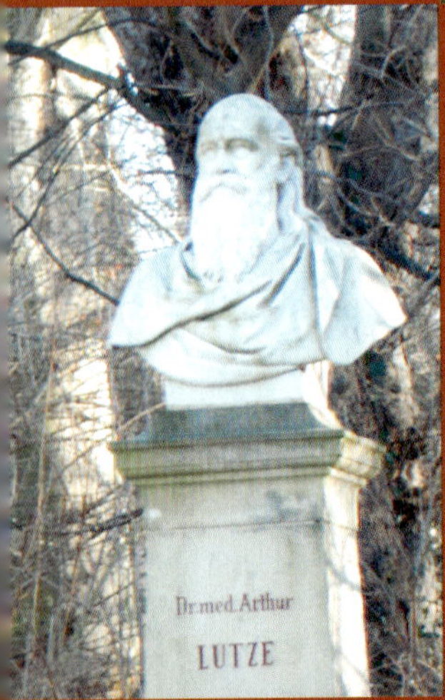

Köthen

Wirkungsstätte der Homöopathen Hahnemann und Lutze

{Reiseroute 3}

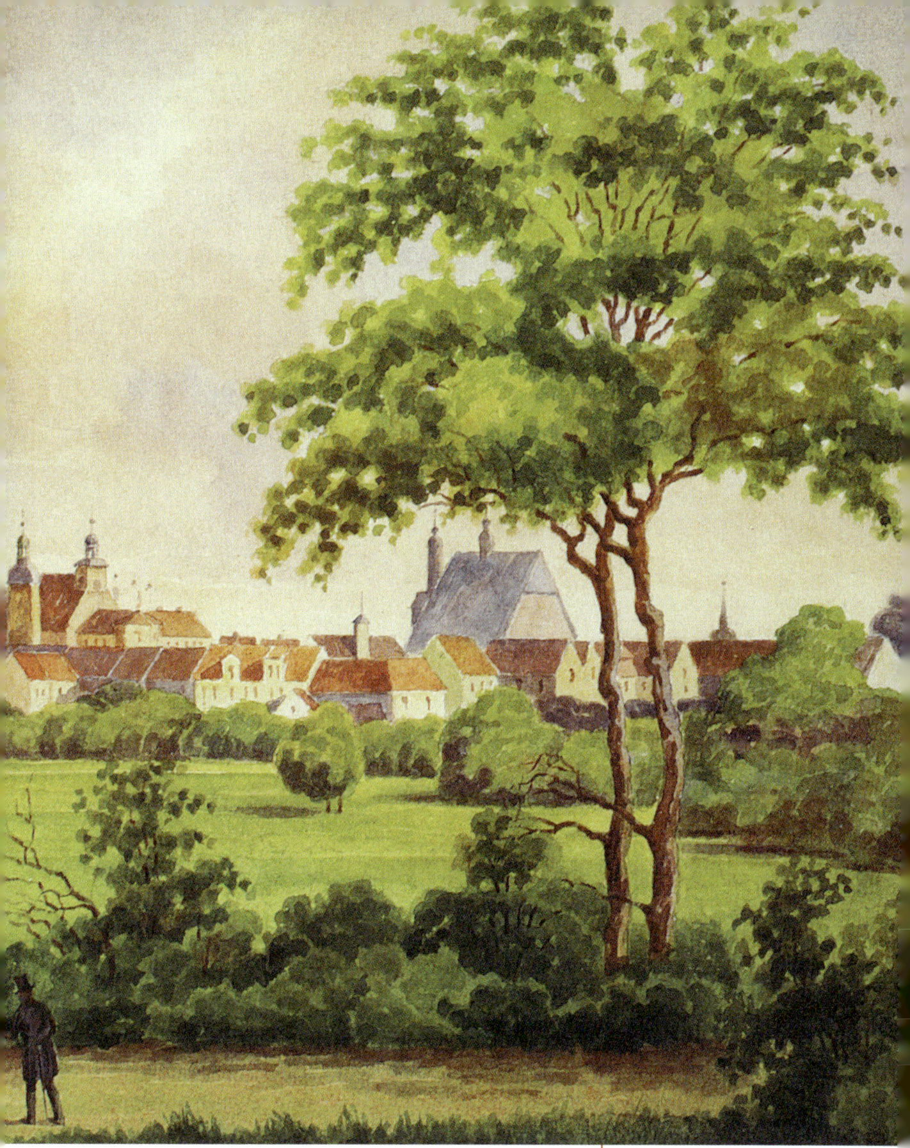

Im April 1821 trifft die Familie Hahnemann, aus Leipzig kommend, mit *»elf Wagen Geräthe«* in Köthen ein. Die *»Medicinalbehörde des Herzogtums Cöthen«* hat ihm am 2. April 1821 Erlaubnis für die Herstellung von Arzneimitteln erteilt, die ihm in Leipzig versagt worden war. Ein Jahr später erfolgt sogar die Ernennung zum Hofrat.

Im Vergleich zur Universitäts- und Messestadt Leipzig scheint Köthen und das gesamte Herzogtum nicht viel zu bieten. Das Land ist nur *»15 Geviertmeilen«* (ca. 825 Quadratkilometer) groß und zählt

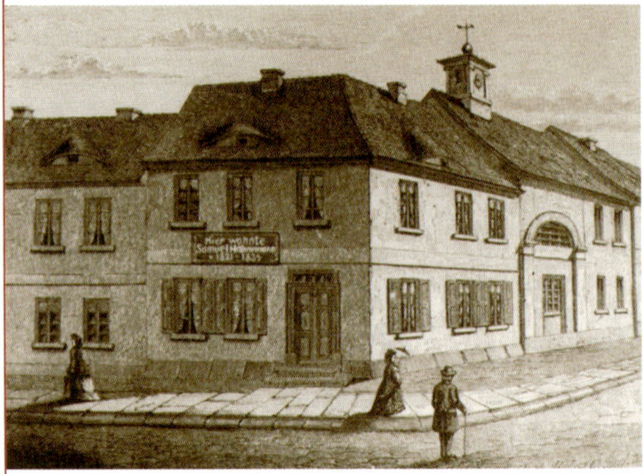

Das ehemalige Wohnhaus Hahnemanns in der Wallstraße auf einem zeitgenössischem Stich

30 000 Einwohner, davon leben 6000 in der Residenzstadt. Es verwundert deshalb nicht, daß viele seiner Anhänger seine Entscheidung nicht billigen und sie nicht unbegründet als eine Flucht bezeichnen. Wer jedoch meinte, seine Köthener Zeit werde nur eine kurze sein, irrte. Es liegen vierzehn lange Jahre vor dem fünfundsechzigjährigen Hahnemann und seiner Familie. Erst 1835 verläßt er Köthen wieder, im Troß nicht mehr die große Familie, sondern allein, nur in Begleitung seiner zweiten Frau Melanie.

Vorbei am Schloß Köthen, nördlich der Altstadt, ziehen 1821 die Planwagen. Hahnemanns neues Domizil ist das Haus Wallstraße Nr. 217 (heute 47) in Köthen. Erst einige Jahrzehnte zuvor sind die Straße und die Gebäude an der Stelle des ehemaligen Stadtwalls errichtet worden. Hier leben gut situierte Bürger, wie Inhaber von Geschäften, Kaufleute oder höhere Hofbedienstete.

Durch häufige Besucher erhalten wir einen genauen Einblick in die Aufteilung und Verwendung der Räume: Links hinter der Haustüre war das niedere Sprechzimmer Hahnemanns; daneben befand sich ein zweites Zimmer, sowie ein drittes auf der rechten Seite des Flurs. Im Hintergrunde führt, rechts vom Flur aus, eine Treppe mit schwarzem Geländer in den oberen Stock ... Für Küche, Wohn- und Schlafzimmer, die nach dem Brauche jener Zeit ebenfalls niedrig sind, bleibt wenig Platz mehr übrig. Der ganze obere Stock war der Familie vorbehalten. Der Haustüre gerade gegenüber, über den Flur hinweg, führt eine Hintertüre in den gepflasterten Hof und durch diesen in den langen schmalen Garten, der durch eine hohe Mauer abgegrenzt war. Es ist ein überaus bescheidener Streifen Landes, den Hahnemann als seinen Garten bezeichnete und in dem er seine täglichen Spaziergänge auf und ab – sogar nachts mit der Laterne in der Hand – machte. Und wir begreifen wohl die Enttäuschung des französischen Arztes, der Hahnemann besuchte... und von ihm zu hören bekam: *»Sie haben recht; klein ist mein Garten, aber sehen Sie, wie hoch er ist!«* Hier befand sich auch jene bedeckte Efeulaube, in der Hahnemann während des Sommers so gerne nach des Tages Last und Arbeit sich ausruhte, in der er einen großen Teil seines Werkes über die *»Chronischen Krankheiten«* geschrieben haben soll. (nach Fritsche)

Durch Freunde und Bekannte sind wir auch über den Tagesablauf Hahnemanns informiert: Im Sommer stand er um sechs, im Winter um sieben Uhr auf. Nach einem Glas warmer Milch und einem Gartenspaziergang erledigte er seine Korrespondenz. Pünktlich um neun Uhr begann er seine Sprechstunde, um zwölf Uhr machte er Mittagspause. Nach dem Essen legte er sich für einen kleinen Schlaf auf sein Sofa und setzte die Sprechstunde dann pünktlich um zwei Uhr bis vier Uhr fort. Er legt großen Wert auf sofortige Bezahlung und pünktliche Beendigung der Sprechstunde. Zwölf Kranke behandelt er im Jahr umsonst und machte Hausbesuche nur in Notfällen. *»Alles Nachlaufen auf Allopathenart erniedrigt«*, schreibt er einem Kollegen.

Der Beginn seiner Praxis ist erfolgversprechend. Die in jahrzehntelanger Arbeit gewonnenen Erfahrungen, das richtige Gespür für den Kranken und die Medizin, die dieser benötigt, sowie Fleiß und Gewissenhaftigkeit führen bald zu großen Behandlungserfolgen. Es scheint auch nicht ohne Bedeutung gewesen zu sein, daß zum Kreis seiner Patienten sowohl die herzogliche Familie wie auch viele andere hochgestellte Persönlichkeiten Köthens zählten.

Für Hahnemann war neben der homöopathischen Behandlung auch wichtig, dass seine Patienten eine bestimmte Diät einhielten, sowie eine gewisse Lebensordnung. Aus seinen Behandlungs-

Ausgangsstoffe für Arzneimittel, die vor allem bei chronischen Krankheiten Verwendung finden:

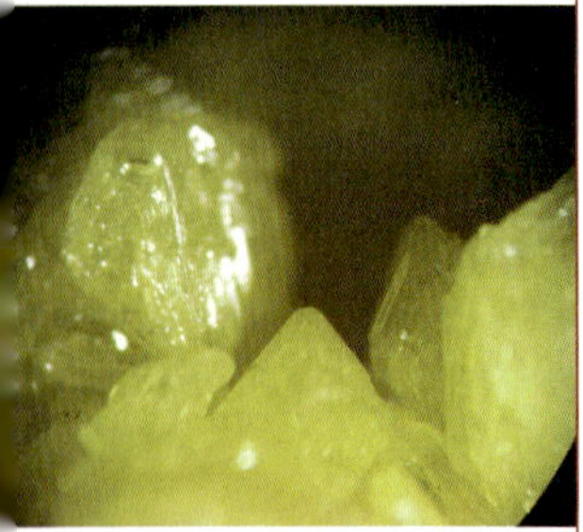

Kristalliner Schwefel – Sulfur ist eines der wichtigsten Mittel zur Behandlung der Psora

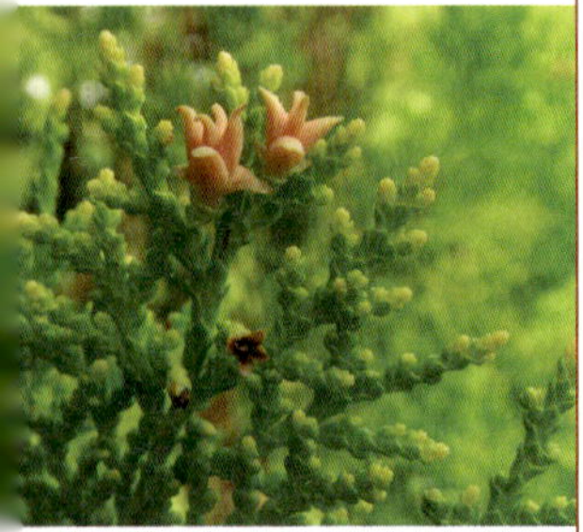

Lebensbaum (Thuja occidentalis) wichtiges von Hahnemann geprüftes antisykotisches Mittel

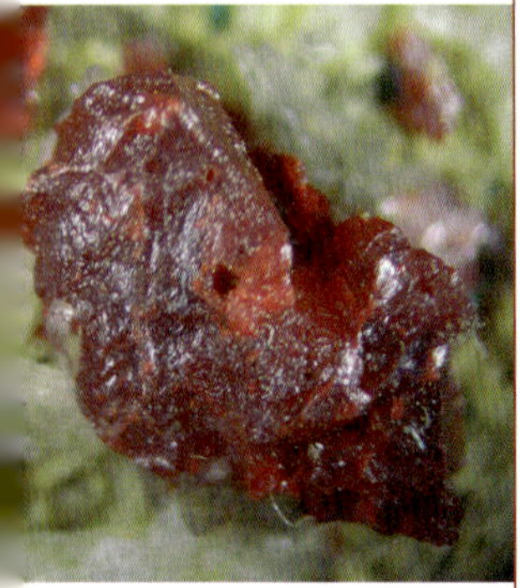

Kristalle von Cinnabaris (Zinnober/rotes Quecksilbersulfid) – Verbindungen von Mercurius (Quecksilber) sind unabdingbar für die Behandlung der Syphilinie

aufzeichnungen weiß man, daß er seinen Patienten empfahl, möglichst auf Schweine- und Kalbfleisch zu verzichten, ebenso Tee, Kaffee und Wein meiden sollten, Bier dagegen war erlaubt. Er machte auch bei hochgestellten Persönlichkeiten unter seinen Patienten keine Ausnahmen und erwartete, daß sie sich an seine Vorschriften hielten. Auch mußten die Patienten, egal welchen Ranges oder Titels, seine Praxis aufsuchen oder einen Mittelsmann schicken.

Hahnemann beginnt in Köthen mit den höheren Potenzen (C60 bis C90) zu experimentieren. Die Erfahrung lehrte ihn, dass sein Verschüttelungsprozeß nicht nur ein Verdünnen darstellt, sondern die Kraft der Arznei erhöht. Ab 1827 spricht er deshalb nicht mehr von *»Verdünnen«* sondern vom *»Potenzieren«*. Er ging diesen Schritt, obwohl er wissen mußte, daß ihm einige seiner Anhänger auf diesem Weg nicht folgen konnten oder wollten.

Noch deutlicher wird die Kluft, als er die Ergebnisse seiner Erfahrungen mit den *»Chronischen Krankheiten«* veröffentlicht. Hahnemann konnte in seiner Praxis bisher fast täglich verfolgen, dass ein gut gewähltes Mittel sicher, schnell und dauerhaft in der Lage ist, akute Krankheiten zu heilen. Immer häufiger erlebte er jedoch, dass bei einem Teil der Kranken gut gewählte Mittel versagten und musste resigniert vermerken: *»Der Anfang (ihrer Behandlung) war erfreulich, die Fortsetzung minder günstig, der Ausgang hoffnungslos.«*

Hahnemann geht deshalb in der Krankheitsgeschichte des Patienten den Weg zurück bis zu dem Punkt, wo Auslösungsfaktoren für ein späteres *»chronisches Siechtum«* festzustellen sind. Im Vergleich der verschiedenen Krankheitsgeschichten konnte er feststellen, dass bei vielen Patienten ähnliche Zeichen vorhanden waren, wie juckende Hautausschläge, Geschwüre im Genitalbereich, Arzneimittel- oder Genussmittelmissbrauch und Infektionen. Er stellt fest, dass die Krankheit in Intervallen verläuft, aber unweigerlich zum Tode des Patienten führt, wenn es nicht gelingt, ein passendes Mittel zu finden, das nicht nur auf den jeweils akuten Zustand des Kranken, sondern auf das chronische Geschehen einzuwirken vermag.

Er bezeichnet diese Verursacher und Auslöser der chronischen Krankheiten als *»Miasmen«*, in der Medizin seit Hippokrates ein Begriff für Verunreinigungen, krankmachende Ausdünstungen der Atmosphäre und der Erde. In der Folge ordnete er diese Miasmen oder chronischen Krankheiten je nach ihren auslösenden Faktoren und den Symptomen beim Kranken in drei Gruppen, die Psora, die Sykose und Syphilinie und veröffentlicht seine Erkenntnisse in dem erstmals 1828 erschienenen mehrbändigen Werk *»Die Chronischen Krankheiten, ihre eigentümliche Natur und homöopathische Heilung«*. Zum zweiten Mal nach dem fast zwei Jahrzehnte zuvor in Torgau entstandenen und während der Köthener Zeit in 4. und 5. Auflage erschienenen *»Organon«* revolutioniert Hahnemann mit seinem neuen Werk die Auffassungen von den Krankheiten, den Ursachen ihrer Entstehung und den Möglichkeiten ihrer Heilung.

Doch er muß nicht nur die Erfahrung machen, daß mancher seiner Anhänger von ihm abrückt. Immer wieder kann er auch erleben, dass ihn alte und neue Schüler in Köthen aufsuchen, um Rat fragen oder auch ihre Hilfe anbieten. Es kommt sogar vor, dass sie längere Zeit im Hause Hahnemanns wohnen. So der Arzt und Homöopath Ferdinand Rückert, der 1827/28 ein halbes Jahr bei Hahnemann lebt und als Gegenleistung an den *»Chronischen Krankheiten«* mitarbeitet.

1828 tritt ein besonders wichtiger Freund durch einen Brief in sein Leben. Clemens von Bönninghausen nimmt Kontakt zu Hahnemann auf.

Es sollte der Beginn einer lebenslangen Gelehrtenfreundschaft werden. Hahnemann schätzte das Wissen des Botanikers und nannte den 30 Jahre jüngeren Münsteraner Juristen und Regierungsrat oft *»theuerster Freund«*. Viele Jahre später heiratet Bönninghausens Sohn Carl die Adoptivtochter der zweiten Frau Hahnemanns.

Einige weitere Namen von Ärzten seien erwähnt, die Hahnemann in Köthen aufsuchten, um eine Einführung in die Homöopathie zu bekommen: Dr. Bredenoll aus Westfalen, Dr. Ludwig Grießelich aus Karlruhe, sein Schüler Dr. Georg Heinrich Gottlieb Jahr, der wie Ferdinand Rückert über ein

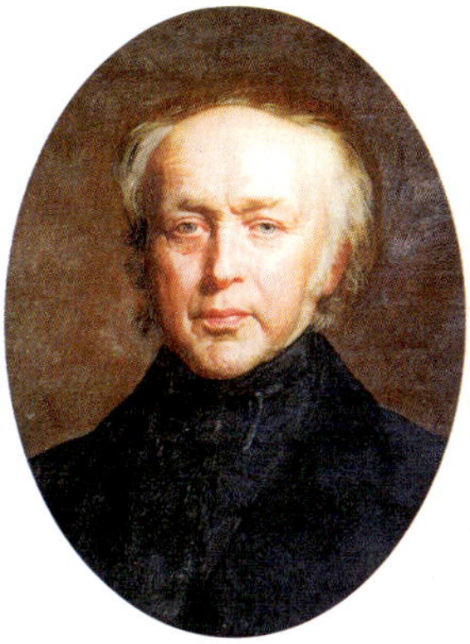

Clemens von Bönninghausen (1785-1864)

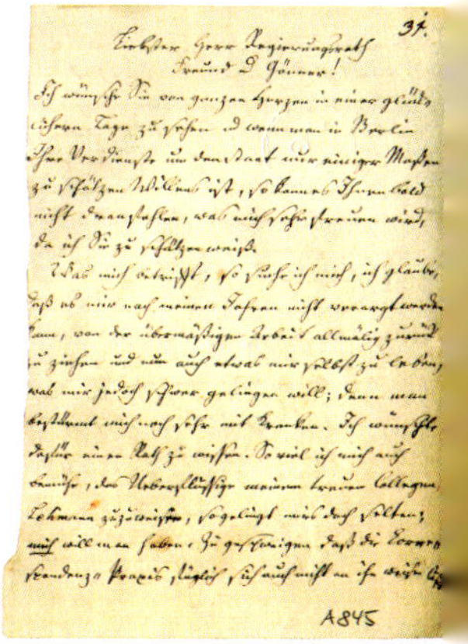

37.

A845

Brief Hahnemanns an Bönninghausen

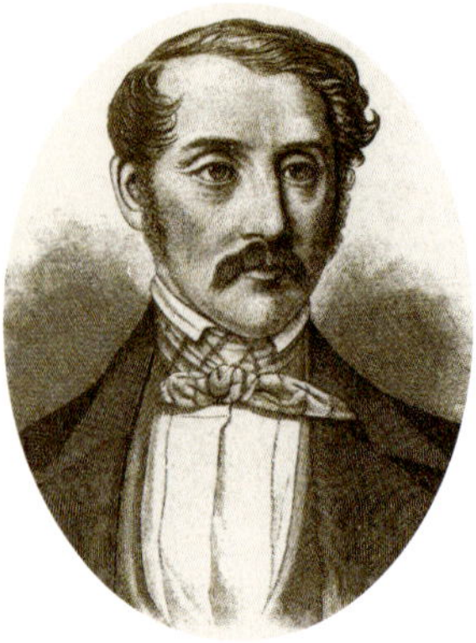

Dr. Philipp Wilhelm Ludwig Grießelich (1804-1848)

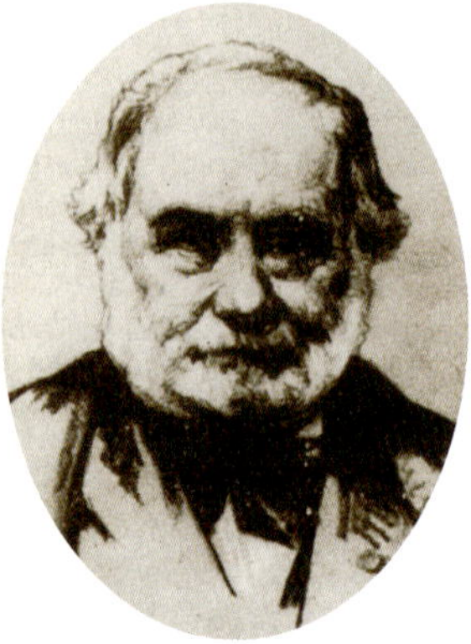

Georg Heinrich Gottlieb Jahr (1800-1875)

halbes Jahr Hahnemann geholfen hat und seinem Meister später sogar nach Frankreich folgte.

Am 10. August 1829 feiert Hahnemann sein 50. Doktorjubiläum. Von nah und fern kommen die Gäste, über 400 Ärzte und Laien schicken Grußbotschaften. Hahnemann wird vielfältig geehrt und erhält finanzielle Zuwendungen, die den Grundstock für ein homöopathisches Krankenhaus bilden sollten. Einige der anwesenden Ärzte gründen den Vorläufer des *»Zentralvereins homöopathischer Ärzte«*, der heute noch besteht.

Wenige Monate später, am 31. März 1831, stirbt nach fast 48jähriger Ehe unerwartet Hahnemanns Frau Johanna Leopoldine Henriette, geborene Küchler, im Alter von 67 Jahren.

Der Tod der Frau war zweifelsohne ein großer Verlust für den inzwischen fast Achtzigjährigen, auch wenn das Urteil über sie sehr verschieden ausfällt. Hahnemann selbst, vor allem aber die Töchter, charakterisieren sie als eine treusorgende Hausfrau und Mutter. Andere der Familie nahestehende Personen hingegen, wie die Homöopathen Hartmann und von Brunnow beurteilen sie wesentlich härter und bezeichnen sie als rechthaberisch und streitsüchtig, gar als *»Xanthippe«*, die dem Mann das Leben schwer gemacht habe. Wie auch immer das Urteil ausfällt, darf nicht übersehen werden, dass sie Hahnemann elf Kinder schenkte, ihr Vermögen für ihn opferte, das unstete Wanderleben und die damit verbundene Not ertrug und auch in den Köthener Jahren dafür sorgte, dass sich Hahnemann ungestört der Heilkunst und den Patienten widmen konnte. Nach ihrem Tod führten die beiden unverheirateten Töchter den Haushalt weiter.

Dies ändert sich erst im Oktober 1834. Unter der Vielzahl an Patienten ist in diesem Jahr seine spätere zweite Ehefrau, Marie Mélanie d'Hervilly-Gohier (1800-1878), die wegen eines Nervenleidens kam. Wenige Monate später, am 18. Januar 1835, werden die beiden im Haus in der Wallstraße getraut, und noch einmal ein halbes Jahr danach vermeldet die *»Allgemeine Homöopathische Zeitung«*: *»Herr Hoffrath Dr. S. Hahnemann ist den 14. Juni nach Paris abgereist«.*

Auf den Spuren Hahnemanns in Köthen folgt *Dr. Arthur Lutze*. Seine Popularität und Schaffenskraft trug entscheidend zur weiteren Verbreitung der Homöopathie in der zweiten Hälfte des 19. Jahrhunderts bei. Die Krankenhausgründung, die Hahnemann in Köthen verwehrt blieb, schaffte Lutze wenige Jahre nach Hahnemanns Tod.

Arthur Lutze, geboren 1813, verlebt seine Kindheit in Stettin. Nach dem Tod seiner Eltern arbeitet er als Postbeamter und vertieft sich im Selbststudium in die Schriften Hahnemanns. Diese Lektüre und ein zufälliger Behandlungserfolg – er empfiehlt einer Frau Spigelia gegen ihren Kopfschmerz – lassen ihn zum glühenden Anhänger der Homöopathie werden. 1843 scheidet er aus dem Postdienst aus, um in einer Armenklinik in Potsdam praktische medizinische Erfahrungen sammeln und kostenlos behandeln zu können. Mangels einer medizinischen Approbation wird ihm jedoch 1845 jede weitere Tätigkeit in Preußen untersagt, und er wird sogar zeitweise inhaftiert. Im August 1846 übersiedelt er deshalb nach Hahnemanns früherem Wirkungsort Köthen und profitiert eine zeitlang von der Liberalität des Herzogs von Anhalt-Köthen. Dann wird ihm jedoch auch hier das Behandeln untersagt. Er nimmt deshalb noch ein Studium der Medizin auf und promoviert 1848 in Jena mit einer Dissertation zum Thema *»De cataractae extractione«* zum Doktor der Medizin und Chirurgie. Erst das verschafft ihm endgültig die Niederlassungserlaubnis und Dispensierfreiheit.

Lutzes Praxis erfreut sich schnell ungeheuren Zulaufs. Ein Zeitgenosse und Kollege schreibt, *»es war, als ob Paracelsus aus dem Grabe auferstanden sei«*. Aber er hat auch Gegner und es wird gespottet: *»Dort lebt der große Wundermann, der alle Welt kurieren kann«*. Abweichend von Hahnemanns Vorschriften verwendete Lutze zahlreiche selbst entwickelte, geradezu modern anmutende diätetische Praktiken, ebenso wie die damals modische Mesmersche Magnetisiermethode. Der von Lutze selbst erfundene koffeinfreie *»Gesundheits-Kaffee«* aus Gerstenmalz, Roggen und Zuckerrüben mit Zichorie als Bitterstoff fand noch im 20. Jahrhundert zahlreiche Abnehmer.

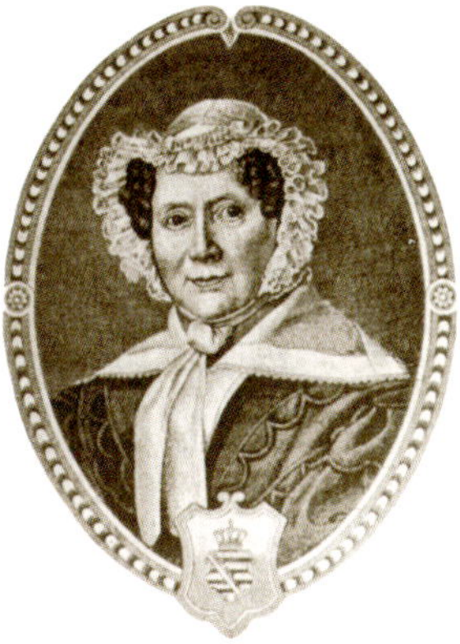

Johanna Leopoldine Henriette Hahnemann, geborene Küchler (1764 -1831)

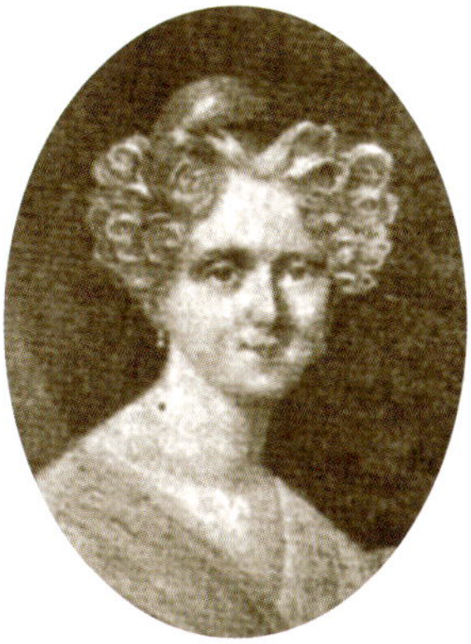

Hahnemanns zweite Ehefrau Marie Mélanie d' Hervilly-Gohier (1800-1878)

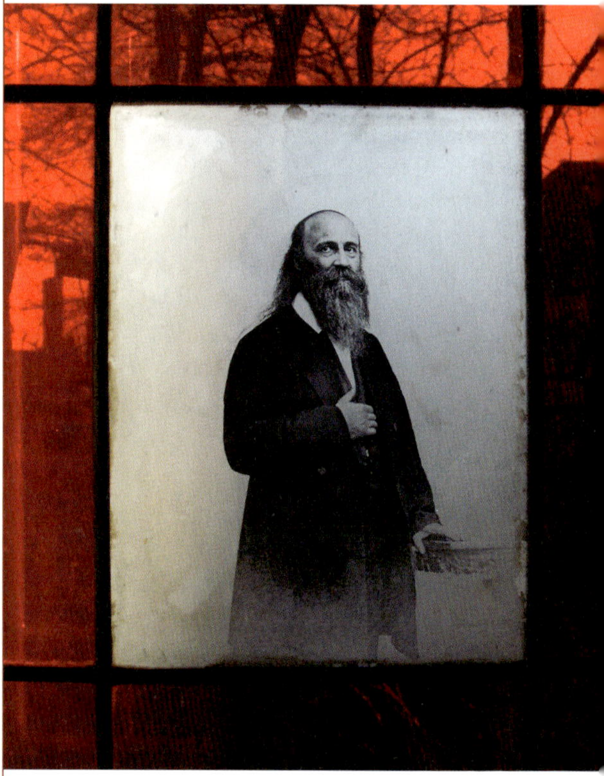

Glasbild mit dem Porträt Arthur Lutzes (1813-1870) am Fenster des «Apothekergewölbes« im Schloß.

1854 beschließt er gemeinsam mit seinen drei Söhnen den Bau der bis dahin größten homöopathischen Klinik der Welt. Dank seiner großen Popularität gelang es ihm binnen kurzer Zeit, zur Finanzierung dieses Riesenprojekts 100.000 selbstgedruckte *»Lutze-Taler«* an private Spender abzusetzen. Sie sind heute gesuchte Sammelobjekte.

Hundert Jahre nach Hahnemanns Geburtstag wird 1855 in der heutigen Springstraße Lutzes Homöopathische Klinik eingeweiht. Allein im Jahr 1864 sollen es hier 26.690 Patienten gewesen sein, die er gemeinsam mit bis zu 21 Assistenten behandelte. Der Klinikbau verfügte über mehrere große Krankensäle sowie 72 Zimmer für zahlende Privatpatienten, einen Park, verschiedene Heilbäder, eine Bibliothek, eine Kunstgalerie und eine Sternwarte. Arme wurden nach wie vor umsonst behandelt.

Auch Fabrikation und weltweiter Versand von Medikamenten und vegetarischen Produkten sowie der Vertrieb von Druckschriften aus eigenem Verlag bildeten einen Teil des Unternehmens. Hier wurden auch Lutzes eigene publizistische Arbeiten gedruckt, wie *»Hahnemanns Todtenfeier«*, sein *»Lehrbuch der Homöopathie«* (1858) und 1865 auch die umstrittene *»7. Auflage«* von Samuel Hahnemanns *»Organon der Heilkunst«*.

Diese durch Lutze stark veränderte Fassung wurde vor allem aus zwei Gründen von den meisten namhaften Homöopathen abgelehnt. Zum einen war ihnen bekannt, daß Hahnemann die Veröffentlichung der fünften und letzten von ihm redigierte Auflage des *»Organon«* schon im Sommer 1833 veranlaßt hatte. Eine sechste Auflage aber war nie erschienen (Es sollten noch fast 80 Jahre geschehen, bis dies 1921 geschah). Zum anderen wussten sie, dass Hahnemann auf Drängen der Kollegen den § 274b aus der 5. Auflage wegließ, da er Missverständnisse hätte hervorrufen können. Dieser Paragraph betrifft die gleichzeitige Verwendung mehrerer Mittel. Lutze übernimmt diesen Paragraphen in seiner Ausgabe des »Organon mit dem Kommentar: *»Dies ist der von unserem Meister für die fünfte Auflage des Organons verheissene, durch Unverstand Anderer aber geraubte Paragraph, den ich das Glück hatte aufzufinden, und es für meine Schuldigkeit halte, ihn der Welt an diesem Orte wiederzugeben, nachdem ich das Capitel über die Doppelmittel bereits in meinem ›Lehrbuch der Homöopathie‹ veröffentlicht habe.«*

1870 stirbt überraschend Arthur Lutze. Obwohl nicht nur die Schulmedizin, sondern auch ein Großteil der homöopathische Zunft Lutzes fabrikmäßige Massenbehandlungen von Anfang an abgelehnt hatten und wiederholt versuchten, die Schließung seiner Klinik durchzusetzen, existierte sie noch bis 1914.

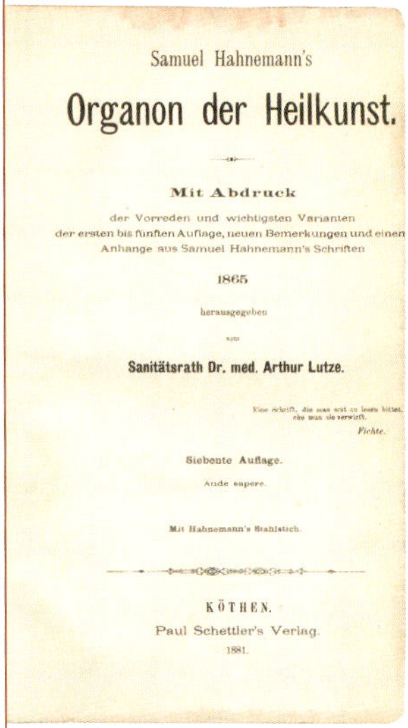

Titelseite der »siebenten Auflage« des »Organon«, herausgegeben von A. Lutze

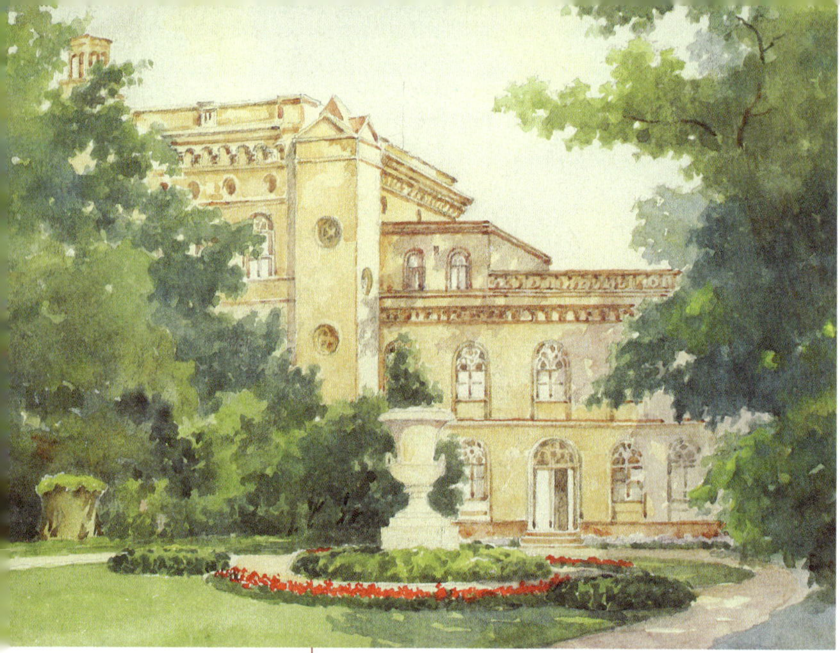

Innenhof und Garten der ehemaligen Lutze-Klinik. Aquarell von Martin Theuerjahr, vor 1914.

Was erinnert heute an das Wirken Samuel Hahnemanns und Arthur Lutzes in Köthen?

Das Wohnhaus Hahnemanns in der Wallstraße im heutigen Zustand.

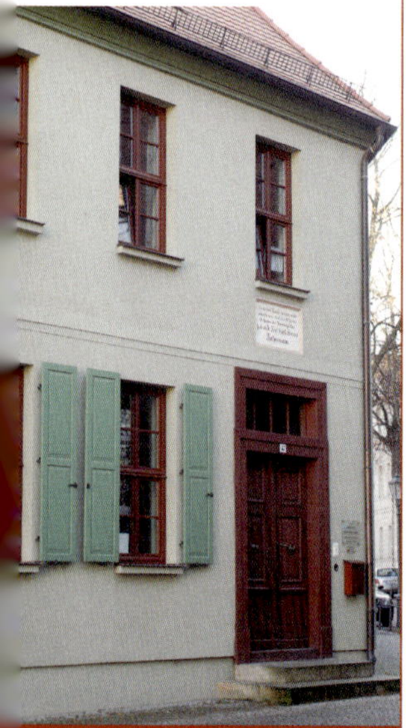

Das noch bestehende Wohnhaus Hahnemanns befindet sich in der Wallstraße 47. Es wurde 1994 vom *»Verein zur Förderung der Homöopathie e.V. – Hahnemannhaus-Gesellschaft«* mit Sitz in Karlsruhe erworben und das barocke, außen verputzte, restaurierte Fachwerkhaus wurde am 10. April 2005, dem Geburtstag Hahnemanns, feierlich eröffnet.

In dem Gebäude befindet sich heute eine homöopathische Arztpraxis. Besucher können nach Voranmeldung die Räume besichtigen. Zu sehen sind auch ein Sessel und ein Schreibtisch, die noch aus Hahnemanns Pariser Zeit stammen.

Ein Homöopathiepfad führt vom Hahnemannhaus zum *»Magdeburger Turm«* mit dem geplanten homöopathischen Ruheplatz, in den Park der Lutze-Klinik mit einem homöopathischen Schaugarten;

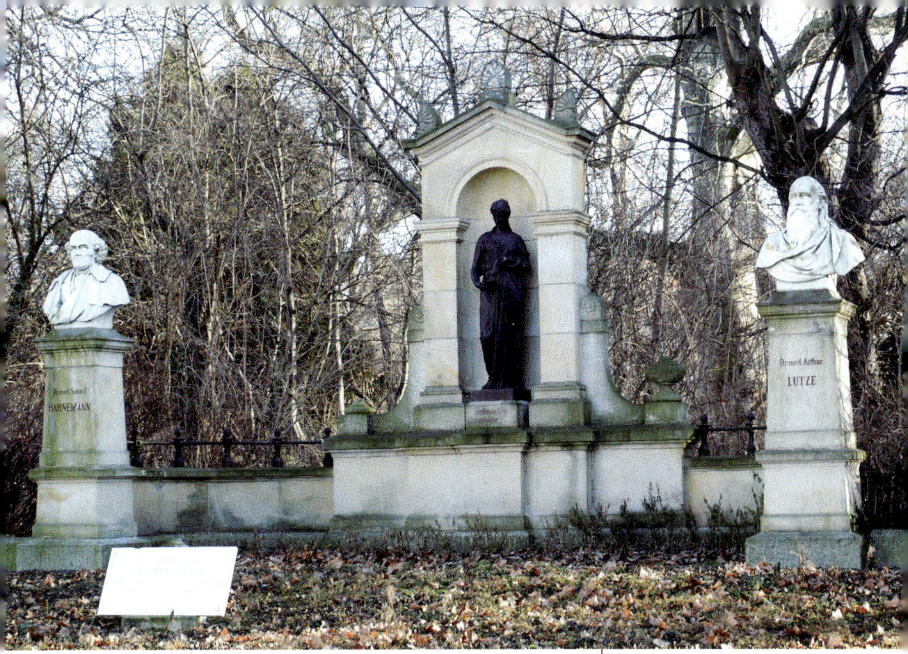

Das Hahnemann-Lutze-Denkmal im Schloßpark gegenüber der Lutze-Klinik. Gestiftet vom Köthener Malzkaffeefabrikanten Louis Wittig, geschaffen vom Bildhauer Heinrich Pohlmann und eingeweiht 1897.

weiter vorbei am Hahnemann-Lutze-Denkmal, durch den Schlosspark zum Historischen Museum im Schloss mit der Ausstellung »*Homöopathie in Köthen*«. Ebenso wie das Köthener Hahnemann-Haus in der Wallstraße wurde auch der lange vernachlässigte historische Prachtbau der Lutze-Klinik in jüngster Zeit aufwändig restauriert und wird heute durch Vereine sowie als Tagungsort genutzt. Der Öffentlichkeit ist vor allem der »*Lutze-Park*« im Innenhof des Gebäudekomplexes zugänglich. Schrittweise entsteht dort auch ein homöopathischer Pflanzengarten.

Am 15. Dezember 1897 wurde das große Hahnemann-Lutze-Denkmal des Bildhauers Heinrich Pohlmann (1839-1917) eingeweiht. Es befindet sich im Schloßpark gegenüber der Lutze-Klinik, Ecke Springstraße/Theaterstraße.

Das Historische Museum im westlichen Apothekengewölbe des Ludwigsbaus bietet eine ständige Ausstellung zum Thema Homöopathie und zu ihren Köthener Vertretern Hahnemann und Lutze.

Bereits 1990 wurde in Köthen der Hahnemann-Lutze-Verein Köthen gegründet und 1993 fanden die 1. Köthener Homöpathietage statt. Die damalige Bundestagspräsidentin Frau Prof. Süßmuth war

Tafel am Gebäude, die auf das Wirken Hahnemanns in diesem Haus hinweist

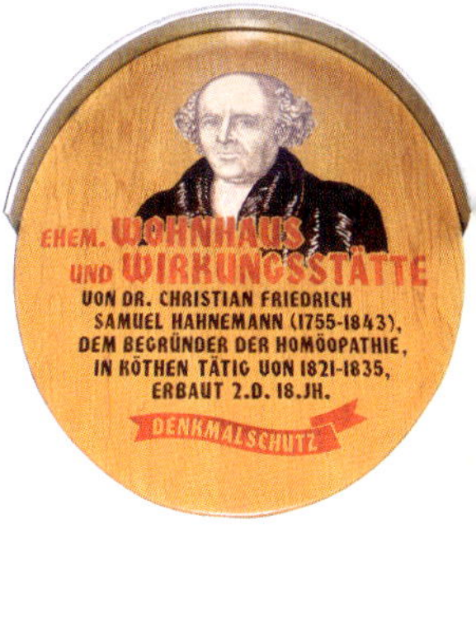

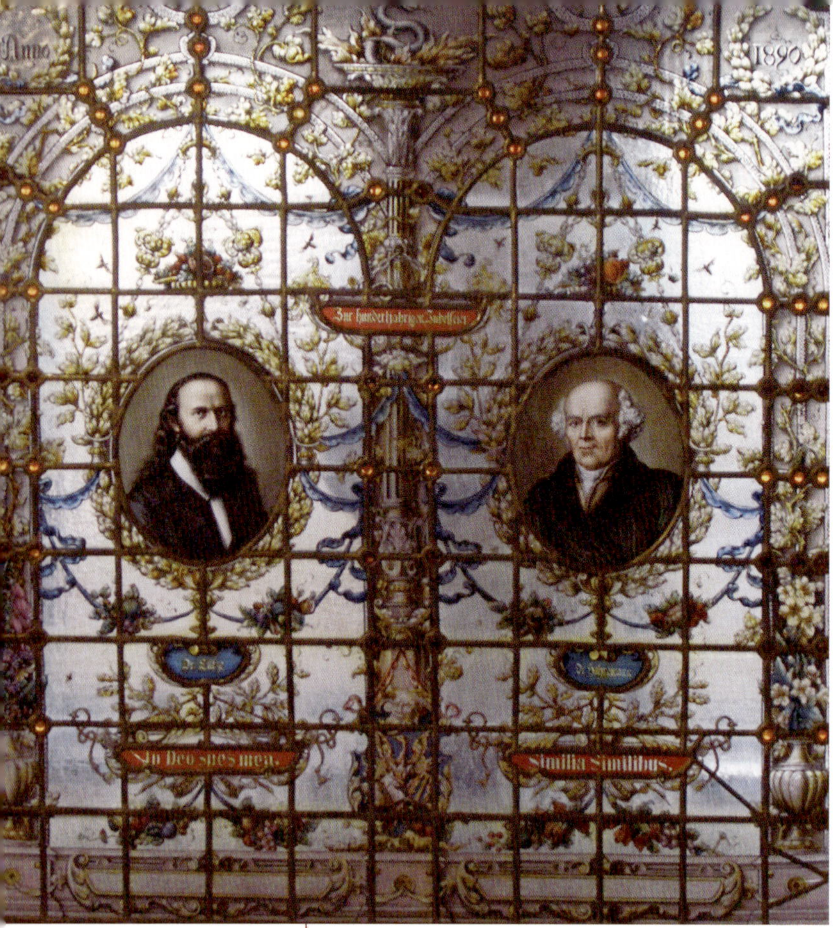

Glasbild mit den Portraits Samuel Hahnemanns und Arthur Lutzes im »Apothekergewölbe« des Museums. Ursprünglich befand es sich im Eingangsbereich der »Lutze-Klinik«

die Festrednerin. Namhafte, leider heute nicht mehr lebende, Homöopathen wie Dr. med. Otto Eichelberger und Gerhard Risch nahmen teil.

Im April 2001 gründete der Deutschen Zentralverein homöopathischer Ärzte (DZVhÄ) das *»Europäische Institut für Homöopathie (InHom)«*, sowie eine Homöopathie Stiftung. Das Institut des Zentralvereins befindet sich seit Juli 2003 in der Lutze-Klinik in der Springstraße.

Im Juni 2007 wurde die Seminarbibliothek des DZVhÄ vorübergehend in der Lutze-Klinik eröffnet. Später soll die Bibliothek in das frühere Spitalgebäude des *»Klosters der barmherzigen Brüder«* umziehen, das sich neben dem Wohnhaus Hahnemanns befand.

Wissens- und Sehenswertes von Köthen

Durch die anhaltinische Erbteilung 1603 fiel der Landesteil Anhalt-Köthen an den jungen Fürsten Ludwig I., der, von seinem längeren Italienaufenthalt inspiriert, anstelle der alten Wasserburg einen Fürstenhof nach italienischem Vorbild errichten wollte. Schon 1604 war der heutige *»Ludwigsbau«* vollendet.

In Italien wurde Ludwig das erste deutsche Mitglied der *»Accademia della Crusca«*, was ihn nun zur Gründung einer ähnlichen Organisation anspornte. 1617 gründete er die *»Fruchtbringende Gesellschaft zur Pflege der deutschen Sprache«*. Im folgenden Jahr brachte er den Pädagogen Wolfgang Ratke nach Köthen, um das Schulwesen zu reformieren, und der erste deutsche Schulbuchverlag wurde gegründet.

1699 wurde die von Fürstin Gisela Agnes gestiftete St. Agnus-Kirche als Köthens erste lutherische Kirche eingeweiht. 1714 wird die Hofkapelle unter Augustin Reinhard Stricker gegründet, 1717 wurde Johann Sebastian Bach als Nachfolger engagiert. Bach komponierte hier viele bekannte Werke, darunter die *»Brandenburgischen Konzerte«*, die in den Räumen des Schlosses ihre Uraufführung erlebten.

Die Schloßkapelle wurde 1602 als Kirche im Keller des Langen Hauses erstmals erwähnt. 1731 wurde sie von Michael Hoppenhaupt umgebaut.

Schreibtisch und Sessel, zwei Gegenstände aus dem Besitz Hahnemanns in Paris, heute im ehemaligen Wohnhaus Hahnemanns in der Wallstraße zu besichtigen.

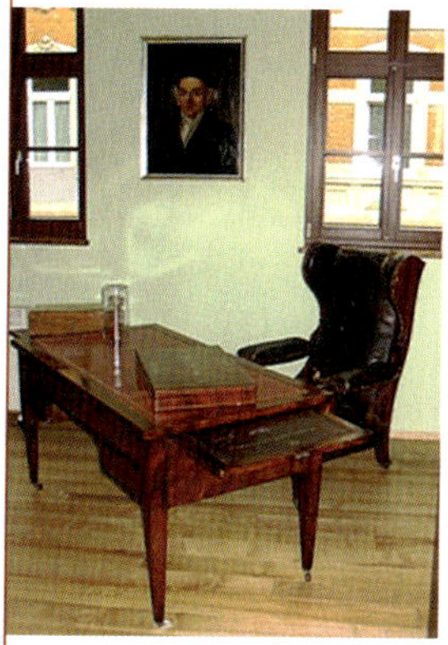

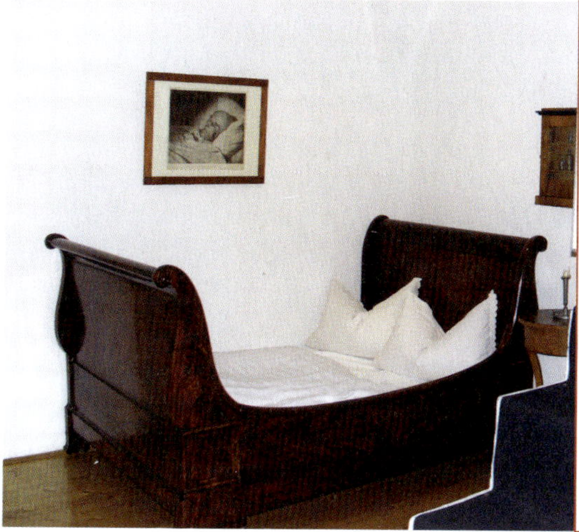

Das Exponat trägt die Bezeichnung: »Bett, benutzt vom großen Meister in Paris und Sterbebett«. Mahagony, um 1835. Leihgabe des »Hahnemann House-Trust U.K.«.

Darüber befindet sich ein Stich »Hahnemann auf dem Totenbett« nach dem Originalgemälde von Butterweck

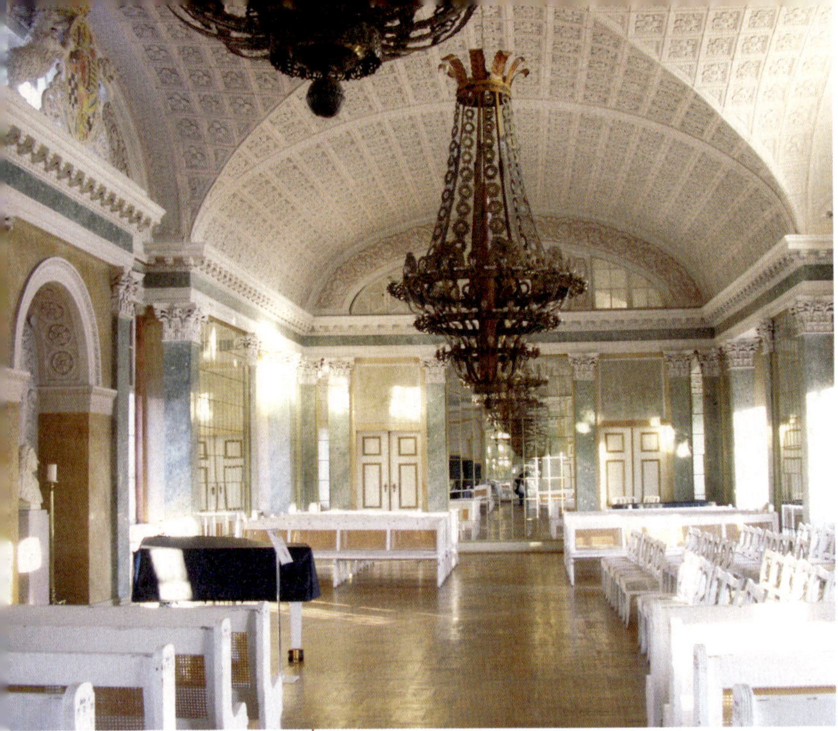

Blick in den Spiegelsaal des Schlosses Köthen.

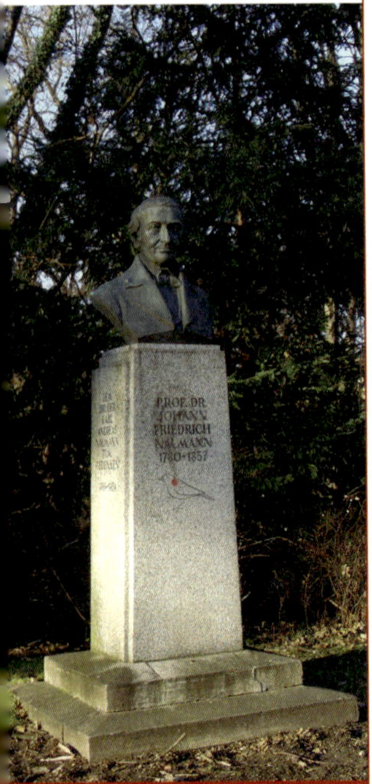

Denkmal Prof. Dr. Johann Friedrich Naumanns (1780-1857) im Park am Schloß Köthen

Es entstanden der Fürstenstuhl und eine Orgel des Bernburger Meisters David Zuberbier. Der barocke Raum wurde 1878 im Zusammenhang mit der Nutzung des Schlosses als Schule umfunktioniert. 1963 wurde in der alten Raumhülle der Bachsaal gestaltet. 1988-1991 erfolgte die Zurückgewinnung als Schloßkapelle (Emporenkirche). Seitdem stehen hier die Orgel des Zuberbier-Sohnes Johann Christoph, gebaut 1754-55, und das Miethke-Cembalo.

Was Hahnemann sicherlich in seiner Köthener Zeit erleben durfte, war die Vervollkommnung der Dreiflügelanlage des Schlosses durch Gottfried Bandhauer. Nach dem kühnen Bau des an Ketten hängenden Tonnengewölbes des Spiegelsaals im Ludwigs-Bau des Schlosses wurde er vom Herzog 1822 zum Bauinspektor ernannt und ihm die obere und alleinige Leitung aller herzoglichen Bauten übertragen. 1828 errichtete Bandhauer den Ferdinands-Bau, 1825 die Reithalle (1941 ausgebrannt; jetzt Konzerthalle) des Köthener Schlosses, 1829 das Kloster und Krankenhaus der Barmherzigen Brüder, und 1830 wurde die katholische Kirche St. Maria eingeweiht.

In die Regierungszeit von Herzog Ferdinand fallen auch die Anfänge des berühmten Köthener

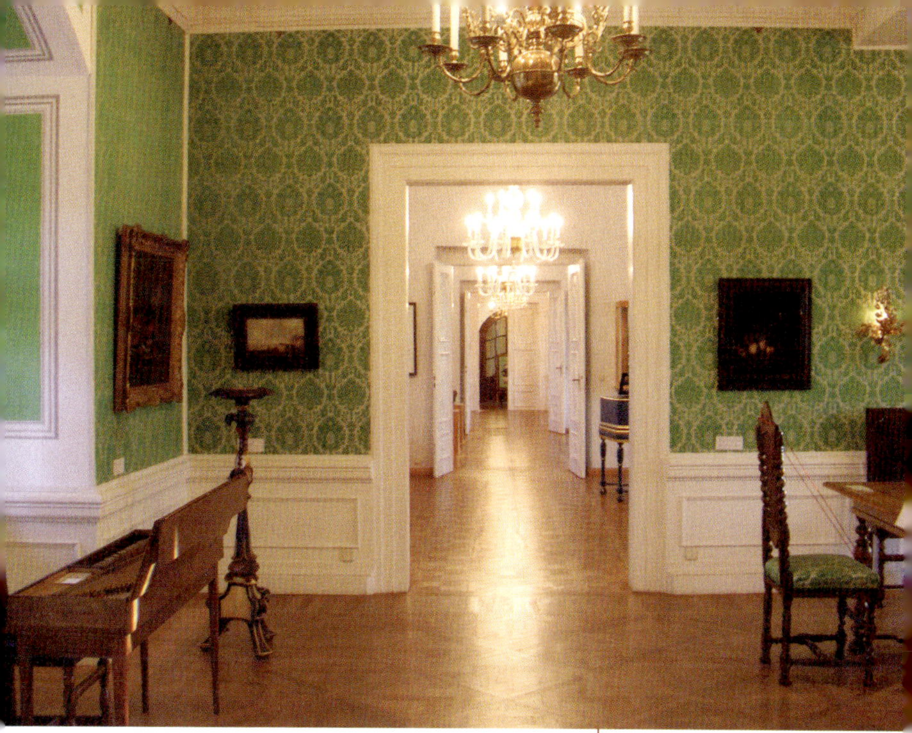

»Grüner Salon« in der Bach-Ausstellung des Köthener Schlosses.

naturkundlichen Naumann-Museums, welches ebenfalls in den Räumlichkeiten des Ferdinands-Baus zu finden ist.

1854 erwarb die Tochter Joseph Freiherr von Eichendorffs ein Haus in Köthen, in dem der Dichter bis 1855 wiederholt lebte. Dieses Haus ist noch heute erhalten.

Köthen-Information
Hallesche Straße 10 - Hallescher Turm, 06366 Köthen / Anhalt
Tel.: (03496) 21 62 17, E-mail: koethen-info@t-online.de,
Internet: www.koethen-anhalt.de

Dauerausstellung
»Geschichte der Homöopathie in Köthen«
im Historischen Museum des Schlosses zu Köthen
Tel.: (03496) 21 25 46

Homöopathie- und Wissenschaftsservice Köthen GmbH
Tel.: (03496) 30 37 02; info@wiserv-koet.de

Hahnemann-Lutze-Verein Köthen / Anhalt e.V.
Tel.: (03496) 30 37 02

Homöopathiestiftung des DZVhÄ
Tel.: (03496) 30 37 02

Europäisches Institut für Homöopathie (InHom)
Tel.: (03496) 30 37 02; inhom@t-online.de

Das Denkmal für Johann Sebastian Bach in Köthen.

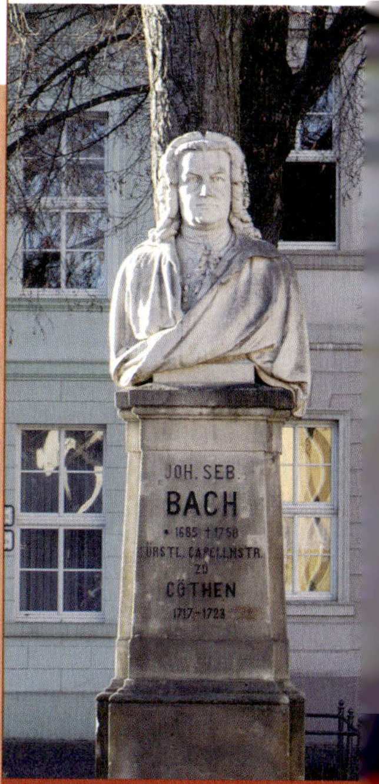

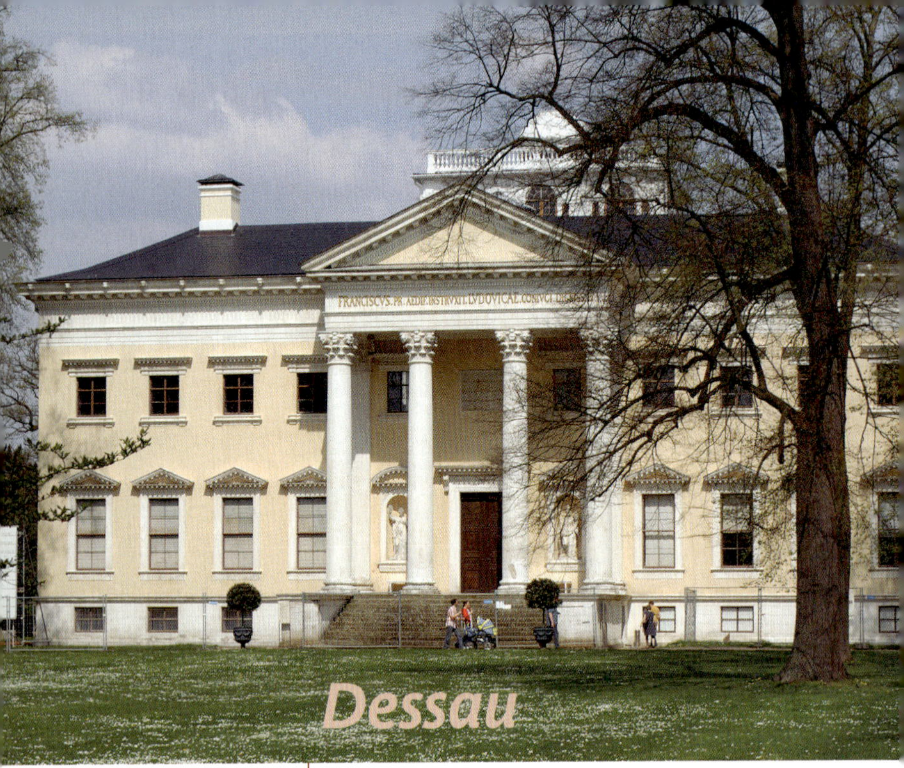

Dessau

Schloß Wörlitz bei Dessau

Hahnemann und die Apothekerstochter Henriette Küchler

In den Märztagen 1781 traf Samuel Hahnemann in Dessau ein und fand bei dem Mohrenapotheker Häseler in der Hospitalstr. Nr. 2 eine Möglichkeit, die Kunst der Arzneiherstellung auszuüben. Als er Dessau nach einem dreiviertel Jahr wieder verließ, nahm er nicht nur neues Wissen, sondern auch seine Ehefrau mit, die 17 jährige Stieftochter des Apothekers, Johanna Leopoldine Henriette Küchler, die ihm während der fast fünfzig Jahre Ehe 11 Kinder schenkte. Ein Eintrag im Kirchenbuch von St. Johannis in Dessau vermerkt, dass am 17. Novemver 1782 die Trauung zwischen *»Samuel Hahnemann, Doctor Medicine und Chur-Fürstl. Sächs. Amts-Physikus in Gommern, 28 Jahre alt«* und der *»Jungfer Johanna Leopoldine Henriette Küchlerin, 19 Jahre alt«* vollzogen wurde.

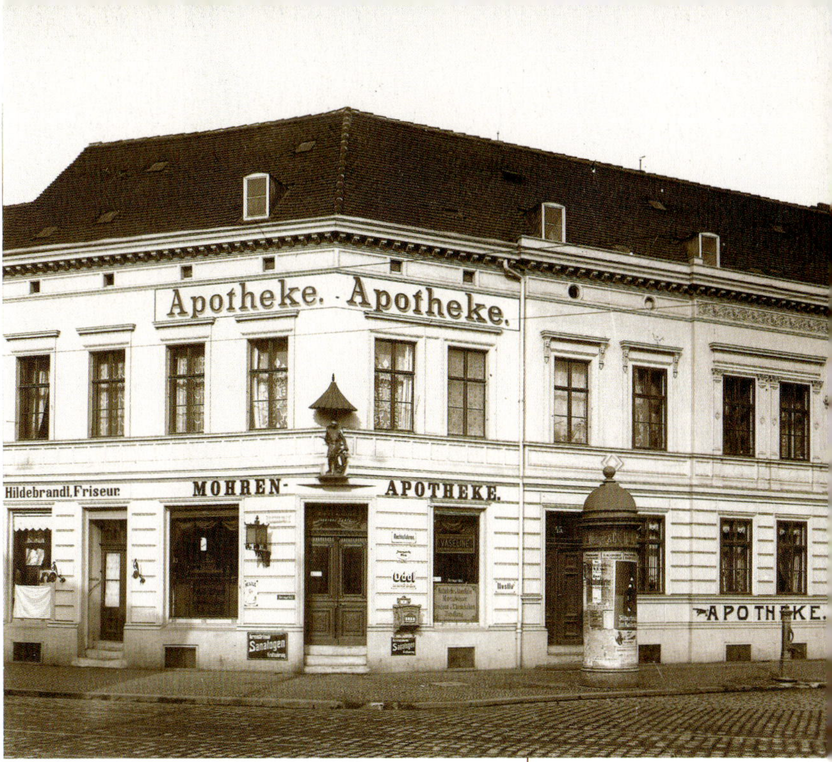

Der letzte Zustand der historischen Mohrenapotheke in Dessau

Der Apotheker Häseler war gegen die Heirat mit Hahnemann, und so liest man heute im Häuserbuch der Stadt Dessau seine Aussage: *»Man heiratet keinen so ungestümen, eigenartigen Kopf«*. Frau Häseler, Henriettes Mutter, starb 1797 und Häseler führte die Apotheke weiter bis sie dann 1812 seiner Tochter, verehelicht mit dem Hofchirurgen Johann Gottlob Schwabe, vererbt und zwei Jahre später, nach deren Tod, von ihrem Sohn, Samuel Heinrich Schwabe, weitergeführte wurde. Nach einigen Besitzerwechseln wurde 1884 auch eine homöopathische Abteilung eingerichtet und 1885 verlegte der damalige Besitzer Robert Weiser die Mohrenapotheke in das Haus am Askanischen Platz. Der hölzerne Mohr unter dem Schutzdach der Apotheke durfte noch einige Besitzerwechsel erleben, bis das Haus am 7. März 1945 in einer Bombennacht zerstört wurde. Pharmazierat Grosser sorgte für einen baldigen Wiederaufbau und öffnete 1948 die Mohrenapotheke am August-Bebel-Platz. 1959 wurde aus der privilegierten Mohrenapotheke eine staatliche Apotheke, und 1968 musste das Haus einem neuen Wohnblock weichen.

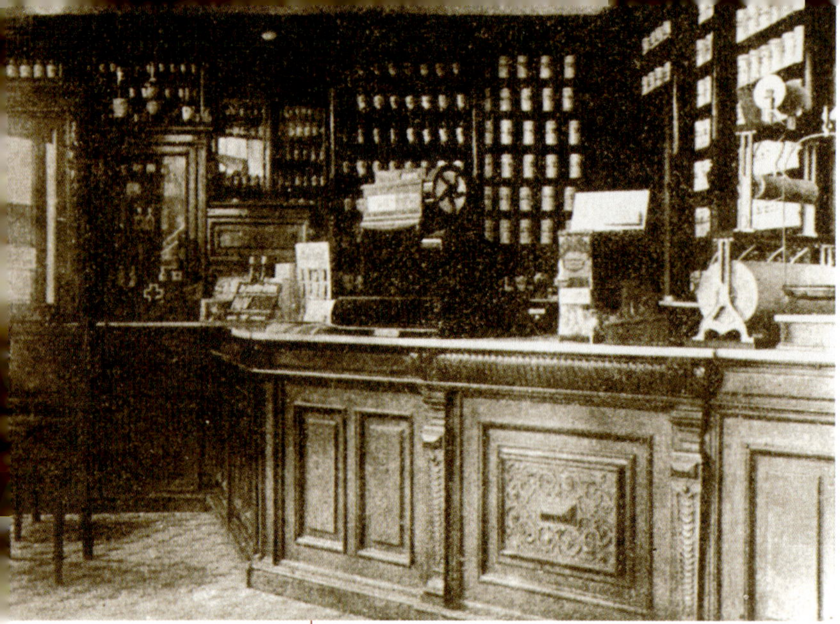

Inneneinrichtung der Mohrenapotheke

Der Name Mohren-Apotheke deutet einerseits darauf hin, dass viele der verkauften Drogen und Gewürze aus Afrika kamen, auch geht der Name auf die Dreikönigsverehrung zurück, und der Name wird auch mit dem heiligen Mauritius in Verbindung gebracht, jenem legendären Anführer der Legionen von Theben, der meist als Mohr dargestellt wird.

Zurück zu Hahnemann: 44 Jahre später, 1825, Hahnemann hatte sich in Köthen niedergelassen, bat er Herzog Leopold Friedrich um die Niederlassung in Dessau. In Köthen trieb ein geheimnisvoller Brandstifter sein Unwesen, und Hahnemann hielt es für besser, die Stadt zu verlassen, er fühlte sich bedroht. Der Herzog aber, der bereits einen Schüler Hahnemanns als homöopathischen Arzt verpflichtet hatte, vermerkt auf dem Gesuch, *»... man möchte es auf eine schickliche Art abweisen«*. Auch waren in Dessau bereits einige homöopathische Ärzte ansässig, wie Gottlieb Prietsch, Dr. Kurtz und Dr. Brückner.

Eine weitere homöopathische Einrichtung sei hier noch genannt: 1835 wurde dank der Initiative des Apothekers Funke und auf Wunsch der homöopathisch arbeiteten Ärzte Dessaus in der Löwenapotheke eine homöopathische Abteilung eingerichtet, die sich schnell weit über Anhalts Grenzen hinaus großer Beliebtheit erfreute.

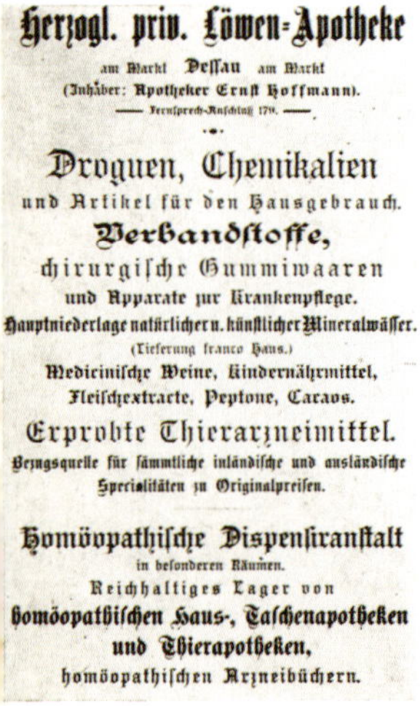

Hinweis auf die Homöopathie in einer Annonce der Löwenapotheke

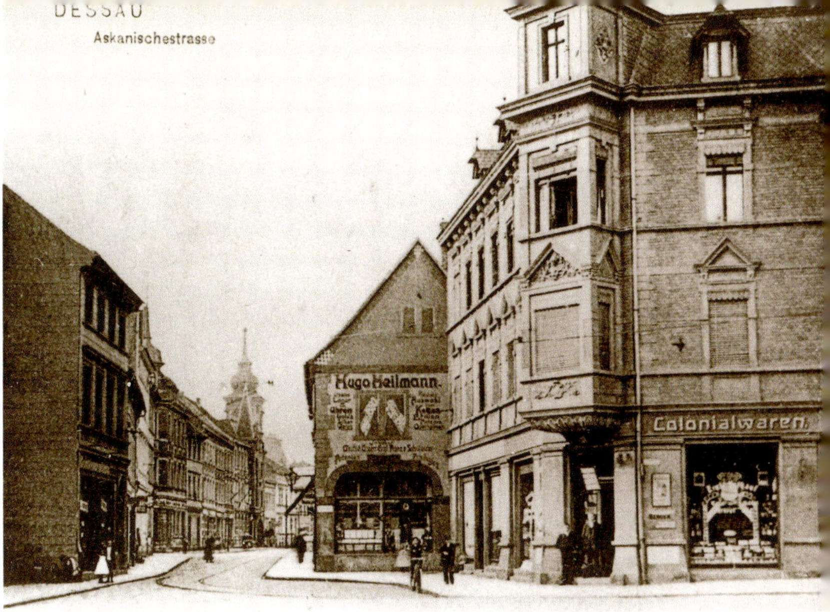

Die »Mohrenapotheke« am »Askanischen Platz«

Dessau wurde während des Zweiten Weltkrieges stark zerstört. Als Standort der Junkers-Flugzeugwerke war es mehrfach verheerenden Bombenangriffen ausgesetzt, bei dem fast die gesamte Altstadt, darunter auch die historische *»Mohrenapotheke«*, das einzige noch unmittelbar an Hahnemann erinnernde Gebäude, vernichtet wurde.

Plastik im »Wörlitzer Park«, dem größten englischen Landschaftspark Europas aus dem ausgehenden 18. Jahrhundert und Weltkulturerbe der UNESCO

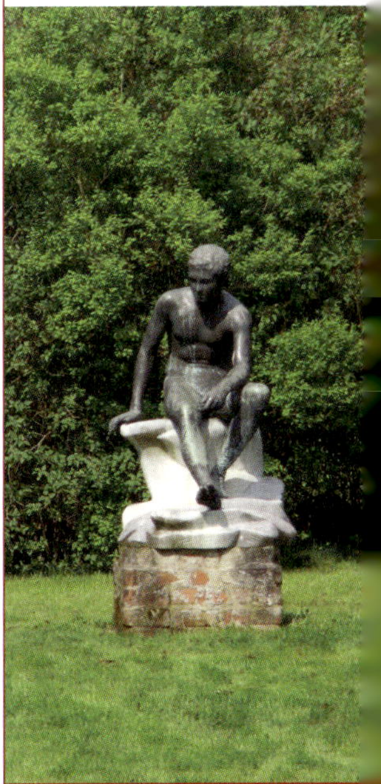

Wissens- und Sehenswertes von Dessau

Von 1603 bis 1863 war Dessau Residenz des Fürstentums Anhalt-Dessau. Als Samuel Hahnemann die Stadt betrat, wurde sie vom Fürsten Leopold III. Friedrich Franz (1758-1817) regiert. Unter seiner Herrschaft erblühte es zu einer einmaligen Kultur- und Gartenlandschaft. Bedeutende Leistungen auf den Gebieten der Baukunst, der Pädagogik und der Landschaftskultur machten sie anziehend. Man geht sicher nicht fehl, wenn man die Entscheidung Hahnemanns, sich nach Dessau zu begeben, vor allem mit der Bedeutung, die diese kleine Residenzstadt gegen Ende des 18. Jahrhunderts besaß, in Verbindung

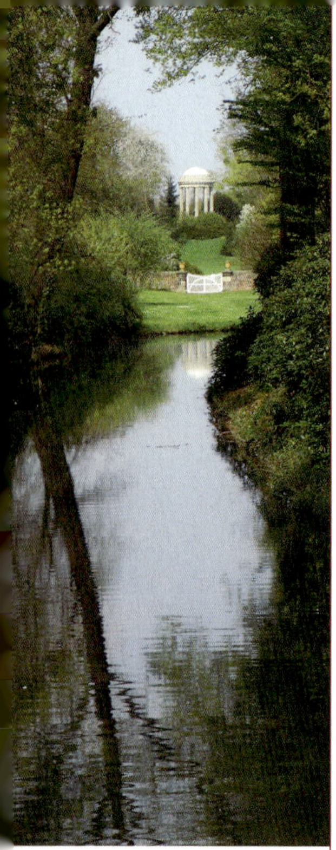

Frühling im Wörlitzer Park

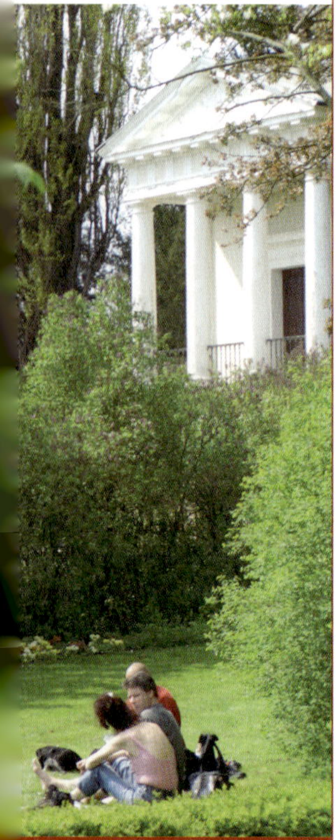

bringt. Daß er hier seine Lebensgefährtin für fast ein halbes Jahrhundert fand, ist wohl zufällig.

Als Hahnemann die Stadt betrat, geriet er in einen für das 18. Jahrhundert unvergleichlichen »*Bauboom*«. Es entstanden hier Kunst- und Bauprojekte, die trotz Kriegen, Zerstörungen und Vernachlässigungen bis in unsere Tage überdauerten.

Das klassizistische Schloss Georgium war 1769 bis 1773 nach Entwürfen des Freundes und Beraters des Fürsten, des Architekten Friedrich Wilhelm von Erdmannsdorf (1736-1800) errichtet worden. Die Räume des Schlosses werden bis heute vor allem als Kunstgalerie genutzt.

Das (neo)gotische Haus entstand zwischen 1774 und 1813. Der historische Friedhof wurde in den Jahren 1787-1789 nach dem Vorbild der italienischen Camposanti angelegt. Das Eingangsportal, die Gebäude und die Umfassungsmauer mit Grabgewölben entstanden ebenfalls nach Entwürfen von Erdmannsdorf, dessen Grab sich auch neben dem anderer bedeutender Persönlichkeiten auf dem Friedhof befindet.

Das wohl wichtigste Projekt aus dem 18. Jahrhundert ist jedoch die Umgestaltung von Dessau und seiner Umgebung in eine unvergleichliche Gartenlandschaft. Als Fürst Franz von Anhalt-Dessau nach Reisen in die Niederlande, nach Italien und England die Idee einer neuen, in ihrer Größe nie dagewesenen Gartenanlage bei Dessau-Wörlitz entwickelte, waren bereits Parks und Lustgärten bei den Schlössern Mosigkau und Oranienbaum vorhanden. Unter der Leitung von Erdmannsdorf entstand ein einzigartiger Landschaftsgarten nach englischem Vorbild, der mit einer Länge von 25 Kilometern und architektonischen Besonderheiten zum größten und bedeutsamsten Garten aus der Epoche der Aufklärung in Europa wurde und heute neben dem Bauhaus und den »*Meisterhäusern*« in Dessau zum Weltkulturerbe der UNESCO gehört.

Bekanntestes moderneres Bauwerk ist das ehemalige Bauhaus. Die ausgedehnte, aus mehreren in der Regel dreigeschossigen Trakten zusammengesetzte Anlage wurde 1925/26 nach Entwürfen des Bauhausarchitekten Walter Gropius errichtet.

Namen von Malern und Architekten, wie Paul Klee, Wassili Kandinsky, Lyonel Feininger, Oskar Schlemmer, Laszlo Moholy-Nagy, Marcel Breuer, Mies van der Rohe und andere gaben dieser Kunstrichtung in den 20er und 30er Jahren des 20. Jahrhunderts ihr Gepräge. 1932 erzwangen die Nationalsozialisten die Schließung des Bauhauses. Neben dem Werk dieser Künstler, verstreut in aller Welt, zeugen heute in Dessau die ehemaligen Gebäude des Bauhauses von der wichtigsten deutschen Kunstperiode des 20. Jahrhunderts. Kernstücke der inzwischen restaurierten Anlage waren und sind der Werkstättentrakt mit durchlaufender Glasfassade, der Berufsschultrakt mit Dreierreihung der Fensterbänder und das fünfgeschossige Atelierhaus.

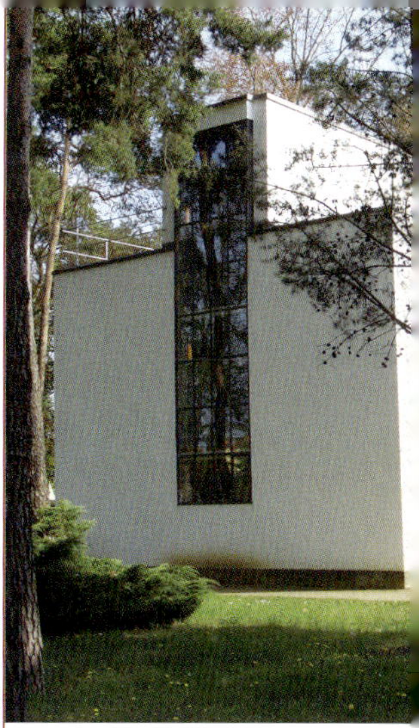

Eines der im Bauhausstil errichteten »Meisterhäuser«

Eingang zum Hauptgebäude des Bauhauses, entworfen von Walter Gropius und in den letzten Jahren aufwändig restauriert

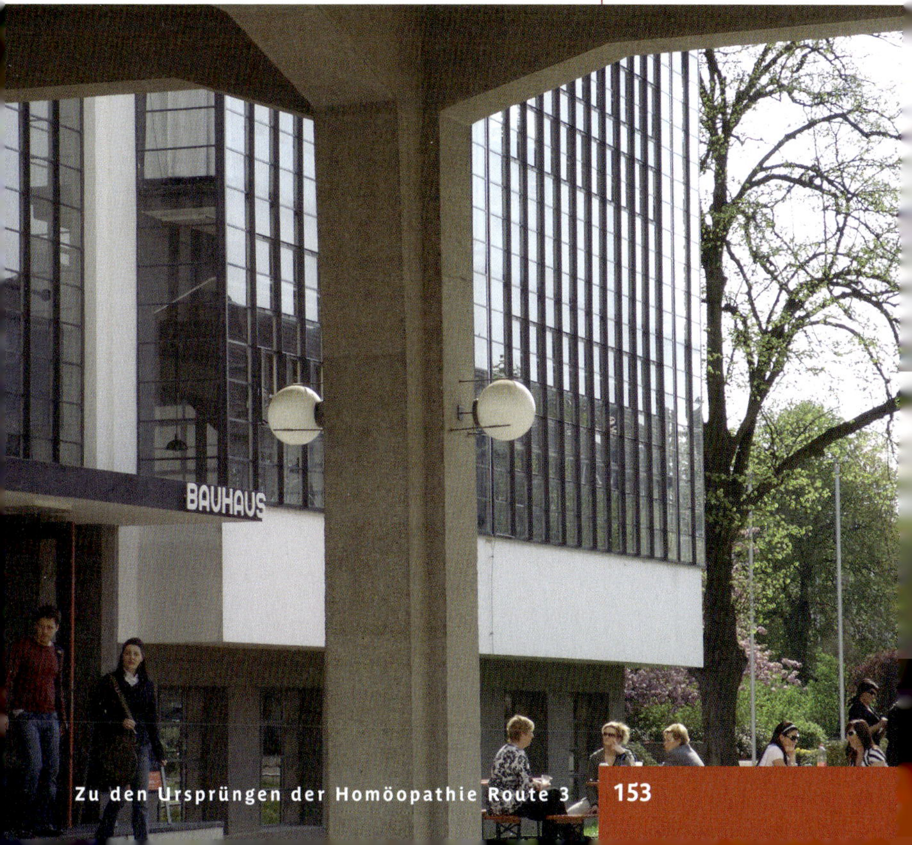

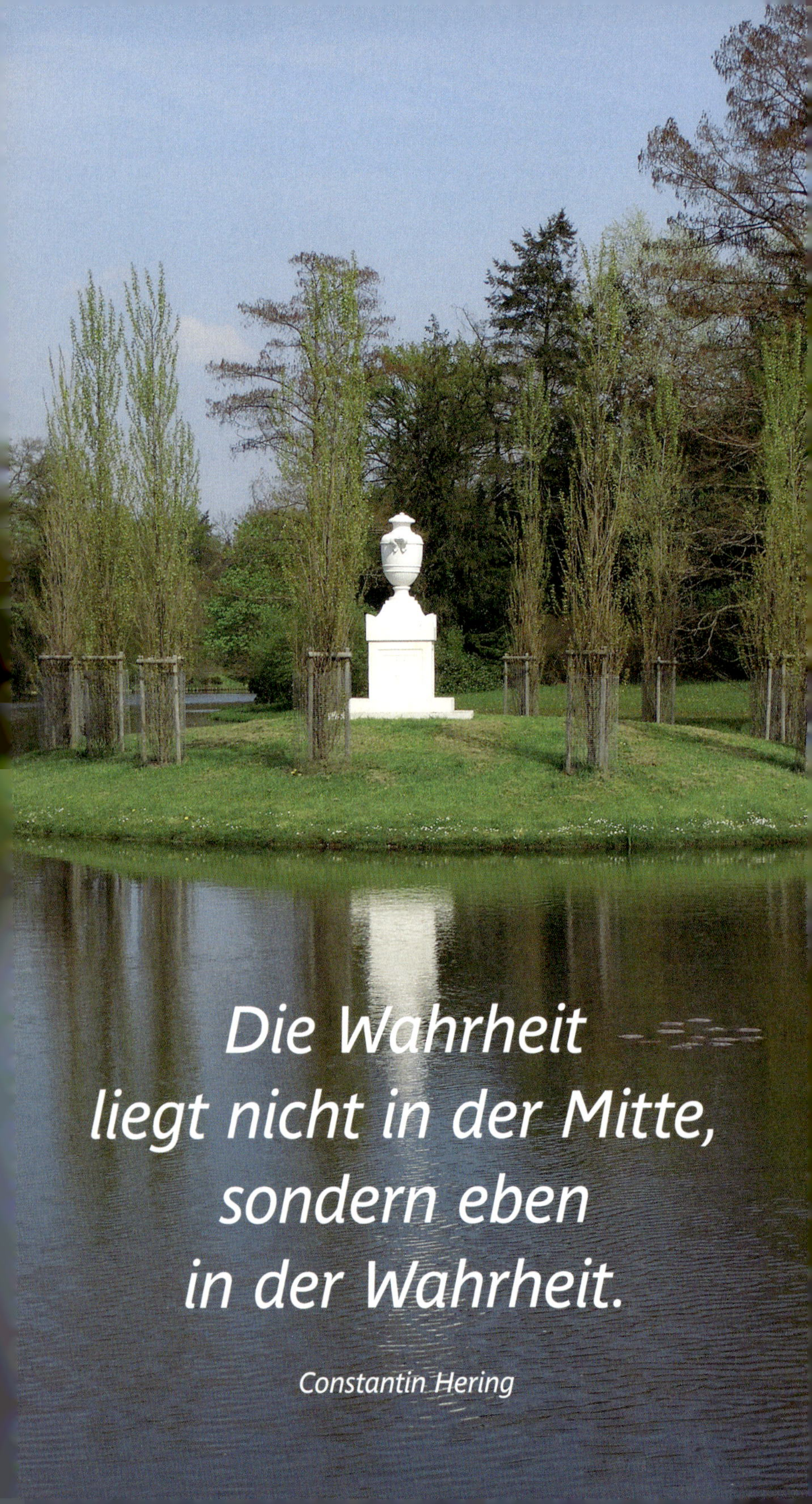
Die Wahrheit
liegt nicht in der Mitte,
sondern eben
in der Wahrheit.
Constantin Hering

Personenverzeichnis

August der Starke → 34, 36, 65, 66 Bandhauer, Gottfried → 146 Bach, Johann Sebastian → 78/79, 103ff, 145ff. Bönninghausen, Clemens v. → 70, 86, 137 Bora, Katharina v. → 20ff, 63 Böttger, Johann Friedrich → 31, 34f, 37, 66 Bruckenthal, Samuel v. → 115 Brunnow, Dr. Freiherr v. → 84, 138 Cranach, Lucas d. Ä. → 20 Eichendorf, Freiherr v. → 147 Erdmannsdorf, Friedrich Wilhelm v. → 152 Friedrich August III. von Sachsen → 26 Fritsche, Dr. Herbert → 121, 124, 135 Gersdorff, Dr. Heinrich August v. → 72, 76f Gneisenau, Neidhardt v. → 109, 112 Göschen, Joachim → 64 Goethe, Johann Wolfgang v. → 98, 105f Grießelich, Dr. Ludwig → 137f Gropius, Walter → 152f Haehl, Dr. Richard → 57, 61, 66, 86, 89, 113 Hahnemann, Christian Gottfried → 25, 35f Hahnemann, Dr. Friedrich → 81, 93, 119ff. Hahnemann, Johanna Christiane Henriette → siehe Küchler, Henriette Hahnemann, Samuel → 3ff, 24, 26ff, 36f, 39, 42f, 46, 56ff, 64ff, 70f, 74, 77ff, 93, 96ff, 100ff, 104ff, 121, 123, 127ff, 130ff Haller, Albrecht v. → 10 Hartmann, Dr. Franz → 81f, 85, 102, 106, 138 Hering, Christian Gottlieb → 42, 47 Hering, Dr. Constantin → 5, 41ff, 68, 70f, 76f, 86, 100f, 106, 123f, 154 Hering, Karl Eduard → 47 Hervilly-Gohier, Marie Mélanie d' → 138f Höroldt, Johann Gregorius → 35 Jahr, Dr. Gottlieb → 138 Jütte, Prof. Robert → 31, 33, 82 Kaendler, Joachim → 34ff Kent, James Tyler → 71 Kentmann, Johann → 21f Küchler, Henriette verh. Hahnemann → 107, 138f, 148 Lindenau, C. H. August v. → 114ff. Lippe, Dr. Adolph → 39, 69ff, 74 Lippe, Dr. Constantin → 71 Lippe, Georg Prinz v. → 39, 73 Lotter, Hieronymus → 100f Ludwig I. v. Anhalt-Köthen → 145 Luther, Dr. Martin → 14, 19ff, 52, 59, 63, 100, 131 Lutze, Dr. Arthur → 4, 94, 132, 139ff, 147 Melanchton, Philipp → 21, 52 Moritz v. Sachsen → 26f, 57f, 97 Müller, Dr. Moritz → 57, 59f, 84f Noack, Dr. Alfons → 85f Ostwald, Prof. Wilhelm → 64 Poerner, Dr. Carl Wilhelm → 27, 79f Pöppelmann, Matthäus Daniel → 55, 64 Quarin, Josef Freiherr v. → 80 Reclam, Carl Heinrich → 85 Rückert, Dr. Ernst Ferdinand → 55ff., 61, 77, 81, 106, 137 Rückert, Dr. Theodor → 77 Schwabe, Dr. Willmar → 4, 29, 58, 60, 87ff, 96, 102, 117 Schwarzenberg, Karl Philipp v. → 83f. Schweikert, Dr. G. A. Benjamin → 55ff., 85, 93 Schweikert, Dr. Julius → 60 Seume, Johann Gottfried → 64 Stapf, Dr. Ernst → 57f, 82, 86 Trinks, Dr. Karl Friedrich → 86, 106 Tschirnhaus, Ehrenfried Walther v. → 34 Volkmann, Dr. Johann Wilhelm → 84 Wiek, Friedrich → 84

Bildnachweis

Die nach Seitenzahl/Inhalt benannten Bildmaterialien wurden von folgenden Personen und Einrichtungen zur Verfügung gestellt. Sie unterliegen dem Urheberrecht und eine Weiterverbreitung ist nur mit deren ausdrücklicher Genehmigung statthaft.

Archeus, Zentrum für Klassische Homöopathie, Görlitz → 71/Geburtshaus Lippe; 73/Ansicht Archeus; 74/Garten Archeus Archivmaterial Deutsche Homöopathie-Union, Karlsruhe → 87/Porträt Schwabe; 89/Zeichnungen Firma; 90-91/Firmenräume; 91/Firmengebäude Beaury, Paul, Berlin → 9/Raum Hahnemannhaus; Biermann, Kathleen, Dresden → 128-129/Aufführungen mit A. Jung als Klockenbring Braune, Maria u. Michael, Meißen → 40/Stich L. Richter Gästebüro Schloss und Museum Wolkenstein → 119/Schloss Wolkenstein; 120/Historische Postkarte mit Marktplatz; 123/Ansicht Stadt und Schloss; 125/Marktplatz und Apotheke; 126/Mineral Haug-Verlag, Stuttgart → 84-85/Buchcover Institut für Geschichten der Medizin in der Robert-Bosch-Stiftung, Stuttgart → 10/Titel Organon; 137/Porträt Bönninghausen u. Brief Hahnemanns Krannich, Andreas, Halle/S. → 45/Aquarell Schlange; 46/Aquarell Pflanze Krannich, Dr. Egon, Schmölen → Titel; 9/Wandmalerei; 10/Pflanzen; 12/Wendelstein; 15/Malerei; 16-17/Räume, Deckenmalerei; 18/Wappensaal; 20/Rathaus; 21/Apotheke; 25/Ansicht Meißen; 27/St. Afra; 29/St. Afra; 29/Denkmal; 30/Meißen; 31/Medaillen; 32/Denkmal; 32/Zinnfigur (nach Braune); 33/Denkmal; 34/Manufaktur Meißen; 35/Denkmal; 36-37/Porzellan u. Manufaktur Meißen; 38/Weinberg; 39/Weinflasche; 40/Zinnfigur (nach Braune); 40/Meißner Fummel; 49/Schwan; 52/Altar; 54/Ansicht Oschatz; 55/Schloss Grimma; 56/Pflanzen; 58/St. Augustin; 59/Klosterkirche; 61/Rathaus Grimma; 62/Wohnhaus Schweikert; 63/Kloster Nimbschen; 64/Brücke; 78-79/Thomaskirche u. Bachdenkmal; 81-82/Pflanzen; 90/Arzneimittel; 92/Grabmal Schwabe; 94/Thüringer Hof; 95/Denkmal Hahnemann; 96/Apothekenmuseum; 98-99/Gärten u. Pflanzen; 101/Altes Rathaus; 103/Burgstraße Leipzig; 104/Thomaskirche; 105/Caffé-Baum, 106/Auerbachs Keller, Goethe-Denkmal; 107/ Ansicht Schildau; 109/Rathaus Schildau; 110/Wohnhaus Hahnemann, Museum; 113/Schloss Machern; 114-115/Park Machern, 116/Park u. Pflanze; 118/Tempel; 128/A. Jung als Klockenbring; 132/Denkmal; 134/Wohnhaus Hahnemann; 136/Arzneimittel; 140/

Glasbild Lutze; 141/Deckblatt Organon; 143/Denkmal; 144/Glasbild Lutze; 146/Spiegelsaal, Denkmal Naumann; 147/Bach-Ausstellung u. Denkmal; 148/Schloss Wörlitz; 151/Statue Park Wörlitz; 152/Park; 153/Bauhaus; 154/Park Wörlitz Kupferstichkabinett Dresden → 28/Ansicht Meißen Müntz, Robert, Eisenstadt/Österreich → 90/Arzneimittel Pippig, Grimma → 63/Nonnen in Nimbschen Sächsisches Apothekenmuseum Leipzig → 81/Habil.-Schrift Hahnemann; 96/ Vitrine Homöopathie Scheuren, Carola, Berlin → 128/A. Jung als Klockenbring Schildbürgermuseum und Gneisenau-Gedenkstätte Schildau → 111/Plakat; 112/Porträt Gneisenau Sparkasse der Stadt Köthen → 132-133/ Aquarell Alt-Köthen; 142/ Aquarell Lutze-Klinik Stadtarchiv Leipzig → 83/Sektionsbericht des Fürsten v. Schwarzenberg; 93/Stadtplan Leipzig um 1800 Stadt- und Waagenmuseum Oschatz → 41-42/C. Hering u. Vater; 47/Tafel; 48/Foto Feier 1928; Stich Merian; 53/Waagenmuseum; 88/Titelblatt Stadtverwaltung Dessau, Kultur- und Öffentlichkeitsarbeit → 149/Ansicht Mohrenapotheke, 150/Apotheke und Werbung; 151/Mohrenapotheke Thon, Klaus, Dreieich → 31/Briefmarke Hahnemann; nach Haehl (Hahnemann-Biografie) → 29/Stich Geburtshaus Hahnemann; 57/Stich Schweikert; 70/Stich Lippe; 76/Stich Gersdorff; 77/Stich Rückert, 80/Universität Leipzig, 84/Stich Müller; 84/Stich Noack, 86/Stich Trinks; 138/Stiche Grießelich u. Jahr; 139/Stiche Henriette u. Melánie Hahnemann Touristinformation Görlitz → 69/Ansicht Görlitz; 75/ Turmuhr und Apotheke; 76/Ansicht Görlitz; 77/Bibliothek Ripken, A., Wohlfarth, Gotha → 127/Geld, Musik u. Arznei; Wachsfigur; 130/Ausstellung; 131/Schloss und Tafel Touristinformation Oschatz → 41/St. Aegidien u.Stadtansicht Oschatz Touristinformation Torgau → 7/Stadtansicht (W. Sens); 19/Ansicht Schloss (B. Blume); 21/Weihnachtsmarkt (W. Sens); 22/Katharina v. Bora (W. Sens); 22/Grabstein (B. Blume); 22/Cranach-Gemälde (Sächs. Landesbibliothek Dresden) Winzergenossenschaft Meißen → 39/Ansicht Weinkeller Wissenschaftsservice GmbH Köthen → 145/ Mobiliar Hahnemann Zillmer, Peter, Dresden → 65/Denkmal; 67/Stadtansicht Dresden